中西医结合诊疗与康复系列丛书

总主编　李　冀　于　波　吴树亮

消化系统疾病诊疗与康复

主编　关景明　马　骁

科学出版社
北　京

内 容 简 介

本书为“中西医结合诊疗与康复系列丛书”之一，旨在强化临床医生及消化专业医学生对消化系统常见疾病的中西医学基础知识与临床诊疗规范的掌握。全书共分为八章。第一章总论部分介绍了西医学消化系统的基础知识、中医学脾胃学说概述以及消化内镜的发展与应用进展和诊疗规范；第二章至第七章结合国内外最新指南与研究进展，系统地阐述了食管、胃十二指肠、小肠及结直肠、肝脏、胆道、胰腺常见疾病的西医诊治规范与中医辨证施治原则；第八章介绍了当今消化内镜微创手术的规范化处理方法。

本书适合中医、中西医结合内科或西医消化科（专业）的低年资医生、研究生、住院医师规范化培训生以及对消化系统疾病感兴趣的医学本科生参考阅读。

图书在版编目（CIP）数据

消化系统疾病诊疗与康复 / 关景明，马骁主编. —北京:科学出版社, 2021.8
（中西医结合诊疗与康复系列丛书 / 李冀，于波，吴树亮总主编）
ISBN 978-7-03-069624-3

Ⅰ. ①消… Ⅱ. ①关… ②马… Ⅲ. ①消化系统疾病－中西医结合－诊疗②消化系统疾病－中西医结合－康复 Ⅳ. ①R57

中国版本图书馆 CIP 数据核字（2021）第 171182 号

责任编辑：刘 亚 / 责任校对：蒋 萍
责任印制：徐晓晨 / 封面设计：蓝正设计

科学出版社出版
北京东黄城根北街 16 号
邮政编码：100717
http://www.sciencep.com

北京中科印刷有限公司 印刷
科学出版社发行 各地新华书店经销
*
2021 年 8 月第 一 版 开本：787×1092 1/16
2021 年 8 月第一次印刷 印张：14 3/4
字数：350 000

定价：88.00 元
（如有印装质量问题，我社负责调换）

中西医结合诊疗与康复系列丛书

编　委　会

消化系统疾病诊疗与康复

编　委　会

主　编　关景明　马　骁

副主编　杨恩成　赵　磊　刘　定

编　委　（按姓氏笔画排序）

马　骁　哈尔滨医科大学附属第二医院

王　宛　哈尔滨医科大学附属第一医院

王磊熙　哈尔滨医科大学附属第二医院

刘　定　黑龙江中医药大学

刘沙沙　哈尔滨医科大学附属第二医院

刘敬杨　哈尔滨医科大学附属第二医院

关景明　哈尔滨医科大学附属第二医院

杨恩成　哈尔滨医科大学附属第二医院

张　弓　黑龙江中医药大学附属第二医院

陈振东　哈尔滨医科大学附属第二医院

赵　磊　哈尔滨医科大学附属第二医院

总　序

中医被誉为“古老的东方智慧”，它蕴含着中国古代人民同疾病作斗争的过程中积累的临床经验和理论知识，是在古代朴素的唯物论和辩证法思想指导下，通过长期医疗实践逐步形成并不断发展的医学理论体系。近年来，随着理论研究的不断深入和技术的不断发展，中医学焕发勃勃生机，尤其是在新冠疫情以来，中医药抗疫效果显著，中医药的疗效日益得到公众的认可，人们深刻认识到中医药的独特地位。

中西医结合是中国传统医学与现代医学现实并存的必然结果，是科学发展和科学研究走向交叉、综合、系统化、国际化和多元化的必然趋势。旨在互相取长补短、提高临床疗效、发展新的医疗模式、创新医学理论、弘扬中华传统医药文化，以丰富世界医学，贡献全人类。

2021 年 6 月 30 日，国家卫生健康委、国家中医药局、中央军委后勤保障部卫生局联合发布《关于进一步加强综合医院中医药工作推动中西医协同发展的意见》，给中西医结合带来了前所未有的发展契机，这也必将带来对中西医结合人才培养和知识储备的巨大需求。鉴于此，我们集合了中医和西医领域的专家学者，从中西医结合的角度，精心编写了这套“中西医结合诊疗与康复系列丛书”，以飨读者（分册书名见下页）。希望本丛书能为广大医疗工作者解决中西医结合领域的诸多问题提供思路和方法，能对我国中西医结合事业的发展有所裨益。

丛书编委会

2021 年 7 月

中西医结合诊疗与康复系列丛书

消化系统疾病诊疗与康复

神经系统疾病诊疗与康复

内分泌疾病诊疗与康复

血液病诊疗与康复

冠心病诊疗与康复

脑卒中诊疗与康复

肾脏疾病诊疗与康复

肺癌诊疗与康复

耳鼻喉科疾病诊疗与康复

临床罕见病诊疗与康复

口腔疾病诊疗与康复

胃肠肿瘤术后诊疗与康复

骨科疾病诊疗与康复

妇产科疾病诊疗与康复

儿科疾病诊疗与康复

老年病诊疗与康复

目　录

第一章

总　论

消化系统由口腔、食管、胃、十二指肠、空肠、回肠、结直肠、肛门、肝脏、胆囊、胆管及胰腺构成。这些脏器的疾病相互关联，使得消化系统疾病复杂多变，常出现危、重、急症，需要消化专业医生将解剖、生理、生化、病理生理、药理等基础知识融会贯通，才能更好地理解和掌握疾病的诊治；然而，随着我国传统医学的弘扬与发展，中医中药在疾病的诊治、预防与康复方面，为西医学带来有力的补充与强化，中西医结合将是我国未来医学发展的大势所趋。而且随着内镜诊治技术的广泛应用，新技术与方法的推陈出新，更要求我们顺应时代的进步和科学的发展。本章内容首先简单总结、归纳中西医学的基础理论知识与内镜应用进展，以期能够更好地理解各章节疾病的中西医诊治内容。

第一节　消化系统生理功能

一、食管抗反流的生理功能

食管是长约 25cm 的肌性管道，管径最宽处为 2.2cm，上端在环状软骨与咽部相接，下端穿过膈肌约 1.5cm 与胃贲门相接。食管有上、下两个括约肌，静止压力高于胃或食管体部压力。食管上括约肌（upper esophageal sphincter，UES）：在咽与食管连接处，由食管环行肌（横纹肌）特别增厚所构成，产生一个高压带（5～16kPa）。静止时关闭，以防止空气经口腔进入食管及食管内容物反流到咽内；吞咽时开放，食团通过括约肌进入食管。食管下括约肌（lower esophageal sphincter，LES）：食管下端近贲门处虽然在解剖上并不存在括约肌，但此处有一段长 3～5cm 的高压区，此处的压力比胃内压高。在正常情况下，这一高压区能阻止胃内容物反流入食管，起类似括约肌的作用，故将其称为食管下括约肌（LES）。当食物进入食管后，刺激食管壁上的机械感受器，可反射性地引起食管下括约肌舒张，允许食物进入胃内。

生理状况下，吞咽时 LES 松弛，食物得以进入胃内；非吞咽情况下，也可发生一过性 LES 松弛，出现少量、短暂的胃食管反流。由于下述抗反流机制的存在，避免了胃食管反流的发生。

（一）抗反流屏障

抗反流屏障是食管和胃交接的解剖结构，包括 LES、膈肌脚、膈食管韧带、食管与胃底间的锐角等。LES 是食管末端 3～4cm 长的环形肌束，其收缩产生的食管与胃连接处的高压带，可防止胃内容物反流入食管。

（二）食管的清除作用

正常情况下，一旦发生胃食管反流，大部分反流物通过 1～2 次食管自发和继发的蠕动性收缩将反流物排入胃内，即食管廓清。剩余反流物则由唾液冲洗及中和。

（三）食管黏膜屏障

反流物进入食管后，食管黏膜屏障凭借唾液、复层扁平上皮以及黏膜下丰富的血液供应，抵抗反流物对食管黏膜的损伤。

二、胃酸的分泌和调节

（一）胃分泌腺

胃黏膜中有三种外分泌腺：①贲门腺，为黏液腺，位于胃与食管连接处宽 1～4cm 的环状区；②泌酸腺，为混合腺，存在于胃底大部及胃体全部，包括壁细胞、主细胞和颈黏液细胞；③幽门腺，分泌碱性黏液，分布于幽门部。另外，胃黏膜内还含有多种内分泌细胞，通过分泌胃肠激素来调节消化道和消化腺的活动。

（二）分泌细胞

常见的内分泌细胞有：①G 细胞，分泌促胃液素（又称胃泌素）和促肾上腺皮质激素（adrenocorticotropic hormone，ACTH）样物质，分布于胃窦；②δ 细胞，分泌生长抑素，对促胃液素和胃酸的分泌起调节作用，分布于胃底、胃体和胃窦；③肠嗜铬样细胞，合成和释放组胺，分布于胃泌酸区内。

（三）胃酸分泌的调节

胃窦从食物感受到的信息促使幽门腺的 G 细胞分泌促胃液素，大部分促胃液素经循环以内分泌的方式作用于胃体的肠嗜铬细胞，刺激其分泌组胺，组胺及少量促胃液素通过组胺 H_2 受体或缩胆囊素受体共同促进胃体壁细胞合成及分泌盐酸。胃窦 D 细胞分泌的生长抑素对上述过程中涉及的 3 种细胞均有负性调控作用。

（四）胃酸分泌过程

胃壁细胞分泌盐酸的过程大致可分为 3 个主要步骤：①组胺、乙酰胆碱和促胃液素刺激壁细胞上的各自受体；②壁细胞内，在环磷酸腺苷（cAMP）或钙离子介导下生成氢离子；③位于壁细胞分泌小管和囊泡内的 H^+-K^+-ATP 酶（又称质子泵）将 H^+ 从壁细胞逆浓度梯度泵入胃腔。此外，来自肠神经系统的乙酰胆碱通过神经内分泌的方式影响壁细胞、G 细胞和 D 细胞的功能状态，其对胃酸分泌的综合调节作用变化甚大。

三、肝脏主要的生理功能

肝脏具有分泌胆汁，吞噬和防御，制造凝血因子，调节血容量及水、电解质平衡，产生热量等多种功能。在胚胎时期肝脏还有造血功能。

（一）胆汁合成与分泌

肝细胞能不断地生成和分泌胆汁，胆汁在消化过程中可促进脂肪在小肠内的消化和吸收。每天有 800～1000ml 的胆汁经胆管输送到胆囊。若无胆汁的作用，摄入的脂肪将有 40%从粪便中丢失，且伴有脂溶性维生素吸收不良。胆汁还有排泄有害物质的作用。肝脏合成胆汁酸是一个具有反馈控制的连续过程，合成的量取决于胆汁酸在肠肝循环中返回肝脏的量。如果绝大部分的分泌量又返回肝脏，则肝细胞只需合成少量（0.5g）的胆汁酸以补充在粪便中的损失；反之，则合成量将增加。

（二）肝脏在物质代谢中的功能

1. 肝与糖代谢

单糖经小肠黏膜吸收后，由门静脉到达肝脏，在肝内转变为肝糖原而储存。一般成人肝内约含 100g 肝糖原，仅够维持机体禁食 24 小时之用。肝糖原在调节血糖浓度以维持其稳定中具有重要作用。当劳动、饥饿、发热时，血糖大量消耗，肝细胞又能把肝糖原分解为葡萄糖进入循环血液。慢性肝病患者血糖会出现异常。

2. 肝与蛋白质代谢

由消化道吸收的氨基酸在肝脏内进行蛋白质的合成、脱氨、转氨等，合成的蛋白质进入循环血液供全身器官组织之需要。肝脏是合成血浆蛋白的主要场所，由于血浆蛋白可作为体内各种组织蛋白的更新之用，所以肝脏合成血浆蛋白的作用对维持机体蛋白质代谢有重要意义。肝脏将氨基酸代谢产生的氨合成尿素，经肾脏排出体外。所以患肝病时血浆蛋白减少，血氨升高。

3. 肝与脂肪代谢

肝脏是脂肪运输的枢纽。消化吸收后的一部分脂肪进入肝脏，以后再转变为体脂而储存。饥饿时，储存的体脂可先被运送到肝脏，然后进行分解。在肝内，中性脂肪可水解为甘油和脂肪酸，此反应可被肝脂肪酶加速，甘油可通过糖代谢途径被利用，而脂肪酸则可完全被氧化为二氧化碳和水。肝脏还是体内脂肪酸、胆固醇、磷脂合成的主要器官之一，多余的胆固醇随胆汁排出。人体内血脂的各种成分是相对恒定的，其比例靠肝细胞调节。当脂肪代谢紊乱时，可使脂肪堆积于肝脏内，形成脂肪肝。

4. 肝与维生素代谢

肝脏可储存脂溶性维生素，人体 95%的维生素 A 都储存在肝内，肝脏是维生素 C、D、E、K、B_1、B_6、B_{12}，烟酸，叶酸等多种维生素储存和代谢的场所。

5. 肝与激素代谢

正常情况下血液中各种激素都保持一定含量，多余的则经肝脏处理而被灭活。当患肝病时，可出现雌激素灭活障碍，引起男性乳房发育、女性月经不调及性征改变等。如果出现醛固酮和血管升压素灭活障碍，则可引起钠、水潴留而发生水肿。

（三）肝脏的解毒功能

在机体代谢过程中，门静脉收集来自腹腔的血液，血液中的有害物质及微生物抗原性物质将在肝内被解毒和清除。肝脏是人体的主要解毒器官，它能保护机体免受损害，使毒物成为比较无毒的或溶解度大的物质，随胆汁或尿液排出体外。肝脏解毒主要有以下 4 种方式，即氧化、还原、水解和结合。

（四）肝脏的防御和免疫功能

肝脏是最大的网状内皮细胞吞噬系统。肝静脉窦内皮层含有大量的库普弗细胞（Kupffer cell），库普弗细胞能吞噬血液中的异物、细菌及其他颗粒物质。在肠黏膜因感染而受损伤等情况下，致病性抗原物质便可穿过肠黏膜（称之为肠道免疫系统的第一道防线）而进入肠壁内的毛细血管和淋巴管，因此，肠系膜淋巴结和肝脏便成为肠道免疫系统的第二道防线。实验证明，来自肠道的大分子抗原可经淋巴液至肠系膜淋巴结，而小分子抗原则主要经过门脉微血管至肝脏。肝脏中的单核巨噬细胞可吞噬这些抗原物质，经过处理的抗原物质可刺激机体的免疫反应。因此，健康的肝脏可发挥其免疫调节作用。

（五）肝脏的其他功能

除上述功能外，肝脏还能调节循环血量。肝脏也是多种凝血因子合成的主要场所。肝病时可引起凝血因子缺乏而造成凝血时间延长及有出血倾向。此外，机体热量的产生、水及电解质的平衡等，都需要肝脏的参与。

四、肠道的免疫与屏障功能

（一）肠道免疫

人体是一个共生微生物的载体，有超过人体细胞总数十倍的微生物广泛分布在人体表面的皮肤、口腔、消化道、呼吸道、生殖道等部位，其编码的基因在数量上远超乎人类自身编码的基因，达 150 倍以上。在肠道中就有上千种微生物定植或路过，消化道居住的大量微生物被统称为肠道微生物群。

正常的肠道微生物群与其所处的宿主——人的微环境共同构成了肠道微生态。人与肠道微生物通过协同进化形成互相依赖的共生复合体，能直接或间接地影响人体的多种生理功能。人体和其肠道微生物的相互作用，也是人体免疫系统发育和成熟的重要根源之一；肠道微生态能影响脂肪的储存、改善线粒体活性调节能量代谢，可通过肠-脑轴与中枢神经系统进行交流对其调控，影响宿主的脑行为，促进血管生成，参与骨密度调节。同时，肠道微生态的稳定对人类保持肠道上皮的完整性、抵抗肠道病原菌引起的感染性疾病是极其重要的。

肠道在接触大量的食物和肠腔内微生物共生的过程中，其屏障防御体系起了重大的作用，可有效地阻挡肠道内 500 多种浓度高达约 10^{11}/ml 的肠道内寄生菌及其毒素向肠腔外组织、器官移位，防止机体受内源性微生物及其毒素的侵害。

（二）屏障功能

肠黏膜屏障是将肠腔内物质与机体内环境相隔离，维持机体内环境稳定的结构与功能的统一体，由机械屏障、化学屏障、免疫屏障、生物屏障与肠蠕动共同构成。

机械屏障指由肠黏膜上皮细胞、细胞间紧密连接与菌膜三者构成的完整屏障，在执行肠屏障功能中最为重要。化学屏障由胃酸、胆盐以及肠黏膜上皮分泌的黏液、消化液及肠腔内正常寄生菌产生的抑菌物质构成，可灭活经口进入肠道的大量细菌。免疫屏障由肠相关淋巴组织、肠系膜淋巴结、肝脏库普弗细胞和浆细胞产生的分泌型抗体（sIgA）及免疫细胞分泌的防御素等构成，肠道是人体重要的外周免疫器官。生物屏障是指对外来菌株有定植抵抗作用的肠内正常寄生菌群。肠道蠕动如同肠道的清道夫。肠黏膜屏障与肠道微生态之间具有相互影响、双向调节的作用。肠道微生态影响机体的营养、代谢、免疫、发育及衰老等，与代谢性疾病、神经精神疾病、免疫相关病、肿瘤等许多慢性疾病有关。肠道微生物具备如下功能，即代谢功能、营养功能、宿主免疫功能、肠道防御功能。

五、胰腺的内外分泌功能

胰腺是分泌器官，具有外分泌功能和内分泌功能，内分泌功能主要指分泌胰岛素和胰高血糖素，对人体血糖的调节有很重要的作用；外分泌功能主要指分泌胰蛋白酶、淀粉酶、脂肪酶和糜蛋白酶等多种消化酶。

（一）胰腺的内分泌功能

胰腺体积小，但含有多种功能的内分泌细胞，如分泌胰高血糖素、胰岛素、生长抑素、促胃液素、胃动素等的细胞，这些细胞分泌激素除参与消化吸收物质之外，还负责调节全身生理功能，与多种疾病的发生有关。其中最为重要的是胰岛素和胰高血糖素。五种内分泌细胞包括 A 细胞、B 细胞、D 细胞、F 细胞、D_1 细胞。A 细胞分泌胰高血糖素，B 细胞分泌胰岛素，D 细胞分泌生长抑素，F 细胞分泌胰多糖，D_1 细胞分泌血管活性肠肽。

1. 胰岛素的生理功能

胰岛素的生理功能包括：促进糖的利用，降低血糖；促进脂肪合成，抑制脂肪分解；促进蛋白质合成，抑制蛋白质分解；促进钾离子进入细胞；促进机体生长。

2. 胰高血糖素的生理功能

胰高血糖素的主要靶器官是肝脏，其生理作用主要是：促进肝糖原分解及糖异生，抑制 T 细胞摄取葡萄糖而使血糖升高；促进脂肪分解，脂肪酸氧化；蛋白质分解；全面动员储备的能量，促进分解代谢。

（二）胰腺的外分泌功能

胰腺的外分泌物为胰液，是由胰腺的腺泡细胞和小导管管壁细胞分泌的，包括多种消化酶，具有很强的消化能力。

胰液中的蛋白质主要是多种消化酶，胰淀粉酶对生的和熟的淀粉水解效率都很高，消化产物为糊精、麦芽糖。胰脂肪酶可分解甘油三酯为脂肪酸。目前认为，胰脂肪酶只有在胰腺分泌的另一种小分子蛋白质（即辅脂酶）存在的条件下才能发挥作用。这两种酶均以无活性的酶原形式存在于胰液中。肠液中的肠激酶是激活胰蛋白酶原的特异性酶，可使胰蛋白酶原变为有活性的胰蛋白酶，已被激活的胰蛋白酶也能激活胰蛋白酶原而形成正反馈，加速其活化。此外，酸、组织液等也能使胰蛋白酶原活化。糜蛋白酶原主要在胰蛋白酶作用下转化为有活性的糜蛋白酶。胰蛋白酶和糜蛋白酶的作用极为相似，可将蛋白质消化为小分子多肽和游离氨基酸。糜蛋白酶还有较强的凝乳作用。

此外，正常胰液中还含有核糖核酸酶、脱氧核糖核酸酶等的水解酶。它们也以酶原的形式分泌，在已活化的胰蛋白酶作用下激活。生理情况下，多种无活性的胰酶原（胰蛋白酶原、淀粉酶原、脂肪酶原、弹性蛋白酶原、磷脂酶原、糜蛋白酶原、激肽释放酶原、羟肽酶原等）及溶酶体水解酶均在腺泡细胞粗面内质网合成。腺泡细胞在各种生理刺激下，通过提升胞内钙离子浓度，促使酶原颗粒释放，经胰管、十二指肠乳头进入十二指肠，在肠激酶的作用下被激活，发挥其消化食物的功能。由于胰蛋白酶可激活多种其他胰酶，因此胰蛋白酶原活化为胰蛋白酶在多种胰酶级联激活中最为关键。

第二节 中医脾胃学说概述

脾胃学说是中医藏象学说理论的重要组成部分。脾属中医“五脏”之一，胃属“六腑”之一。中医脾胃学说包括脾胃的生理、病理、诊断、治则治法、方药等内容，涵盖了西医消化系统疾病的主要内容。它为阐明机体的生理功能、发病机制和临床辨证论治规律提供了重要的理论依据。脾胃学说的提出、形成并发展为系统的理论学说，经历了一个漫长的历史过程。在这个历史进程中，它不断地发展和完善，不断地应用于临床实践，指导临床疾病的治疗，在消化系统的中医诊治中发挥着重要作用。

一、中医脾胃学说的核心理论思想

（一）中医脾胃的生理功能特点

在中医藏象学说理论中，脾主运化，主升清，主统血，胃主受纳，腐熟水谷，主通降。脾胃相表里，从而化生气血、津液以滋养周身。

1. 中医脾的生理功能特点

（1）主运化

脾将水谷化为精微，输送到全身各脏腑组织器官。脾的生理功能具体表现在运化水谷和运化水液两个方面。运化水谷指脾对饮食物的消化、吸收的作用及输布水谷精微以营养全身的功能。饮食入胃，经胃腐熟水谷后经脾的运化作用，水谷化为精微，上输于心、肺，并经心、肺输布全身。运化水液指脾对水液具有吸收、转输和布散的作用，是人体水液代谢的一个重要环节。水入于胃，经脾转输作用上输于肺，经过肺的宣降作用，外达皮毛以润泽肌肤，化生汗液，下输于肾，经肾的气化作用，化生尿液排出体外。因此，脾在水液代谢过程中起着重要的作用。

（2）主升清

脾将水谷中的精微物质上输心、肺以及头目，并通过心、肺化生气血，以营养全身。其运化的特点以上升为主，故说“脾气主升”。

（3）主统血

脾统摄、控制血液在脉管内运行，而不致溢出脉外。脾统血的作用是通过气的摄血作用来实现的。脾气充盛，不仅使气血生化有源，且能约束血液，使之行于脉管之内。若脾气虚衰，统摄无权，则血溢脉外，即“脾不统血”，可见月经过多、崩漏、便血、尿血、肌衄等症。

2. 中医脾与“五志”“五液”“五体”“五华”和“五窍”关系

（1）在志为思

思即思考、思虑，是人体精神意识思维活动的一种状态。如《灵枢·本神》曰：“因志而存变谓之思。”思，虽为脾之志，但亦与心主神明有关，故有“思出于心，而脾应之”之说。

（2）在液为涎

涎为口津，唾液中较清稀的称作涎。它具有保护口腔黏膜、润泽口腔的作用，在进食时分泌较多，有助于食品的吞咽和消化。《素问·宣明五气》曰“脾为涎”，故有涎出于脾而溢于胃之说。在正常情况下，涎液上行于口，但不溢于口外。若脾胃不和，则往往导致涎液分泌急剧增加，而发生口涎自出等现象，故说脾在液为涎。

（3）在体合肌肉、主四肢

《素问·痿论》曰“脾主身之肌肉”，这是由于脾胃为气血生化之源，全身的肌肉，都需要依靠脾胃所运化的水谷精微来营养，才能使肌肉发达丰满，臻于健壮，正如《素问集注·五脏生成》所说“脾主运化水谷之精，以生养肌肉，故主肉”。

（4）在窍为口，其华在唇

脾开窍于口，系指饮食口味等与脾的运化功能有密切关系。口味的正常与否，全赖于脾胃的运化功能是否正常，即脾的升清与胃的降浊是否正常。脾胃健运，则口味正常，而增进食欲。《灵枢·脉度》曰：“脾气通于口，脾和则口能知五谷矣。”若脾失健运，则可出现口淡无味、口甜、口腻、口苦等口味异常的感觉，从而影响食欲。

3.中医胃的生理功能特点

（1）主受纳水谷

受纳是接受和容纳之意，胃有接受和容纳水谷的作用。饮食入口，经过食管，容纳并暂存于胃腑，这一过程称为受纳，故称胃为“太仓”“水谷之海”。《灵枢·海论》曰：“人之所受气者，谷也，谷之所注者，胃也。胃者水谷之海也。”

（2）主腐熟水谷

腐熟是饮食物经过胃的初步消化，形成食糜的过程。《难经·三十一难》曰：“中焦者，在胃中脘，不上不下，主腐熟水谷。”

（3）主通降

在藏象学说中，以脾升胃降来概括机体整个消化系统的生理功能，因此，胃的通降作用，还包括小肠将食物残渣下输于大肠，以及大肠传化糟粕的功能在内。

（二）脾胃病的中医病因和病理

1. 脾胃病的主要病因及特点

《素问·调经论》曰："夫邪之生也，或生于阴，或生于阳。其生于阳者，得之风雨寒暑；其生于阴者，得之饮食居处，阴阳喜怒。"风雨寒暑属外感六淫之邪，饮食喜怒则属内伤致病因素。这是中医学有关病因学说的最早论述和分类。

（1）外感六淫，湿燥为重

风寒暑湿燥火六淫之邪，皆可伤害脾胃而致病，但以湿燥为甚。因太阴脾土喜燥恶湿，阳明胃土喜湿恶燥，故属湿土的脾易患湿病，属燥土的胃易患燥病。

（2）忧思抑郁，七情内伤

《素问·阴阳应象大论》曰"思伤脾"，《素问·举痛论》曰"思则气结"。二者都强调过度忧思可使脾胃气机郁结不畅，功能紊乱，引起腹胀纳呆、呕泄食少诸症。

（3）饮食不节，饥饱失常

脾胃主司受纳运化水谷，故饮食不节，饥饱失常最易损伤脾胃引起疾病。过度饥饿，可使脾胃失去水谷之气的充养而虚弱，过饱可使饮食积滞于内而壅塞不通。饮食五味偏嗜过度，亦可损伤脾胃。正如《素问·至真要大论》所说："五味入胃，各归其所喜，酸先入肝，苦先入心，甘先入脾，辛先入肺，咸先入肾，久而增气，物化之常也。"此外，饮食不洁，或误食有毒、腐烂食物，尤易伤脾害胃，许多胃肠道疾病如"痢疾""泄泻"等，常由饮食不洁而引起。

（4）劳逸过度，起居不时

过度劳累可以耗伤脾胃之气。《素问·举痛论》曰"劳则气耗"，《素问·本病论》也有"劳倦伤脾"之说。

（5）痰湿内蕴，瘀食阻滞

在疾病过程中会产生"痰饮""瘀血""食积"等病理产物，这些病理产物又会进一步影响脾胃而引起病变。

2. 脾胃疾病中医病理变化特点

（1）脾胃有病，先形诸腹

脾胃同属胃脘腹中焦，共司消化吸收，脾胃发病，则常出现脘腹胀满、腹痛腹泻、呕吐、便秘等症状，腹部喜按拒按，喜温喜冷，反映脾胃病变的寒、热、虚、实。所以诊察脾胃病变，腹诊尤为重要。

（2）脾胃病变，必现于舌

舌为脾之外候，苔乃胃气所生，故脾胃有病，必现于舌。一般而言，舌淡胖有齿痕苔薄白，为脾胃气虚；舌干瘦质红少苔，属脾胃津亏。若舌淡红而嫩少苔者，多属脾胃气阴两虚之象。

胃恶燥，为水谷之海，病则易于化热化燥，故胃病多燥。

（3）实则阳明，虚则太阴

《素问·太阴阳明论》曰："阳道实，阴道虚。"指出阳明胃病多为实证，太阴脾病多为虚证的病理趋向。

二、中医脾胃学说的形成

（一）《黄帝内经》为脾胃学说的形成奠定了理论基础

《黄帝内经》是中医学理论的源头，是中医理论体系的奠基之作。自从汉代之后，中医学各家流派逐渐开始形成。纵观脾胃学说的形成过程，《黄帝内经》为脾胃学说奠定了理论基础。

（二）《伤寒杂病论》确立了脾胃学说的基本框架

张仲景将《黄帝内经》确立的脾胃理论应用于临床实践，提出了"四季脾旺不受邪、脾胃不虚而五脏皆旺"的理论，确立了脾胃学说的基本框架，制定了一系列的辨证纲要和治法方药，为后世脾胃学说的发展起到了承前启后的重要作用。

（三）《脾胃论》标志着中医脾胃学说的形成

金元时期，李杲在《黄帝内经》中提出的人以胃气为本，得谷者昌，失谷者亡，五脏六腑皆禀气于胃等理论的基础上，提出了"内伤脾胃，百病由生"的论点，创立了脾胃学说，并撰写《脾胃论》一书，标志着脾胃学说已经基本形成。

三、中医脾胃学说的发展

明清时期是中医药学理论与实践发展的鼎盛时期之一，除温补派及温病学派之外，尚有不少学识渊博、精于医疗的名家。他们根据各自的理论造诣和临床经验，对脾胃学说均有精辟论述和发挥，促使脾胃学说进一步完善。其中较为著名的医家有李中梓、叶桂、吴鞠通、戴思恭、傅山等人。

（一）李中梓《医宗必读》创立先天后天根本论，创立"治泻九法"学说

李中梓在《医宗必读·脾为后天之本论》中提出："脾何以为后天之本？盖婴儿既生，一日不食则饥，七日不食则肠胃涸绝而死。经曰：安谷则昌，绝谷乃亡。犹兵家之粮道也，饷道一绝，万众立散；胃气一败，百药难施。一有此身，必资谷气，谷入于胃，洒陈于六腑而气生，和调于五脏而血生，而火资之为生者也。故曰：后天之本在脾。"

（二）叶桂《临证指南医案》创立胃阴学说

叶桂在继承李杲脾胃学说的基础上，主张脾胃分治，创立了胃阴学说，在《临证指南医案》中提出胃阴虚的具体证治，补充和完善了脾胃学说，使之逐步发展成为一个完整的理论体系。叶氏认为"胃为阳土，宜凉宜润""脾喜刚燥，胃喜柔润"，这既是对胃生理特性的概括，也

是对胃阴虚证提出的治疗原则。故其提出临床上不能一概以脾论治。脾胃分治的思想是叶氏首创，同时也为胃阴学说奠定了坚实的理论基础。

（三）吴鞠通《温病条辨》创立三焦辨证学说，注重中焦脾胃

吴鞠通创立三焦辨证学说，尤重中焦脾胃。他在继承历代医家的温病学说的前提下，创立了三焦辨证纲领。他认为三焦之中，中焦地处中州，承上启下，上下与五脏相关，旁达四肢百骸，具有重要地位，正所谓“阳明为中土，万物之所归”。古人谓中土为“藏垢纳污之所”，无论伤寒之邪化热入里，或是温热、疫疠、湿浊等邪，均易犯中焦脾胃。故温病之中，中焦病证最多，亦最为复杂，因而《温病条辨》论中焦证最详。

（四）戴思恭《金匮钩玄》“胃行气于三阳，脾行气于三阴”学说

戴思恭在《金匮钩玄》中强调一身冲和之气，发自脾胃，源于水谷。其在《推求师意》各病证论治中很重视脾胃，因此在治疗上强调疏通阴阳，调和气血，不专开发上中焦，并能使胃行气于三阳，脾行气于三阴，脾胃得水谷之气灌输，使郁阳之气得以宣发，冲和之气得以畅达。

（五）傅山《傅青主男科》“补心肾之火以温中阳”学说

傅山论胃之虚寒责之心，脾之虚寒责之肾。傅山深研经旨，精于脉理，临证颇重脾胃，于《傅青主男科》中立脾胃证辨篇。傅氏还明确指出脾病与胃病的不同证治，依据“火生土”的原理，提示补心肾之火以温中阳的法则，还提出了阴虚脾泄、岁久不止成劳的“阴虚下陷”证的观点，并立补阴兼暖命门及升举阳气之方剂。

综上所述，纵观脾胃学说的形成和发展历史，秦汉时期奠定了脾胃学说的理论和临床证治基础，隋唐、宋代推进了脾胃学说的发展，金元时期是脾胃学说的全面发展时期，《脾胃论》的问世，标志着脾胃学说作为一个学说体系的系统建立。明清时期脾胃学说更加发展和完善，近年研究则使脾胃学说进入了一个全新的发展时期。

第三节　消化内镜常规诊断与治疗

消化内镜的发展经历了硬管式内镜（1805～1932 年），半可屈式内镜（1932～1957 年）、纤维内镜（1957～1983 年）、电子内镜（1983 年至今）等阶段，随着图像增强技术的进步，色素内镜、放大内镜的出现，使消化内镜通过观察病变的细微结构（微上皮结构和微血管形态）能够对病变进行更准确的诊断，大大提高了消化道早期癌的诊断率。不仅如此，由常规内镜衍生出十二指肠镜、内镜超声检查术（endoscopic ultrasonography，EUS）、激光共聚焦内镜以及胶囊内镜等，更扩展了消化腔镜的诊治范围，例如内镜逆行胰胆管造影（endoscopic retrograde cholangiopancreatography，ERCP）技术治疗胆胰疾病，开创了消化腔镜微创治疗的新篇章。由此，消化腔镜消除了内、外科界限，逐渐成为一门集诊断与治疗为一体的学科。

一、胃肠镜、小肠镜及胶囊内镜

（一）胃十二指肠镜

1. 诊断方面

观察病变、黏膜活检、黏膜染色、摄像、内镜超声。

2. 治疗方面

取腔内异物、拆除缝线、电切息肉、直视下止血、食管静脉曲张套扎及硬化治疗、食管狭窄的扩张治疗以及上消化道肿瘤胃镜下切除。

3. 适应证

疑有上消化道炎症、溃疡、肿瘤、息肉、结石、异物等疾病；X 线检查不能确诊或不能解释的上消化道病变；上消化道出血原因不明；需随访观察病变；药效对比观察；手术后随访；内镜下治疗：止血、取异物、肿瘤切除。

4. 禁忌证

严重心肺疾病；休克、昏迷等危重状态；意识不清或精神不正常；食管、胃、十二指肠穿孔急性期；严重咽喉疾病、急性腐蚀性胃炎、食管炎；急性病毒性肝炎和传染病暂缓检查，慢性肝炎需有特殊消毒措施。

（二）结肠镜

1. 适应证

腹泻、便血、下腹痛、腹部包块；钡剂灌肠有可疑病变，不能确定诊断者；肠道炎症性疾病诊断、随访观察；结肠癌术前诊断、术后随访；癌前病变的监视、息肉术后随访。

2. 禁忌证

肛门、直肠严重狭窄；急性重度结肠炎；急性腹膜炎及腹腔脏器穿孔；妊娠、腹腔盆腔术后早期、腹腔广泛粘连；严重心肺功能不全、精神失常、昏迷。

3. 并发症

肠壁穿孔；肠道出血；腹腔内出血；心脑血管意外；气性爆炸。

在胃肠内镜的直视下，可对各种出血病变进行止血治疗；取出胃内异物；对较小的或有蒂的息肉等良性肿瘤可采用圈套、电凝等将其完整切除；对较大的良性肿瘤及早期癌，可根据情况行内镜下黏膜切除或剥离术。内镜治疗减少了很多原本需要进行的开腹手术，使治疗更为精准和微创，有利于减少并发症、医疗费用及住院日。

（三）小肠镜和胶囊内镜

当内镜高度怀疑小肠性疾病包括原因不明的反复的消化道出血、小肠肿瘤、克罗恩病、非甾体抗炎药相关性肠炎等需要进行小肠检查时，可以选择胶囊内镜或小肠镜。进入 21 世纪以后，胶囊内镜和双气囊小肠镜的应用，使全小肠的检查治疗成为可能，给小肠检查带来了变革。

1. 胶囊内镜

胶囊内镜由胶囊、信号接收系统及工作站构成。检查时，患者吞下一个含有微型照相装置的胶囊，随胃肠道蠕动，以 2 帧/秒的速度不间断拍摄，所获取的消化道腔内图像信息被同时传给信号接收系统，然后在工作站上读片。胶囊内镜能动态、清晰地显示小肠腔内病变，突破了原有的小肠检查盲区，且具有无痛苦、安全等优点，胶囊内镜是非侵袭性的，能观察到小肠的微细病变，但不能进行活检。

2. 双气囊小肠镜

双气囊小肠镜由前端可装置气囊的专用内镜和带气囊的外套管气囊以及排气用的气泵构成。内镜可以通过内镜先端的气囊和外套管先端的气囊交换把持肠管，一边缩短固定小肠，一边进镜。既可以经口插入，也可以经肛门插入或从两方面结合进行高效的全小肠检查。小肠镜因具有吸引及注气的功能，对病变的观察可以更清晰，发现病变后可以取活检及内镜下治疗。但小肠镜难以观察整个小肠，小肠病变的阳性检出率低于胶囊内镜，且由于检查耗时长，患者较痛苦，因此多在胶囊内镜初筛发现小肠病变后，需要活检或内镜治疗时才采用小肠镜检查。

二、内镜下黏膜切除术和内镜下黏膜剥离术

（一）概述

内镜下黏膜切除术（endoscopic mucosal resection，EMR）是对扁平隆起性病变（早期胃肠癌、扁平腺瘤）和无蒂型息肉（0-Is 型）或侧向发育型息肉（LST）经内镜下措施（注射和吸引）使病变与其固有层分离，成为假蒂息肉，然后圈套或电切的技术。经典的 EMR，包括黏膜下注射法黏膜切除术、黏膜下注射法分片黏膜切除术、透明帽辅助法黏膜切除术。内镜下黏膜剥离术（endoscopic submucosal dissection，ESD）是在 EMR 基础上发展而来的，主要针对直径较大（直径＞2cm）且 EMR 无法完整切除的病变。切除深度可包含黏膜全层（包括黏膜肌层）及部分黏膜下层。EMR 和 ESD 已经成为治疗消化道早期癌及癌前期病变的主要方法，广泛应用于临床，具有创伤小、恢复快等优势（详见各章节内容）。由 ESD 技术衍生而来的内镜黏膜下肿瘤挖除术（ESE）和消化道全层切除术治疗起源于固有肌层的向腔内突出的胃肠良性肿瘤也逐渐在临床得到应用，但是因技术难度高，主要在有条件的三级医院开展。

（二）适应证及禁忌证

1. EMR 适应证

①直径＜2cm 黏膜下肿瘤；②无淋巴结转移，浸润度低的早期癌症。

2. ESD 适应证

食管病变：①Barrett 食管；②早期食管癌，局限在黏膜层和没有淋巴结转移的黏膜下层早期食管癌；③食管癌前病变，直径＜2cm 的病灶采用 EMR，直径＞2cm 的病灶推荐 ESD 治

疗；④食管良性肿瘤，包括息肉、平滑肌瘤、食管乳头状瘤等。胃病变：①早期胃癌（第三章第四节）；②良性肿瘤，包括胃息肉、胃间质瘤、异位胰腺、脂肪瘤等，还包括部分来源于固有肌层的肿瘤。肠道病变：①巨大平坦息肉，直径＜2cm 的息肉采用 EMR，直径＞2cm 的平坦息肉建议采用 ESD 治疗，可一次性完整切除病灶，降低复发率；②黏膜下肿瘤，来源于黏膜肌层或位于黏膜下层的肿瘤，通过 ESD 可以完整剥离，来源于固有肌层的肿瘤，不主张勉强剥离；③类癌，尚未累及肌层的直径为 2cm 的类癌，其中包括直肠的类癌。

3. EMR 及 ESD 禁忌证

①胃肠镜检查禁忌证者；②严重的心肺疾病、血液病、凝血功能障碍并有出血倾向者；③病变抬举症阴性，肿物表面有明显溃疡或瘢痕者；④超声内镜提示癌已浸润黏膜下 2/3 以上者。

三、内镜逆行胰胆管造影术

内镜逆行胰胆管造影术（ERCP）于自 1968 年首次被报道，随后经内镜十二指肠乳头括约肌切开术（EST）（1974 年）、经内镜下十二指肠鼻胆引流术（1975 年）以及内镜下胆管塑料支架引流术（1979 年）等治疗方法相继被提出，使 ERCP 成为集诊断及治疗于一体的内镜技术，在胆胰疾病的微创诊治中发挥重要作用。随着二代 Spyglass 的临床应用，消灭了消化道管腔的最后一个盲区。ERCP 联合 Spyglass 能对不明原因胆管狭窄部位进行精准靶向活检，采用射频消融及光动力等治疗措施，为患者提供个体化、综合性的治疗。临床常见应用如下。

（一）胆道疾病

1. 胆总管结石

目前 ERCP 是胆总管结石主要的诊治方法，特别是胆总管结石所致的急性梗阻化脓性胆管炎首选 ERCP 治疗。目前 ERCP 乳头括约肌切开术取石成功率大于 90%，总的并发症发生率为 5%，死亡率小于 1%。随着胆道镜及 Spyglass 的应用，以往巨大结石者，可通过激光碎石、取石顺利完成手术。此法适用于拒绝外科手术或无法实施手术的患者。

2. 良恶性胆管狭窄

ERCP 已用于恶性胆道梗阻的诊断和治疗，通过胆管造影、活检、刷检均可提供组织学诊断，但总的敏感度不高于 62%。ERCP 常常用于治疗胆道良性梗阻、胆道先天性异常及手术后并发症，方法包括气囊或探条扩张和胆道支架置入等（详见相关章节）。

（二）胰腺疾病

1. 复发性急性胰腺炎

包括胆源性胰腺炎、胰腺分裂、环形胰腺等，均是 ERCP 的适应证，措施包括副胰管括约肌的切开、胰管支架等。

2. 慢性胰腺炎

ERCP 时可以直接进入胰管，对有症状的胰管结石、胰管狭窄和假性囊肿进行诊断治疗，包括胰管括约肌切开、胰管狭窄的扩张、胰管结石取出、支架引流。如胰管取石困难，可体外冲击波碎石后再行取石。

3. 胰瘘

胰管破裂或胰瘘多由急性胰腺炎、慢性胰腺炎、胰腺外伤或手术损伤造成，可以出现胰源性腹水、假性囊肿形成或二者同时存在，胰管支架已成为胰瘘常用的治疗办法。

4. 胰腺液体积聚

ERCP 可以用于治疗与胰管相通的胰腺液体积聚，包括急性胰周液体聚集和胰腺假性囊肿。

5. 胰腺恶性肿瘤

通常造成胰管和胆管的梗阻，出现双管征，可行胆管胰管双支架。另外，胰液分子生物学检查也可以用于诊断。

四、内镜超声检查术

内镜超声检查术（EUS）是一种将微型高频探头置于内镜前端，既可以直接观察管腔内形态，又可以同时进行实时超声扫描，以获得管壁及周围邻近器官的超声图像的技术。该技术极大提高了内镜技术在临床上的应用价值。线阵式彩色多普勒超声内镜的问世，不仅为超声内镜引导下细针穿刺（EUS-FNA）创造了条件，还为治疗性 EUS 奠定了基础。目前 EUS 已成为重要的微创诊疗技术。

（一）适应证

1. 诊断适应证

1）消化道肿瘤的 TNM 分期。

2）消化道黏膜下肿瘤的鉴别诊断。

3）肝门部胆管疾病鉴别。

4）胰腺良恶性肿瘤的鉴别（EUS-FNA）。

5）消化道及毗邻消化道的器官（纵隔、胰腺、肝左叶等）病灶的细胞学和组织学活检。

2. 治疗适应证

1）EUS 引导下胆道引流术（EUS-BD）。

2）EUS 引导下胃（十二指肠）与胆囊吻合术（EUS-GBD）。

3）EUS 引导消化系统肿瘤标记术、注射化疗药物、射频消融、无水乙醇注射、化疗粒子植入等。

4）EUS 引导下食管-胃底曲张静脉注射术、钢圈栓塞术。

5）EUS 引导下腹腔神经节阻滞术（EUS-CPN）、EUS 引导下腹腔神经节放射性粒子植入术。

6）EUS 引导下经结肠盆腔积液引流术等。

（二）禁忌证

1. 绝对禁忌证

1）严重心肺疾病，无法耐受内镜检查者。

2）上消化道大出血处于休克等危重状态者。

3）怀疑消化道穿孔患者。

4）精神病患者或严重智力障碍而不能配合内镜检查者。

5）腐蚀性食管炎、胃炎的急性期患者。

6）明显的胸腹主动脉瘤患者。

7）脑卒中急性期患者。

2. 相对禁忌证

1）心肺功能不全者。

2）高血压患者，血压未得到控制。

3）凝血机制障碍及出血倾向患者。

4）高度脊柱畸形者。

5）巨大食管憩室、重度食管静脉曲张者。

五、消化内镜隧道技术

（一）概述

消化内镜隧道技术是利用内镜在消化道黏膜下建立一条位于黏膜肌层与固有肌层之间的通道，通过该通道进行黏膜层侧、固有肌层侧及穿过固有肌层到消化道管腔外的诊疗操作技术。

消化内镜隧道技术的原理是利用黏膜层或固有肌层的完整性隔离消化道管腔与人体的其他腔隙，避免气体和消化液的进入，在治疗的同时保证人体结构的完整。隧道技术可使消化内镜进入消化道管腔外进行手术，实现了真正意义上的内镜微创手术。隧道技术的应用领域包括：食管大面积或环周型早期癌及癌前病变的切除；固有肌层病变的治疗；消化道管腔外疾病的诊断与治疗（纵隔或腹腔淋巴结切除、良性肿瘤切除等）。

（二）常用治疗

1. 经口内镜下肌切开术（peroral endoscopic myotomy，POEM）

POEM 主要用于贲门失弛缓患者的治疗，通过在食管黏膜下层建立一条隧道，将 LES 全层切开，最大程度上缓解 LES 的压力，同时通过封闭保存完整的隧道黏膜起到良好的防止穿孔的作用。迄今为止，POEM 是一种相对安全、有效的内镜治疗技术。随后衍生的经口内镜下幽门肌切开术（G-POEM）治疗胃轻瘫也获得了良好的疗效，逐渐被广泛接受。

手术步骤：①食管黏膜层切开，常规于胃食管连接处（EGJ）上方 10cm 处行食管黏膜下注射，纵行切开黏膜层 1.5～2cm（食管后壁 5～6 点方向），显露黏膜下层。②分离黏膜下层，建立“隧道”直至 EGJ 下方 2～3cm。③肌切开从“隧道”入口下方 2cm 处开始，自上而下、由浅入深纵行切开环形肌束至 EGJ 下方 2cm 以上，肌切开长度常规为 8～10cm。

2. 经黏膜下隧道内镜肿瘤切除术（submucosal tunnel endoscopic resection，STER）

由于食管壁外无浆膜层包裹，以内镜黏膜下挖除术或内镜全层切除术切除食管固有肌层肿物出现穿孔极难处理，对患者危害非常严重，需要外科手术或者腔镜手术切除。STER 的出现很好地解决了切除固有肌层肿瘤后穿孔的问题。

STER 在食管及贲门固有肌层肿瘤中的应用如下。①适应证：最小径≤3.5cm 的食管及贲门固有肌层肿瘤。②禁忌证：食管上段固有肌层肿瘤；没有建立隧道的余地或与黏膜层粘连分离困难的肿瘤；患者由于严重心肺功能障碍不能进行内镜操作；凝血功能障碍；隧道部位有大面积瘢痕或存在吻合口；固有肌层肿瘤表面黏膜破溃或怀疑恶性。贲门区域解剖结构复杂需要特别注意：肿瘤形态多呈多脚形或生姜样，隧道内离断肌纤维时应沿病变的各个脚分离，如病变体积较大影响视野，可分部切除；位于贲门胃底侧的病变往往较深，呈腔内生长型，在隧道内寻找困难，应用亚甲蓝在病变口侧进行黏膜下注射标记定位，有利于术中迅速发现病变；大体积的固有肌层肿物切除后，贲门大面积固有肌层缺失，肌层瘢痕性愈合可能导致 LES 压力降低引起胃食管反流。

另外，直肠肠腔较直、皱襞较平缓，并且直肠壁相对其他肠壁厚，因此，位于直肠的固有肌层肿瘤可酌情选择 STER 切除。

参 考 文 献

柴宁莉，熊英，翟亚奇，2018. 消化内镜隧道技术专家共识（2017，北京）［J］. 中华消化内镜杂志，35：1-14.

杜奕奇，蔡全才，廖专，等，2018. 中国早期胃癌筛查流程专家共识意见（草案 2017 年，上海）［J］. 中华消化内镜杂志，35：77-83.

葛均波，2018. 内科学［M］. 9 版. 北京：人民卫生出版社，347-357.

郭花，盛剑秋，金鹏，等，2014. 超声内镜对消化道黏膜下肿物的诊断价值［J］. 中华消化内镜杂志，31：508-512.

李鹏，王拥军，王文海，2018. ERCP 诊治指南（2018 版）［J］. 中国实用内科杂志，38：1041-1072.

林三仁，2009. 消化内科学高级教程［M］. 北京：人民军医出版社：93-103.

齐志鹏，李全林，钟芸诗，等，2018. 复旦大学附属中山医院经口内镜下肌切开术（POEM）治疗贲门失弛缓症诊疗规范（v1. 2018）［J］. 中国临床医学，25：318-321.

王庭槐，2018. 生理学［M］. 9 版. 北京：人民卫生出版社：177-207.

危北海，1993. 中医脾胃学说应用研究［M］. 北京：北京出版社.

INOUE H，MINAMI H，KOBAYASHI Y，et al，2010. Peroral endoscopic myotomy（POEM）for esophageal achalasia［J］. Endoscopy，42：265-271.

Japanese Gastric Cancer Association，2021. Japanese gastric cancer treatment guidelines 2018（5th edition）［J］. Gastric Cancer，24：1-21.

LIU Z Q，ZHANG X C，ZHANG W，et al，2018. Comprehensive evaluation of the learning curve for peroral endoscopic myotomy［J］. Clinical gastroenterology and hepatology，16：1420-1426.

（关景明　杨恩成　刘　定　马　骁）

第二章

食管疾病

第一节　胃食管反流病

一、概　　述

胃食管反流病（gastroesophageal reflux disease，GERD）是由于胃内容物反流至食管、口咽和（或）呼吸道引发系列症状的综合征，其症状包括反酸、烧心、哮喘发作、慢性咳嗽、特发性肺纤维化、声嘶、咽喉炎和牙蚀症等。GERD是临床常见疾病，全球人群中每周至少发作1次GERD症状的患病率为13%，我国患病率为1.9%～7%。根据反流是否导致食管黏膜糜烂、溃疡，将GERD分为反流性食管炎（reflux esophagitis，RE）［又称为糜烂性食管炎（erosive esophagitis，EE）］和非糜烂性反流病（nonerosive reflux disease，NERD），后者最常见。GERD的危险因素包括吸烟、肥胖、年龄、饮酒、非甾体抗炎药（NSAID）、社会因素、心身疾病和遗传因素等。祖国医学并无“胃食管反流病”这一具体的病名，但古代医学文献中早就记载“吐酸”“吞酸”等病证。“吐酸”有寒热之分，高鼓峰《四明心法·吞酸》云：“凡为吞酸尽属肝木，曲直作酸也。河间主热，东垣主寒，毕竟东垣是言其因，河间言其化也。盖寒则阳气不舒，气不舒则郁而为热，热则酸矣；然亦有不因寒而酸者，尽是木气郁甚，熏蒸湿土而成也，或吞或吐也。又有饮食太过，胃脘填塞，脾气不运而酸者，是怫郁之极，湿热蒸变，如酒缸太甚则酸也。然总是木气所致。”可知吐酸一证，虽分寒热两端，总之治肝为根本。

二、病因和发病机制

多种因素和多个部位均参与了GERD的发生。EGJ是GERD发生的初始部位，也是导致反流的最主要的解剖部位。EGJ抗反流功能包括LES的顺应性及其产生的腔内压力、膈肌脚（食管裂孔）的顺应性及其产生的腔外压力、膈食管膜的完整性、食管和胃底组成His角对酸反流的物理阻隔。其中任何结构形态和功能异常引起的抗反流能力下降均可导致反流。

（1）LES压力过低是GERD的常见病理状态

一过性食管下括约肌松弛（transit lower esophageal sphincter relaxation，TLESR）可导致食

管蠕动功能减弱和廓清能力下降。LES 的舒缩受神经、体液控制，也受胃肠激素的影响；正常情况下，腹内压力增加能通过迷走反射引起 LES 收缩，如果 LES 的压力不能同步升高，易引起症状。激素（缩胆囊素、胰高血糖素、血管活性肠肽等）、药物（胆碱能和肾上腺素能拟似药、肾上腺素能拮抗剂、多巴胺、地西泮、钙通道阻滞剂、吗啡等）、食物（脂肪、巧克力、咖啡等）、吸烟和酗酒以及精神刺激，均可引起 LES 压力异常。

（2）不可逆的抗反流功能和（或）结构障碍（如贲门明显松弛和食管裂孔疝最常见）是导致 GERD 慢性化的主要原因

一过性的抗反流功能下降（如一过性 LES 压力下降）是导致偶发反流症状的常见原因。

（3）食管廓清能力障碍和黏膜屏障功能损害、胃反流物（胃酸、胆汁、胰液等）可引发症状

正常食管的廓清能力包括食管蠕动和唾液中和两部分，如果某些疾病引起食管蠕动减弱，将可能引起廓清能力下降引发症状。食管黏膜屏障包括上皮前、上皮和上皮后屏障三部分。上皮前屏障包括黏膜表面的黏液层、HCO_3^-复合物和黏膜表面活性物质；上皮屏障包括细胞膜的离子转运通道以及上皮结构，具有很高的电阻，可维持对 H^+的低通透性；上皮后屏障包括血液供应、上皮损伤修复等。上述屏障受损，也会导致胃食管反流症状。

不同患者的发病机制可能各不相同，对于临床诊治而言，分辨患者自身的发病因素，有助于判断患者的预后和选择更有效的诊疗方式。

三、临 床 表 现

个体对同一症状的描述，不同症状的组合，多个症状的严重程度、频率、加重和缓解规律，对药物治疗的反应，患者对自身疾病的认知和自我管理能力均呈现多样化，因此 GERD 的临床表现在不同患者间差异较大，主要包括典型症状、非典型症状和食管外表现。

（一）典型症状

典型症状包括烧心、反流。烧心指胸骨后烧灼感；反流为胃内容物向咽部或口腔方向流动的感觉。

（二）不典型症状

GERD 临床表现多种多样，部分患者仅表现为非典型症状或食管外症状，包括胸痛/背痛、上腹烧灼感、上腹痛、腹胀、嗳气等。

（三）食管外表现

胃反流物侵蚀咽部、声带、气管而引起慢性咽炎、慢性声带炎和气管炎，临床称为 Delahunty 综合征。反流性鼻炎/鼻窦炎、反流性中耳炎、反流性牙侵蚀症、反流性发音障碍、反流性咳嗽、反流性哮喘、反流性喉痉挛也是 GERD 常见的消化道外表现。

（四）并发症

1. Barrett 食管

Barrett 食管指食管下段的正常复层扁平上皮被化生的柱状上皮所取代的一种病理现象，

其中肠上皮化生属于食管腺癌的癌前病变。根据被覆黏膜不同，Barrett 食管有三种组织学类型，即胃底腺黏膜化生、贲门腺黏膜化生和肠黏膜上皮化生。在美国和德国，只有肠上皮化生才能诊断 Barrett 食管；英国和日本，任何上皮化生均可诊断；我国指南尚无明确说明。

2. 食管狭窄

慢性食管炎反复发作可导致食管纤维结缔组织增生，发生瘢痕狭窄，常常需要内镜扩张治疗，甚至外科手术治疗。

四、辅助检查

（一）X 线检查

传统食管钡剂主要用于诊断食管裂孔疝及食管蠕动异常等情况，对于食管黏膜损害及食管炎的诊断敏感性较低。

（二）胃镜检查

胃镜检查是确诊反流性食管炎及其并发症的主要方法。根据洛杉矶分级标准将反流性食管炎分为 A～D 级。A 级为 1 个或 1 个以上黏膜破损，长径≤5mm；B 级为 1 个或 1 个以上黏膜破损，长径＞5mm，但无融合性病变；C 级为黏膜破损，有融合，但＜75%食管周径；D 级为黏膜破损，有融合，至少达到 75%的食管周径。Barrett 食管的诊断需要内镜及活检组织学确诊，镜下可见齿状线，相对于 EGJ 上移≥1cm。按化生的柱状上皮长度分为长段 Barrett 食管（化生上皮累及食管全周且长度≥3cm）和短 Barrett 食管（化生上皮未累及食管全周或虽累及全周但长度为 1～3cm）。按内镜下形态分为全周型、舌型及岛型。内镜分型按 Prague CM 分型方法："C"代表全周型化生黏膜的长度，"M"代表非全周的化生黏膜的最大长度。例如：C2-M4 表示食管全周柱状上皮长度为 2cm，非全周的柱状上皮最大长度为 4cm；C0-M4 则表示无全周型柱状上皮化生，化生柱状上皮黏膜呈舌状伸展，长度为 4cm。

（三）食管高分辨率测压

食管高分辨率测压反映食管的动力状态，包括食管体部的动力障碍和胃食管交界处的形态特点。表现为 LES 压力下降、TLESR 发生频发、食管体部动力障碍等。食管高分辨率测压诊断价值有限，但可了解 GERD 常见的发病机制，包括瞬间 LES 松弛、EGJ 低压和食管清除功能下降等。

（四）食管反流监测

食管 pH 监测分为导管式监测和无线胶囊式监测。单纯 pH 监测仅仅能检测酸反流，食管阻抗-pH 监测可检测酸反流和非酸反流，还可区分反流内容物性质（液体、气体或混合反流），特别针对具有典型的反流症状但内镜检查正常、症状不典型、药物治疗无效或拟行抗反流手术的患者。食管反流监测的主要指标为酸暴露时间百分比（acid exposure time，AET），即 24 小时内食管 pH＜4 的时间百分比，AET＞6%为阳性标准。

五、诊断与鉴别诊断

（一）诊断标准

胃食管反流病问卷是一种简单、易行、可以实现患者自我评估症状的诊断方法，尤其适合在没有内镜检查条件、没有消化专科医生的基层医疗机构使用。具有典型症状者，可使用质子泵抑制剂（PPI）试验治疗，标准剂量每日 2 次，1～2 周，症状明显改善支持 GERD 诊断，该方法特异性低，受很多因素影响。我国指南已经推荐如有 GERD 相关症状需要胃镜检查，具有典型 EE 表现者，可确诊；内镜阴性，需排除其他疾病可诊断 NERD，有条件的机构可进行食管反流监测和食管测压等检查。

（二）鉴别诊断

对初诊患者，要特别注意对报警征象的采集，报警征象包括吞咽疼痛、吞咽困难、呕吐、消瘦和粪便隐血阳性、贫血、食管癌和胃癌家族史等。以胸痛为主要表现者，注意排查心源性和肺源性胸痛。对 PPI 治疗效果不满意时，应考虑到食管动力性疾病，如贲门失弛缓症、弥漫性食管痉挛和胡桃夹食管等，此外还要注意排除嗜酸性粒细胞食管炎可能。

六、西 医 治 疗

GERD 治疗的主要目标是以最具成本效益的方式缓解症状并提高患者的生活质量，治愈并发症并预防复发，减少或停止长期药物治疗，使反流负荷正常化。

（一）饮食和生活方式的调整

饮食和生活方式的调整是 GERD 管理的核心原则，包括减肥、抬高床头、戒烟酒、避免夜餐/饱餐、避免进食后运动、避免进食可能促进反流的食物（如巧克力、咖啡、辛辣食物、橘子、西红柿、高脂食物）等。

（二）药物治疗

1. 抑酸药物

PPI 和 H^+-K^+-ATP 酶阻断剂（P-CAB）是治疗 GERD 的首选药物，标准剂量 4～8 周，如单剂量无效可增加至双倍剂量，如一种抑酸药无效，可换用其他抑酸药物。轻症患者或内镜 A～B 级 EE 者可按需服用，对于停药后复发或内镜 C～D 级 EE 者可长期维持治疗，但是需要注意长期不良反应和药物间的相互作用。长期应用 PPI，胃内 pH 升高，可能导致细菌过度增长，会增加难辨梭状芽孢杆菌感染的机会。另有研究认为，可能增加社区获得性肺炎、胃癌和慢性肾病、骨折、营养不良等风险。

2. 抗酸药

可快速中和胃酸，快速缓解反流症状，主要用于 GERD 的对症治疗，但不主张长期使用。

临床上常用的抗酸药有硫糖铝、氢氧化铝、铝碳酸镁等。

3. 促动力药

促动力药包括多巴胺 D_2 受体拮抗剂（甲氧氯普胺），选择性 5-HT_4 受体激动剂（莫沙必利），胃动素受体激动剂（红霉素和类似物），外周性多巴胺 D_2 受体拮抗剂（多潘立酮），具有多巴胺 D_2 受体阻滞和乙酰胆碱酯酶抑制双重作用的伊托必利等。日本和欧洲指南推荐促动力药联合抑酸药物治疗部分 GERD，有一定补充作用，但不推荐单独使用促动力药物，而美国指南则明确指出不推荐使用。

（三）内镜治疗

内镜治疗包括射频消融术、抗反流黏膜切除、经口无切口胃底折叠术等。适应证：中、重度 EE，药物治疗无效；经久不愈的食管溃疡及出血；合并食管裂孔疝；年轻人需长期大量药物治疗；反复发作的食管狭窄；反复并发肺炎。如患者并发 Barrett 食管，可采取氩离子激光凝固术、消融术、内镜下黏膜剥离术等。

（四）手术治疗

手术治疗适用于不愿长期服药者，或治疗并发症。主要术式包括腹腔镜下 Nissen 胃底折叠术、前置胃底折叠术和后置胃底折叠术。有效率达 85%～90%，死亡率为 0.2%，再发率为 2%～8%。术后并发症主要是吞咽困难和胃肠功能紊乱。

七、中医辨证论治与康复治疗

（一）辨证要点

古代医家对于 GERD 的病因病机有诸多阐述，归纳为四个字，即胃气上逆，其病位主要在脾胃，与肝、胆、肺相关。《灵枢·四时气》云“邪在胆，逆在胃，胆液泄则口苦，胃气逆则呕苦”，又如《医贯》云“咽者胃脘，水谷之道路，纳而不出”，均提出胃气上逆为本病的基础。《济生方·呕吐》云“若脾胃无所伤，则无呕吐之患”，表明本病的发生与脾胃的显著相关性。《寿世保元·吞酸》云“夫酸者，肝木之味也，由火盛制金，不能平木，则肝木自甚，故为酸也”，表明病位与肝相关；《临证指南医案·呃》中指出“肺气郁闭及阳虚浊阴上逆，亦能为呃”，表明病位与肺相关。其余或寒或热，或有痰阻瘀滞等则随具体病变而伴存。

（二）证治分型

1. 肝胃郁热证

症状：表现为剑突下或胸骨后烧灼样不适感，嗳气、反酸、口苦口干，大便干结，性情急躁易怒，舌质红，苔黄，脉弦数。

治法：疏肝和胃，开郁清热。

代表方：左金丸加味。

常用药：黄连、吴茱萸、乌贼骨、浙贝母、青皮、延胡索、川楝子、白芍、甘草。

加减：大便干结，加生大黄；嗳气较著，加枳壳、竹茹、陈皮；火郁伤阴，口干舌燥，加麦冬、北沙参、石斛。

2. 胆热犯胃证

症状：口苦咽恶，反酸烧心，心烦易怒，甚则胸痛彻背，胃脘痞满，舌红苔黄腻，脉弦数。

治法：清化胆热，降气和胃。

代表方：四逆散合金铃子散加减。

常用药：柴胡、枳壳、白芍、龙胆、胆南星、黄连、竹茹、茯苓、白术、郁金、栀子、川楝子、延胡索、甘草。

3. 中虚气逆证

症状：反酸，泛吐清水，胸腹痞满，胃脘冷痛，嗳气频频，体疲乏力，大便溏薄，舌淡苔薄，脉细。

治法：疏肝健脾，温中和胃。

代表方：逍遥散加减。

常用药：柴胡、枳壳、白芍、香附、薄荷、栀子、郁金、茯苓、陈皮、甘草。

加减：脘胀连胁，加甘松、佛手、檀香；嘈杂泛酸明显加乌贼骨、瓦楞子、浙贝母；恶呕加法半夏、紫苏梗、干姜；食滞加莱菔子、山楂；嗳气频加赭石、沉香；便结加大黄。

4. 气郁痰阻证

症状：头目眩晕，恶心欲呕，咽喉不适，如有痰阻，吞之不出，咽之不下，甚则咽痛、吞咽困难、声音嘶哑、呛咳连连，舌苔白腻，脉弦滑。

治法：开郁化痰，降气和胃。

代表方：旋覆代赭汤合半夏厚朴汤加减。

常用药：旋覆花、赭石、半夏、厚朴、紫苏、茯苓、郁金、全瓜蒌、丹参、生甘草。

5. 瘀血阻滞证

症状：胸骨后疼痛，吞咽不适，神疲乏力，面色无华，气短懒言，形体消瘦，舌质暗，舌边有瘀点，脉涩。

治法：益气养阴，化瘀散结。

代表方：启膈散加减。

常用药：茯苓、太子参、丹参、郁金、全瓜蒌、赤白芍、白术、延胡索、当归、甘草。

加减：疼痛剧烈者加蒲黄、五灵脂；大便色黑者加三七粉、白及。

（三）康复治疗

1. 针灸治疗

选取足三里、内关、中脘、太冲、关元、天枢、阳陵泉、期门。

2. 健康宣教

应该养成进食平衡膳食习惯，控制能量和脂肪的摄入量，肥胖者需减重，以每周减 1kg 为宜。饮食清淡，少盐，忌刺激性食物和调味品，戒烟酒，减少摄入可降低LES压力的食物，忌餐后喝菜汤和肉汤；抬高床头、睡前3小时不进食，保持大便通畅等。

第二节 贲门失弛缓症

一、概 述

贲门失弛缓症（achalasia of cardia）是食管胃交界部神经肌肉功能障碍所致的功能性疾病。其主要特征是食管缺乏蠕动，LES高压和对吞咽动作的松弛反应减弱。临床表现为吞咽困难、胸骨后疼痛、食物反流以及由食物反流误吸入气管所致的咳嗽、肺部感染等症状。贲门失弛缓症在我国缺乏流行病学资料，西方国家的发生率每年约为1/100 000，男女发病比例为1∶1.15，可发生于任何年龄，最常见于20～40岁，儿童很少发病，5%的患者在成年之前发病，发病率与性别和种族无明显关系。传统中医认为贲门失弛缓症归属“噎膈”范畴，是以吞咽困难，饮食受阻于食管，饮食不下，或食入即吐为主症的病证。噎即噎塞，指吞咽不畅或困难；膈即格拒，指饮食难下，或食入即吐。噎可单独为病出现，亦可为膈之前驱，但临床多噎膈并见。多由情志失和，饮食所伤，年老体弱，脏腑失调，以致津血枯槁，气血痰瘀互结填塞胸膈，阻于食管而成。

二、病因及发病机制

贲门失弛缓症可分为原发性和继发性两种。继发性贲门失弛缓症指病因明确的类型，常见的病因有恶性肿瘤、食管和LES淀粉样变、Allgrove综合征以及南美洲锥虫感染等。无明显诱因的贲门失弛缓症，称为原发性贲门失弛缓症，为本节主要讨论的内容。目前原发性贲门失弛缓症公认的发生机制为肌间神经丛中抑制性神经元的选择性丢失导致食管远端和LES兴奋性和抑制性神经元活动失衡，引起LES松弛功能受损及食管蠕动减少。其神经损害和神经递质缺失常伴有淋巴细胞浸润的炎症表现，可能与病毒感染、遗传、精神心理等多种因素有关。

三、临床表现

吞咽困难、食物反流、胸骨后疼痛和体重减轻是贲门失弛缓症的四大典型症状。

（一）吞咽困难

吞咽困难是本病最常见和最早出现的症状，对液体和固体食物均吞咽困难是该病的特征性表现，初期时有时无、时轻时重，后期则转为持续性。主要发生在胸部，当情绪激动或进食较快时，症状容易加重。患者常主诉进食时间长，或需要大量饮水以清除食管内食物。

（二）其他症状

食物反流与呕吐是另一典型表现，多在进食后20～30分钟发生，通常是未消化的、非胆汁性的和非酸性的食物。并且，由反流引起咳嗽或窒息、夜间惊醒。胸骨后疼痛可发生于40%的患者中，伴胃灼热，被误诊为GERD，但是胃灼热并非餐后发作，且抑酸药治疗无效。由于吞咽困难影响进食导致体重下降，病程长久者体重减轻、营养不良和维生素缺乏等表现明显，极少数患者可呈恶病质表现。疾病后期极度扩张的食管可压迫胸腔内器官而产生干咳、气急、发绀和声音嘶哑等。

（三）并发症

并发症见反流物刺激引起的食管炎、呼吸道症状，2%～7%的患者可合并食管癌，尤其病程在10年以上、食管扩张明显、潴留严重者，主要由食物潴留发生食管炎的慢性炎症刺激造成。

根据吞咽困难、食物反流、胸骨后疼痛和体重减轻四大症状制定的Eckardt评分系统用于诊断和分级（表2-1）。

表2-1 Eckardt评分系统

症状	评分（分）			
	0	1	2	3
吞咽困难	无	偶尔	每天	每餐
食物反流	无	偶尔	每天	每餐
胸骨后疼痛	无	偶尔	每天	每餐
体重下降（kg）	无	<5	5～10	>10

0级：0～1分；Ⅰ级：2～3分；Ⅱ级：4～6分；Ⅲ级：>6分。

四、辅助检查

（一）钡剂食管造影

本病钡剂食管造影典型表现为食管扩张、弯曲，无蠕动波，LES处紧闭，呈“鸟嘴”征。由于食管扩张通常胸部X线片显示纵隔扩大。在疾病早期食管造影也可能正常。食管扩张可分为3级：Ⅰ级（轻度），食管直径小于4cm；Ⅱ级（中度），食管直径4～6cm；Ⅲ级（重度），食管直径大于6cm，甚至弯曲呈S形（乙状结肠型）。钡剂造影是最主要的影像学检查方式，CT、MRI及EUS等其他影像学检查可作为上消化道钡剂的补充，用于排除炎症或肿瘤等器质性疾病导致的假性失弛缓症。

（二）内镜检查

早期内镜表现不特异，主要排除器质性狭窄或肿瘤，显著表现包括：食物潴留，食管黏膜水肿增厚致使黏膜失去正常色泽；食管扩张，伴不同程度扭曲变形；食管管壁可呈节段性收缩环，似憩室膨出；贲门呈不同程度狭窄，严重者可完全闭锁，内镜不能通过。超声胃镜下LES纵行与环形平滑肌层增宽，食管肌层较正常人的肌层厚，可用于内镜引导下肌切开术治疗的术前评估。

（三）高分辨率食管测压

高分辨率食管测压（HRM）是诊断贲门失弛缓症的金标准。其典型特点：LES 静息压力升高（＞45mmHg，正常静息压为 13.6～20.8mmHg）；LES 松弛不完全；食管体部平滑肌蠕动停止；食管的静息压较胃内压稍高。根据 HRM 制定的芝加哥分类标准将其分为三型：Ⅰ型食管无效动力；Ⅱ型表现为食管体部失蠕动，间歇性食管增压；Ⅲ型表现为食管体部痉挛收缩。

五、诊断与鉴别诊断

贲门失弛缓症的诊断基于病史及临床表现，通过钡剂食管造影，食管测压法及胃镜等检查手段确定诊断。食管造影见食管下段扩张，LES 处紧闭呈“鸟嘴”征。胃镜见食管内残留有中到大量的积食，贲门呈不同程度狭窄等特征是重要的诊断线索。HRM 是确诊贲门失弛缓症的金标准。

贲门失弛缓症需要与各种原因导致的吞咽困难相鉴别，排除狭窄、肿瘤、血管环、食管蹼、异物和严重的食管炎。另外，还需要与其他动力障碍性疾病相鉴别，如弥漫性食管痉挛、硬皮病等继发性贲门失弛缓症。

六、西医治疗

治疗目的主要是解决无法松弛的 LES 引起的功能性梗阻，但无法从根本上改善食管的蠕动。治疗方法包括药物治疗、内镜治疗和手术治疗。

（一）药物治疗

钙通道阻滞剂（硝苯地平 10～30mg）和硝酸盐（硝酸异山梨酯 5mg）是最常用的两种药物。抗胆碱药（阿托品、双环胺和西咪托溴铵）、β肾上腺素能激动剂（特布他林）、茶碱和西地那非也有一定疗效。药物治疗只能引起 LES 压力短期降低，效果较差，不能持久，仅用于轻症或不适于内镜或手术治疗者。

（二）内镜治疗

经口内镜下肌切开术（POEM）逐渐成为治疗贲门失弛缓症的首选方法（具体操作参见第八章第四节）。合并严重凝血功能障碍、严重心肺等器质性疾病等无法耐受手术者，以及食管黏膜下层严重纤维化而无法成功建立黏膜下隧道者为 POEM 的禁忌证。食管下段或明显炎症或巨大溃疡者，为 POEM 的相对禁忌证。POEM 的术中并发症包括黏膜层损伤或穿孔、术中气肿、气胸和气腹；术后并发症包括胸腔积液、出血、感染、消化道瘘等，绝大多数内科非手术治疗可缓解，很少需要外科手术干预。胃食管反流病是 POEM 术后远期并发症，服用 PPI 可缓解症状。但是对于肌切开的最佳方向、深度和长度仍需要进一步研究，或可制定个体化治疗方案，以期获得更好的症状缓解，减少术后不良反应。

其他内镜治疗包括：肉毒杆菌毒素注射治疗、气囊扩张术治疗（PD）以及胃镜下支架置入术。肉毒杆菌毒素抑制神经末梢乙酰胆碱的释放，减少乙酰胆碱对 LES 的刺激作用，可使

LES 压力降低 50%，改善食管排空。内镜下局部注射肉毒杆菌毒素适用于老年患者及无法耐受内镜/外科手术者，但年龄小于 50 岁应用受限，且远期疗效不佳。气囊扩张术是通过机械方法使部分 LES 肌纤维断裂降低其张力，部分或完全纠正 LES 松弛障碍。需要反复多次治疗，远期效果不佳，且有穿孔的风险，发生率为 1%～10%。支架置入术症状缓解率高，但无法长期永久放置，患者可有胸痛和反流，且支架容易移位或脱落，影响其治疗效果。

（三）手术治疗

腹腔镜 Heller 肌切开术（laparoscopic Heller's myotomy，LHM）是目前治疗贲门失弛缓症的主要手术方式，治疗Ⅰ型和Ⅱ型贲门失弛缓症疗效最佳。近年来随着机器人的应用，使 LHM 得到进一步改善，如三维视角的利用度、活动度增加，避免了支点效应等。

七、中医辨证论治及康复治疗

（一）辨证要点

1. 辨病位

本病主病位在食管，与脾、胃、肝、肾有关。吞咽困难，梗阻不顺，胸膈痞闷，随情志变化而有所增减者，病在食管、胃与肝；食物难下，艰涩不顺，形体消瘦，口咽干燥，舌红少津者，病在食管、肝与肾；病变日久，吞咽困难日重，呕吐清水，面白肢冷，面浮肢肿者，病在食管、脾与肾。

2. 辨虚实

病初多实，继则虚实夹杂多见，终致气衰阳微，正气大虚。吞咽梗阻不顺，胸脘痞闷，痰多食少，苔腻脉滑者，证属痰气阻膈；呕吐物色如赤豆汁，胸膈疼痛，肌肤枯燥，舌紫有瘀点、瘀斑，脉细涩者，证属瘀血阻膈；形体消瘦，口干咽燥，烦热便干，舌红少津，脉细弦数者，证属津亏热结；水饮不下，呕吐黏液，畏寒肢冷，面浮肢肿，舌胖脉弱者，证属气虚阳微。

3. 辨在噎在膈

噎以食物吞咽受阻为特征，或食物尚可咽下；膈由噎逐渐发展而成，由不能咽下固体食物发展到不能咽下流质食物，胸骨后疼痛，大便不通，以及神衰消瘦、面容憔悴等全身衰竭表现。

（二）证治分型

1. 痰气阻膈证

治法：开郁，化痰，润燥。

代表方：启膈散加减。

常用药：沙参、丹参、茯苓、贝母、郁金、砂仁、荷叶蒂。

加减：阴津伤者，加玄参、石斛、生地黄、天花粉、麦冬、蜂蜜以养阴生津润燥；气虚者，加西洋参；痰重者，加全瓜蒌、陈皮、法半夏；气郁较甚者，加莱菔子；有热毒者，加白花蛇舌草。

2. 瘀血阻膈证

治法：散瘀破结，滋阴养血。

代表方：通幽汤加减。

常用药：当归、红花、生地黄、熟地黄、升麻、桃仁、槟榔、炙甘草。

加减：瘀血甚者，加乳香、没药、䗪虫、水蛭、蜣螂、三七以散瘀通络；瘀痰互结者，去炙甘草，加海藻、昆布、牡蛎、瓜蒌、贝母、制半夏以软坚散结；吐物如赤豆汁重者，加仙鹤草、白及；食入即吐者，可先服玉枢丹以开膈降逆，随后服药；夹热毒者，加玄参、半枝莲、白花蛇舌草、天花粉；津亏血虚者，加白芍、石斛、芦根、山药；气虚者，加西洋参。

3. 津亏热结证

治法：滋阴生津，清热散结。

代表方：五汁安中饮。

常用药：韭汁、牛乳、生姜汁、梨汁、藕汁。

加减：津亏重者，加鲜芦根汁、甘蔗汁；血燥者，加阿胶烊化冲服；便秘者，加蜂蜜；热甚伤津口渴较重者，加玄参、天花粉、五味子、麦冬、知母以养阴清热；胃阴不足者，重用石斛；热结偏重，加知母、黄柏、童便。

4. 气虚阳微证

治法：益气回阳，降逆开膈。

代表方：生脉散加味。

常用药：人参、麦冬、五味子、山萸肉、石斛、姜半夏、旋覆花、赭石、韭汁。

加减：食欲不佳者，加砂仁、陈皮。

（三）康复治疗

1. 针灸治疗

（1）噎膈脾胃虚寒者

脾俞、胃俞、中脘、章门、内关、足三里。毫针刺，补法，配合灸法。

（2）噎膈肝胃不和者

中脘、期门、内关、足三里、阳陵泉。毫针刺，泻法，每日 1 次。

（3）噎膈痰气交阻者

期门、太冲、阳陵泉、支沟、中脘、丰隆。毫针刺，平补平泻法，每日 1 次。

（4）噎膈梗阻，吞咽困难者

内关、膈俞、膈关。毫针刺，平补平泻，每日 1 次。

（5）噎膈中晚期

天鼎、天突、膻中、合谷、胸堂（两乳连线与胸骨相交处）。毫针刺，平补平泻法，每日 1 次。

2. 预防调护

避免精神刺激和精神创伤，精神愉快、饮食得当是缓解本病的关键。坚持治疗，以巩固疗效，防止病情恶化，适当进行体育锻炼，增强体质。生活有规律，禁食刺激性食物，少食肥甘，饮食不宜过热，忌烟酒。

八、复发与预后

任何治疗后本病都可能会出现不同程度的复发，复发定义为内镜或外科手术治疗后初始阶段症状改善，但随后症状又再出现。复发的可能病因包括切开术后瘢痕形成，胃底折叠不正确或过紧、GERD、瘢痕狭窄、终末期贲门失弛缓症和恶性肿瘤，需要通过相关检查对患者进行全面评估，如食管测压、胃镜检查、上消化道造影，以及 CT 和（或）食管 pH 监测等，以明确是否需要干预，以及采用何种干预措施以提高成功率。对于 PD 初始治疗复发者，应转为 Heller 肌切开术或 POEM。Heller 肌切开术失败后 PD 是首选治疗方法，优于重复肌切开术或 POEM；目前 POEM 治疗失败后，没有足够的证据表明，腹腔镜肌切开术或重做 POEM 比 PD 更好，并且重复 POEM 技术要求较高。

Ⅰ型及Ⅱ型预后较好，Ⅲ型预后较差；中青年预后较好，较高龄患者预后较差，初次治疗者与经次治疗患者具有更好的治疗反应性。

第三节　食　管　癌

一、概　　述

食管癌（esophageal carcinoma，EC）是常见的消化道肿瘤，其发病率在全球恶性肿瘤中排第 7 位，死亡率排第 6 位。食管癌的发病率及发病模式在不同国家、地区之间差异显著，东亚地区发病率最高，以鳞癌为主，占 90%以上，欧美地区发病率较低，以腺癌为主，占 70%。我国为食管癌高发国家，每年新发病例约占全球的一半。2018 年流行病学数据显示，我国食管癌发病率（13.9/100 000）和死亡率（12.7/100 000）在恶性肿瘤中分别居第 5 位和第 2 位，新发病例和死亡病例分别占全球总数的 53.7%和 55.7%。食管癌在中医内科临床分属“噎膈”“噎塞”“膈噎”“膈气”范畴。历代医家在食管癌病因病机方面各有论述，本病以七情内伤、饮食、劳逸、寒温、久病年老、肾水干枯等为主因，致使气滞、痰结、血瘀、阴液枯槁，胃失通降而成。目前对于食管癌的病因病机研究，认为肝、脾、肾功能失调，导致气、痰、血互结，津枯血燥而致食管狭窄、食管干涩是噎膈的基本病机。

二、病因及发病机制

具体病因尚不明确，但相关危险因素的研究取得了一定进展，认为食管癌是饮食与生活方式、人口学因素、环境与遗传因素、感染因素等若干因素协同作用的结果。

（一）生活方式

吸烟和酗酒是引起食管鳞癌的重要因素。吸烟导致食管癌的可能机制包括对食管细胞的基因毒性作用及长期吸烟所致的亚硝酸胺累积效应。食物生产、加工和储存过程中真菌污染，产生促癌毒素或促进食物中亚硝胺的合成并与其协同致癌；腌制食物及红肉类也与食管鳞癌的发病风险升高相关，高温食物、辛辣和油炸食品亦可增加食管癌的发生风险。口腔卫生条件差，易发生龋齿或缺齿，口腔内细菌滋生，亚硝胺类物质含量增加，增加罹患食管鳞癌的风险。

（二）环境与遗传因素

我国食管癌的发病有明显的家族聚集现象，国外研究尚未发现有聚集倾向，这与人群的易感性与环境因素有关。

（三）感染

人乳头瘤病毒（human papilloma virus，HPV）感染是一些食管癌高发区的重要致病因素，尤其是HPV-16与食管鳞癌的发生呈正相关，HPV感染者罹患食管鳞癌的风险比常人升高近3倍。

（四）食管癌前疾病

食管癌前疾病指与食管癌相关并有一定癌变率的良性疾病，包括胃食管反流病、Barrett食管、食管白斑症、食管憩室、贲门失弛缓症、各种原因导致的食管良性狭窄等。另外，胃黏膜萎缩患者罹患食管鳞癌的风险比常人高出2倍，头颈部及上呼吸道鳞癌与食管鳞癌同时或异时发生的概率分别为14%、3%，胼胝症患者发生食管鳞癌的风险显著升高。

三、病理分型和分期

食管癌可发生在下咽部至胃与食管连接处之间的食管任何部位，我国食管癌发病中段最多，下段次之，上段最少。食管癌癌前病变包括鳞状细胞癌的癌前病变和腺癌的癌前病变，即鳞状上皮和腺上皮的上皮内瘤变/异型增生。

（一）食管癌的分期

按肿瘤大小、有无淋巴结及远处转移，将食管癌分为0～Ⅳ期［参照国际抗癌协会/美国癌症联合会（UICC/AJCC）TNM分期系统第8版］。早期食管癌（Tis/T1a）为局限于黏膜层的食管癌，无论有无淋巴结转移；表浅食管癌（T1a/T1b）局限于黏膜层和黏膜下层，无论有无淋巴结转移。病变局限于上皮层为原位癌（Tis），T1a-lpm病变侵犯黏膜固有层，T1a-mm病变侵犯黏膜肌层；T1b-sm1病变侵犯黏膜下层上1/3，T1b-sm2病变侵犯黏膜下层中1/3，T1b-sm3病变侵犯黏膜下层下1/3；以200μm作为区分黏膜下浅层和深层浸润的临界值。

（二）食管癌分型

1. 大体分型

早期/表浅食管癌推荐巴黎分型，如下。①隆起型（0～Ⅰ）：有蒂型（0～Ⅰp）和无蒂型（0～Ⅰs）；②表浅型（0～Ⅱ）：表浅隆起型（0～Ⅱa）、表浅平坦型（0～Ⅱb）和表浅凹陷型（0～Ⅱc）；③凹陷（溃疡）型（0～Ⅲ）。根据不同混合形态进一步分为0～Ⅱc+Ⅱa型、

0～Ⅱa+Ⅱc 型、0～Ⅱc+Ⅲ型和 0～Ⅲ+Ⅱc 型。进展期食管癌推荐国内分型为髓质型、蕈伞型、溃疡型、缩窄型和腔内型。

2. 组织学分型

根据 WHO 组织学类型分为鳞状细胞癌、腺癌、未分化癌、淋巴上皮瘤样癌、神经内分泌癌等。

3. 食管与胃连接处腺癌

食管与胃连接处（EGJ）腺癌指横跨解剖学上 EGJ 上、下各 5cm 这段范围内的腺癌，包括远端食管腺癌和贲门腺癌。常用的 Siewert 分型（也称 Munich 分型）包括三型。Ⅰ型：远端食管腺癌，肿瘤中心位于 EGJ 上 1～5cm 处。Ⅱ型：贲门腺癌，肿瘤中心位于 EGJ 上 1cm 下 2cm 处。Ⅲ型：贲门下腺癌，肿瘤中心位于 EGJ 下 2～5cm 处。Ⅰ型和Ⅱ型按食管癌分期，Ⅲ型按胃癌分期。

四、临床表现

（一）早期症状

早期症状不明显，局部病灶刺激食管引起食管蠕动异常或痉挛，症状一般较轻，时间短、易被忽视。其他如胸骨后不适、烧灼感或疼痛，异物感等；下段食管癌可有剑突下不适、呃逆和嗳气。

（二）中晚期症状

1. 吞咽困难

不同程度的吞咽困难是典型症状，初始为间歇性，后进行性加重。

2. 反流

食管癌的浸润和炎症可引起食管腺体和唾液腺黏液分泌增加，当梗阻加重时可引起反流，反流物包括食物、血液及黏液，甚至伴有呛咳和吸入性肺炎。

3. 疼痛

食管溃疡或肿瘤外侵引起食管周围炎、纵隔炎，表现为胸骨后或背部、肩胛间区持续性疼痛。

4. 其他

肿瘤侵犯血管引起消化道大出血，侵犯喉返神经致声音嘶哑，侵犯膈神经致呃逆，压迫或侵犯气管可致食管气管瘘，发生呛咳、肺炎等症状。

（三）体征

早期无阳性体征，中晚期可出现消瘦、贫血、恶病质、肝大、胸腔积液、腹水、皮下结节、颈部淋巴结肿大等。

五、辅助检查

（一）肿瘤标志物检查

目前常用于食管癌辅助诊断、预后判断、放疗敏感度预测和疗效监测的肿瘤标志物有细角蛋白片段19、癌胚抗原（carcinoembryonic antigen，CEA）、鳞状上皮细胞癌抗原（squamous cell carcinoma antigen，SCC）和组织多肽特异性抗原（tissue polypeptide specific antigen，TPS）等。上述标志物联合应用可提高中晚期食管癌诊断和预后判断及随访观察的准确度。

（二）影像学检查

1. 气钡双重对比造影

具有直接、简便、经济等特点，影像学方法，对中晚期食管癌诊断价值大，能够较直观地判断食管癌的位置和长度、是否合并食管气管瘘或食管胸腔瘘等。但对早期病变敏感性差。

2. CT/MRI

CT是对食管癌分期及预后判断较好的方法之一，在了解食管癌外侵程度，是否有纵隔淋巴结转移及判断肿瘤可切除性等方面具有重要意义，多排螺旋CT可以判断食管癌位置、肿瘤浸润深度、肿瘤与周围结构及器官的相对关系、区域淋巴结转移以及周围血管肿瘤侵犯，为临床上准确分期提供可靠的依据。MRI对食管癌病灶局部组织结构显示优于CT。另外，功能成像技术（如弥散加权成像、灌注加权成像和波谱分析）均可为病变的检出和定性提供有价值的补充信息，可以比CT更有效地评估肿瘤分期。

3. 超声检查

食管癌患者的超声检查主要应用于颈部淋巴结、肝脏、肾脏等部位及脏器转移瘤的观察。另外，颈部淋巴结、实质脏器的转移瘤进行超声引导下穿刺活检可获得标本进行组织学检查。

4. 正电子发射计算机断层显像（PET/CT）

正电子发射计算机断层显像敏感性和特异性较低，分别为57%和82%。

（三）内镜检查

内镜及病理活检是目前诊断食管癌的金标准。内镜检查技术包括普通白光内镜、色素内镜和放大内镜。白光内镜食管黏膜病灶表现为红区、糜烂、斑块、结节、黏膜粗糙和局部黏膜上皮增厚。色素内镜常用的染料为卢戈碘液（1.2%～1.5%），正常鳞状上皮细胞为深棕色，而早期食管癌及异型增生呈现不同程度的淡染或不染区。碘染色的缺点是引起食管痉挛，使患者胸痛，且部分患者对碘过敏禁用。电子内镜染色能够替代碘染色，包括窄带成像技术（NBI）、联动成像技术（LCI）和智能电子分光技术（FICE）等（第三章第四节胃癌）。放大内镜可清楚显示食管上皮乳头内毛细血管袢（IPCL）的不同形态特征，提高早期食管癌的诊断率。目前广泛推荐日本食管学会的AB分型标准（表2-2）。

表 2-2　食管早期癌内镜 AB 分型

分型	所见	浸润深度
A	正常/IPCL 轻微异常（7～10μm）	正常/炎症
B1	袢状异常血管（扩张，扭曲，粗细不均；20～30μm）	ep/lpm
B2	非袢状血管	mm/sm1
B3	粗大绿色血管（＞60μm，B2 直径的 3 倍）	sm2

IPCL，食管上皮乳头内毛细血管袢；ep，上皮层；lpm，固有层；mm，黏膜肌层；sm1，黏膜下层上 1/3（＜200μm）；sm2，黏膜下层中 1/3（＞200μm）。

EUS 可清楚地显示食管壁层次结构的改变、食管癌的浸润深度及病变与邻近脏器的关系，但 EUS 对病变浸润深度诊断的准确度易受病变大小及部位的影响。EUS-FNA 可进一步提高对可疑淋巴结转移的诊断率。

六、诊断与鉴别诊断

（一）临床诊断

出现胸骨后疼痛不适、进食通过缓慢并有滞留感或哽噎感、进行性吞咽困难、上腹部隐痛不适、消瘦、消化道出血等报警症状者，需要进行内镜检查，必要时进行组织活检确诊。如果内镜不能完全检查全段食管，需行食管气钡双重对比造影及胸部增强 CT 了解残余（未通过）食管。确定诊断后需要通过 CT、MRI、EUS 以及 PET/CT 进行分期诊断。

（二）鉴别诊断

食管癌需与其他良恶性疾病和食管周围疾病进行鉴别，包括食管良性肿瘤（平滑肌瘤、腺瘤、脂肪瘤、乳头状瘤、血管瘤）、食管恶性肿瘤（食管肉瘤、平滑肌肉瘤、纤维肉瘤、恶性黑色素瘤、肺癌或其他恶性肿瘤纵隔淋巴结转移对食管的侵犯等）和其他食管良性病变（包括食管良性狭窄、贲门失弛缓症、食管静脉曲张、食管结核等）。

七、西医治疗

对高危人群和高发地区人群的筛查，早期发现和早期治疗是提高食管癌生存效果和保证患者生活质量的根本措施。中、晚期食管癌需要规范治疗。食管癌的治疗应在分期后由外科、放射治疗科、肿瘤科和消化内镜科等多学科联合讨论会诊后提出个体化综合治疗方案。

（一）筛查

根据我国国情、食管癌危险因素及流行病学特征，符合以下第 1 条和 2～6 条中任一条者应列为食管癌高危人群，建议通过内镜精查进行筛查：年龄超过 40 岁；来自食管癌高发区；有上消化道症状；有食管癌家族史；患有食管癌前疾病或癌前病变者；具有食管癌的其他高危因素（吸烟、重度饮酒、头颈部或呼吸道鳞癌等）。

（二）内镜治疗

适应证：绝对适应证为癌前病变和早期食管癌且未发现淋巴结转移者；相对适应证为表浅癌（T1a-mm 和 T1b-sm1）。

禁忌证：淋巴结转移的病变；术前判断病变浸润至黏膜下深层及以上者。相对禁忌证包括抬举征阴性；伴发凝血功能障碍及服用抗凝药的患者；有食管静脉曲张者；一般情况差、无法耐受内镜手术者。

内镜治疗的方法包括内镜下黏膜切除术（EMR）、内镜黏膜下剥离术（ESD）、射频消融术（RFA）等。出血、穿孔和狭窄是内镜治疗的主要并发症。一般通过内科非手术治疗可治愈或缓解。如果穿孔较大内镜无法夹闭时，可能需要外科手术。穿孔并发气胸时，应及时进行负压引流。切除范围＞3/4 周径及浸润深度超过黏膜固有层会造成术后狭窄，常需要内镜下扩张术治疗。

术后追加治疗（外科手术/放疗/化疗）的指征：黏膜下浸润深度≥200μm；淋巴管血管浸润阳性；sm1 低分化或未分化癌；垂直切缘阳性。内镜切除后需要密切随访，术后 3 个月、6 个月和 12 个月各复查一次内镜，若无残留复发，此后每年复查一次。复查时需检测肿瘤标志物和行相关影像学检查。

（三）食管切除术

适应证：侵犯黏膜下层（T1b）或更深的肿瘤通常选择手术治疗；虽然多个、多站淋巴结转移是手术的相对禁忌证，当有区域淋巴结转移（N+）时，T1～T3 肿瘤也可以切除，此时需要考虑患者的年龄和身体状况等因素；T4a 肿瘤累及胸膜、心包或膈膜是可切除的。

禁忌证：T4b 肿瘤累及心脏、大血管、气管、椎体或邻近腹腔器官（包括肝脏、胰腺和脾脏）是不可切除的；肿瘤位于食管与胃连接处伴锁骨上淋巴结转移的患者应考虑为不可切除；伴有远处转移（包括非区域淋巴结及Ⅳ期）患者考虑为不可切除。颈段或胸段食管癌距环咽肌＜5cm 首选根治性同步放化疗，放疗后可考虑巩固化疗。

手术方式包括：Ivor Lewis 食管胃切除术（经腹+经右胸手术），McKeown 食管胃切除术（经腹+经右胸+颈部吻合术），机器人微创食管胃切除术，左胸或胸腹联合切口颈部或胸部吻合等。对于 EGJ 癌，Siewert Ⅰ型参照食管癌治疗；Siewert Ⅲ型建议参照胃癌治疗；Siewert Ⅱ型治疗争议较大，目前更多是由胸外科和胃肠外科医生的习惯和对每种术式的熟练程度决定。

对于局部晚期食管癌，有条件的医院建议术前行新辅助治疗后进行肿瘤的二次评估，可根治性切除者手术治疗，不能切除者继续完成根治性同步放化疗。新辅助治疗后建议的手术时机是在患者身体条件允许的情况下，放化疗结束后 4～8 周，化疗结束后 3～6 周。

（四）放疗及化疗

放疗及化疗包括围手术期的辅助治疗、术前及术后放化疗。梗阻严重不能进食，营养状况差，有严重的低蛋白血症或贫血，肿瘤溃疡深大有穿孔或大出血风险者，建议先行营养管置入、胃造瘘、抗炎、抑酸、止血、止痛等对症支持治疗（2～4 周），待患者一般状况改善后再行放、化疗。

围手术期化疗方案：氟尿嘧啶类+奥沙利铂（仅对胸段食管腺癌或食管与胃连接处腺癌），氟尿嘧啶+亚叶酸+奥沙利铂+多西他赛（FLOT）（仅对胸段食管腺癌或食管与胃连接处腺癌），氟尿嘧啶+顺铂。术前化疗方案：氟尿嘧啶+顺铂，紫杉醇+顺铂（仅对食管鳞癌）。术后化疗方案：卡培他滨+奥沙利铂（仅对食管与胃连接处腺癌），紫杉醇+顺铂（仅对食管鳞癌）。

放疗：食管鳞癌对放疗敏感，建议采用三维适形和调强放疗的精确放疗技术。术前放疗剂量：DT 40～50Gy；根治性同步放化疗剂量：DT 50～60Gy；大部分单位采用≥60Gy。根治性单纯放疗剂量：DT 60～70Gy。有条件的单位也可采用同步加量技术。常见并发症包括放射性食管炎、气管炎、食管穿孔、食管气管瘘和出血。

（五）免疫治疗

近年免疫治疗的出现打破了现有的治疗瓶颈，使患者有了更多更好的选择，治疗有效率得以明显提高。目前免疫治疗应用药物主要包括卡瑞利珠单抗、帕博利珠单抗和纳武利尤单抗。

（六）姑息治疗

一般状况不能耐受上述治疗者，以支持治疗和姑息治疗为主要手段，治疗目的为延长生命，提高生活质量。姑息治疗主要包括内镜治疗（包括食管扩张、食管支架等治疗）和止痛对症治疗及营养支持等。

八、中医辨证论治及康复治疗

（一）辨证要点及证治分型

本病的辨证要点及证治分型可参见本章第二节。

（二）康复治疗

1. 针灸治疗

食管癌多选择天鼎、天突、膻中、上脘、内关、足三里、膈俞、合谷。病灶在颈段者加扶突、气舍、风门等；在中段者加气户、俞府、肺俞、心俞等；在下段者加期门、不容、乘满、梁门等。如兼胸骨后痛配华盖；背痛配外关、后溪；进食困难或滴水不进者着重刺内关；食管内出血者，配尺泽、列缺、曲泽；痰多者灸大椎、中府，针风门、肺俞、列缺、合谷。均采用毫针刺，平补平泻法，每天 1 次。

2. 中药外治法

（1）通道散

硼砂 1g，硇砂 0.6g，冰片 0.1g，牛黄 2g，玉枢丹 1.5g，共研细末并调成糊状，每次适量，令患者徐徐吞服。其功效为开膈降逆，适用于食管癌合并溃疡、水肿而饮食难咽的患者，吞药后，患者涌吐大量黏痰而使食管腔开启，有助于顺利地进食。

（2）金仙膏

金仙膏苍术、白术、川乌、生半夏、生大黄、生灵脂、生延胡索、枳实、当归、黄芩、巴豆仁、莪术、三棱、连翘、防风、芫花、大戟等百余种中药制成的药膏。按病情分次摊膏于纸上，外敷病处或选穴外贴。

3. 中药成药

犀黄丸（每次3～5g，每日2～3次），用于晚期食管癌热毒内攻，瘀血内结者。开郁顺气丸（每次1丸，每日3次），用于食管癌属气滞痰凝者。平消片（每次4～8片，每日3次），用于食管癌属血瘀痰滞者。通关口服液（每次2～4支，每日3～4次），用于食管癌梗阻者。六神丸（每次10～15粒，每日4次），用于食管癌属热毒偏盛症见吞咽梗阻、胸骨后疼痛者。六味地黄丸（每次1丸，每日2～3次），用于食管癌癌前病变、食管癌及放化疗后证见肝肾阴虚者。

参考文献

国家消化内镜专业质控中心，国家消化系疾病临床医学研究中心（上海），国家消化道早癌防治中心联盟，等，2019. 中国早期食管癌及癌前病变筛查专家共识意见（2019年，新乡）[J]. 中华消化内镜杂志，(11)：793-801.

凯斯伯，2016. 哈里森内科学——消化系统疾病分册［M］. 19版. 周丽雅，译. 北京：北京大学医学出版社.

王永炎，鲁兆麟，1999. 中医内科学［M］. 北京：人民卫生出版社.

中国抗癌协会肿瘤营养专业委员会，中华医学会肠外肠内营养学分会，中国医师协会放射肿瘤治疗医师分会营养与支持治疗学组，2020. 食管癌患者营养治疗指南［J］. 中国肿瘤临床，47：1-10.

中国医师协会放射肿瘤治疗医师分会，中华医学会放射肿瘤治疗学分会，中国抗癌协会肿瘤放射治疗专业委员会，2020. 中国食管癌放射治疗指南（2020年版）［J］. 国际肿瘤学杂志，47：641-655.

中华医学会消化病学分会，2020. 2020年中国胃食管反流病专家共识［J］. 中华消化杂志，40：649-663.

中华中医药学会，2007. 中医食管癌诊疗指南（草案）[C]//中华中医药学会，2007国际中医药肿瘤大会会刊. 重庆：中华中医药学会：4.

周平红，李全林，姚礼庆，2012. 经口内镜下肌切开术治疗贲门失弛缓症专家共识［J］. 中华胃肠外科杂志，(11)：1197-1200.

朱健，王鑫，2020. 2020年ASCO会议食管及食管胃交界癌放疗与综合治疗进展［J］. 中国肿瘤临床，47：1126-1130.

GYAWALI C P，KAHRILAS P J，SAVARINO E，et al，2018. Modern diagnosis of GERD：the Lyon Consensus［J］. Gut，67：1351-1362.

HUNT R，ARMSTRONG D，KATELARIS P，et al，2017. World gastroenterology organisation global guidelines：GERD global perspective on gastroesophageal reflux disease[J]. Journal of clinical gastroenterology，51：467-478.

Inoue H，Maydeo A，2019. Peroral endoscopic myotomy（POEM）opens the door of third-space endoscopy［J］. Endoscopy，51：1010-1012.

VAEZI M F，PANDOLFINO J E，YADLAPATI R H，et al，2020. ACG clinical guidelines：diagnosis and management of achalasia［J］. The American journal of gastroenterology，115：1393-1411.

YUKO K，TAKASHI U，TSUNEO O，et al，2019. Esophageal cancer practice guidelines 2017 edited by the Japan esophageal society：part 1［J］. Esophagus，16：1-24.

（王磊熙 张 弓 刘 定 杨恩成）

第三章

胃十二指肠疾病

第一节 胃 炎

胃炎是指各种原因引起的胃黏膜炎症，是胃黏膜对各种损伤的反应过程，包括上皮损伤、黏膜炎症反应和上皮再生。根据病因、临床表现及病理改变的不同可大致分为急性胃炎、慢性胃炎和特殊类型胃炎。胃炎在中医内科临床分属“胃脘痛”范畴。胃脘痛系指以上腹部近心窝处经常发生疼痛为主症的病证。中医学认为本病的发病主要与外邪侵袭，恼怒过劳，饮食不节，起居失宜致气机阻滞，胃失和降有关。

一、急性胃炎

（一）病因与发病机制

急性胃炎又称急性糜烂性胃炎，或急性胃黏膜病变，多是严重创伤、大型手术、危重疾病、严重心理障碍等应激状态或乙醇、药物等理化因素直接刺激引起的以胃黏膜多发性糜烂、出血为特点的改变。

1. 应激

常见的应激源包括：严重烧伤；严重创伤特别是重型颅脑外伤及复杂手术；机械通气；严重感染；多器官功能障碍综合征或多器官功能衰竭；休克；心、肺、脑复苏术后；心脑血管意外；严重心理应激，如精神创伤、过度紧张等。应激状态下中枢促甲状腺素释放激素释放增加，通过副交感神经介导，促进胃酸与胃蛋白酶原的分泌；同时使下丘脑调控垂体等内分泌腺体的功能出现障碍，造成胃黏膜微循环障碍；迷走神经异常兴奋，壁细胞激活，胃黏膜内脂质过氧化物含量升高和氧自由基产生增加，导致胃黏膜病变。

2. 药物

主要包括阿司匹林等非甾体抗炎药（nonsteroidal anti-inflammatory drug，NSAID）、氯吡格雷等抗血小板药、皮质类固醇等激素类药物、抗肿瘤及抗生素类药物。其中，NSAID 可直接损害局部黏膜表面，也可通过抗血小板凝集及抑制前列腺素合成间接损害胃黏膜屏障。

3. 乙醇

乙醇具有的亲脂性和脂溶性可导致胃黏膜糜烂、出血，尤其是空腹及大量饮酒的情况下对胃黏膜损伤更为明显。

4. 物理及创伤因素

长期放置鼻胃管、剧烈恶心或干呕、胃内异物、食管裂孔疝、内镜手术的创伤及大剂量放射线照射均可导致胃黏膜糜烂和溃疡形成。

（二）临床表现

多数急性起病，主要表现为上腹饱胀、隐痛、食欲减退、嗳气、恶心、呕吐等；严重者可出现呕血及黑便，极少数会出现失血性休克，既往合并其他器官疾病患者可诱发多器官功能障碍。

（三）诊断

根据患者的病史和临床特征进行临床诊断，内镜检查是确诊最可靠的方法，应尽早行内镜检查（参见本章第五节上消化道出血）。

（四）西医治疗

控制或去除诱因，积极治疗原发病，避免使用加重胃黏膜损害的药物。抑酸治疗是基础，常用药物包括 PPI 和 H_2 受体拮抗剂（H_2 receptor antagonist，H_2RA）。抗酸药通过中和胃酸发挥保护胃黏膜的作用，常用药物有氢氧化铝、铝碳酸镁等。胃黏膜保护剂有硫糖铝、前列腺素 E 等。

二、慢性胃炎

（一）病因与分类

1. 病因

幽门螺杆菌（helicobacter pylori，Hp）感染是慢性胃炎最主要的病因，目前认为 Hp 胃炎是一种感染性疾病，儿童时期 Hp 感染可引起以胃体为主的慢性胃炎，成人主要以胃窦为主。胆汁反流、长期服用 NSAID 和酗酒是慢性胃炎相对常见的病因。自身免疫性胃炎是一种自身免疫功能异常所致的以胃体为主的萎缩性胃炎，伴有血和（或）胃液壁细胞抗体和（或）内因子抗体阳性，严重者因维生素 B_{12} 缺乏而有恶性贫血表现，我国相对少见。另有其他病因详见特殊类型的胃炎。

2. 分类

慢性胃炎的分类尚未统一，一般基于其病因、内镜所见、胃黏膜病理变化和胃炎分布范围等相关指标进行分类。基于病因可将慢性胃炎分成 Hp 胃炎和非 Hp 胃炎两大类。基于内镜和病理诊断可将慢性胃炎分为萎缩性和非萎缩性两大类。基于胃炎分布可将慢性胃炎分为以胃窦为主的胃炎、以胃体为主的胃炎和全胃炎三大类。

（二）临床表现

慢性胃炎的临床表现不特异，主要表现为消化不良，症状有无和严重程度与慢性胃炎的分类、镜下表现、胃黏膜病理组织学分级均无明显相关性。自身免疫性胃炎可长时间缺乏典型的临床症状，胃体萎缩后首诊症状主要以贫血和神经系统症状为主。

（三）诊断

1. 内镜诊断

慢性胃炎的内镜诊断系指肉眼或特殊成像方法所见的黏膜炎性变化，需与病理学检查结果结合诊断及分类。因 Hp 感染所致的胃黏膜萎缩是胃癌的癌前疾病，因此胃镜判断黏膜有无 Hp 感染和萎缩是提高早期胃癌诊断的关键。Hp 感染的镜下表现包括：胃体-胃底部的点状发红、弥漫性发红，规则排列的集合小静脉（RAC）消失、萎缩（血管透见、褪色黏膜），皱襞异常（肿大、蛇行、消失），黏膜肿胀，肠上皮化生，增生性息肉，黄色瘤，鸡皮样（结节性）改变，黏稠的白色浑浊的黏液等。

2. 病理诊断

慢性胃炎的病理诊断应包括部位分布特征和组织学变化程度。组织学分级根据 Hp 感染、炎症反应、活动性、萎缩和肠化生分成 4 级：无、轻度、中度和重度（分级标准详见中国慢性胃炎的病理诊断标准与新悉尼系统的视觉模拟评分法）。另外，异型增生（上皮内瘤变）是最重要的癌前病变，如活检组织发现异型增生（上皮内瘤变）需区分轻度、中度和重度（轻、中度异型增生为低级别上皮内瘤变，重度异型增生和原位癌为高级别上皮内瘤变）以决定治疗和随访方案。

3. 病因诊断

主要包括 Hp 检测和自身抗体检测。Hp 检测包括侵入性和非侵入性两种方式。侵入性方式包括胃黏膜活检快速尿素酶试验、病理检查和组织细菌培养；非侵入性方式包括血清学抗体检测、^{13}C 或 ^{14}C 呼气试验和粪便检查 Hp 抗原等方式。其中，^{13}C 或 ^{14}C 呼气试验为清除效果的常用检查方式。另外，怀疑自身免疫性胃炎时，需要检测血清内因子抗体和壁细胞抗体、维生素 B_{12} 水平等。

（四）西医治疗

慢性胃炎的治疗应尽可能针对病因，遵循个体化原则。治疗目的是去除病因、缓解症状和改善胃黏膜炎症反应。进行改善饮食及生活方式的个体化调整，忌烟酒及减少刺激性及高渗等饮食。

1. 对因治疗

Hp 感染的慢性胃炎，无论有无症状和并发症，均应进行 Hp 根除治疗，除非有抗衡因素存在。Hp 感染治疗采用四联药物根除方案（PPI + 铋剂 + 2 种抗生素）应用 10～14 天。P-CAB 是新型抑酸药物，可提高清除率。抗生素的选择需要考虑地区耐药情况，推荐根据 Hp 药敏试验进行选择。胆汁反流的慢性胃炎可应用促动力药和（或）有结合胆酸作用的胃黏膜保护剂。NSAID 所致慢性胃炎建议停用 NSAID，必须长期服用者，应筛查 Hp 并进行根除，PPI 是预防和治疗 NSAID 所致慢性胃炎的首选方案。

2. 对症治疗

1）对症治疗可选用抑酸药、抗酸药和胃黏膜保护剂，见本节急性胃炎。

2）上腹饱胀、恶心或呕吐等为主要症状者可用促动力药。具有明显的进食相关的腹胀、纳差等消化功能低下症状者，可考虑应用消化酶制剂。有消化不良症状且伴明显精神心理因素的慢性胃炎患者可用抗抑郁药或抗焦虑药。伴有恶性贫血者可给予维生素 B_{12} 和叶酸。

三、特殊类型胃炎

（一）急性腐蚀性胃炎

根据京都胃炎分类，急性腐蚀性胃炎属于外在因素所致胃炎，其他如反流性胃炎、药物性胃炎和酒精性胃炎。急性腐蚀性胃炎是由于自服或误服强酸、强碱或其他腐蚀剂（砷及磷等）后引起的胃黏膜糜烂、溃疡或坏死等病变。早期临床表现为口腔、咽喉、胸骨后及上腹部的剧痛，重者导致出血或穿孔，恢复期可导致管腔狭窄。

吞服强酸、强碱者严禁洗胃，可服牛奶、蛋清或植物油，或用液态黏膜保护剂，但不宜用碳酸氢钠中和强酸，以免产生二氧化碳导致腹胀，甚至胃穿孔；剧痛时可用吗啡、哌替啶镇痛。若继发感染，应选用广谱抗菌药物。抑酸药物应静脉给予或者舌下含服，剂量足够并维持到口服治疗开始，以减少胃酸对破损胃黏膜病灶的损伤。在病情好转后 1 个月或更长，需要消化道造影检查了解食管损伤的程度和范围，内镜检查了解胃黏膜的病变情况。对局限性狭窄（如食管狭窄、幽门狭窄）可施行内镜治疗。

（二）感染性胃炎

除 Hp 胃炎外，还包括其他细菌、病毒、真菌和寄生虫导致的急慢性胃炎，自从抗生素应用以来，本病已少见；现多继发于获得性免疫缺陷综合征（AIDS）、肿瘤化疗、应用免疫抑制药物等。其中，急性化脓性胃炎又称急性蜂窝组织胃炎，是胃壁受到细菌感染而引起的化脓性病变，又称急性蜂窝织炎性胃炎，多由化脓菌通过血液循环或淋巴播散至胃壁所致；亦可继发于胃部疾病（如胃溃疡穿孔、胃壁异物嵌顿、胃内镜下治疗或外科手术等），由致病菌直接从溃疡或病灶进入胃壁，引起蜂窝织炎。本病起病突然且凶险，以全身败血症和急性腹膜炎症为主要临床表现，常有上腹剧痛、寒战、高热、上腹部肌紧张和明显压痛，可并发胃穿孔、腹膜炎、血栓性门静脉炎及肝脓肿。应及早给予积极治疗，大剂量敏感抗生素控制感染，纠正休克、水与电解质紊乱等。在感染控制后需要持续应用抗生素维持至少 1 个月或病变消失后 1 周以上，如病变局限而形成脓肿，可考虑内镜下穿刺引流治疗，或患者全身情况许可时行胃部分切除术。

（三）其他特殊类型胃炎

特殊类型胃炎包括巨大胃黏膜肥厚症（Ménétrier 病）、淋巴细胞性胃炎、嗜酸性粒细胞性胃炎、其他疾病相关性胃炎（结节病相关性胃炎、血管炎相关性胃炎、克罗恩病）等。

（1）Ménétrier 病病因不清，表现为上腹痛、体重减轻、水肿、低蛋白血症。内镜可见胃体、胃底黏膜皱襞粗大，曲折迂回呈脑回状。本病 8%～10%可发生癌变，需密切观察随访。

（2）嗜酸性粒细胞性胃炎与过敏或免疫机制有关，胃黏膜活检见嗜酸性粒细胞浸润，外周血嗜酸性粒细胞增多，本病常有局限性，肾上腺皮质激素治疗（泼尼松 10mg，每日 3 次，疗程 2～4 周，可依据临床情况延长疗程）有效。

（3）淋巴细胞性胃炎内镜下表现为绒毛状、疣状胃炎伴糜烂，病理特征为胃黏膜上皮内淋巴细胞＞25/100 上皮细胞。临床表现多样，1/3～1/2 的患者表现为食欲下降、腹胀、恶心、呕吐，1/5 的患者合并低蛋白血症与乳糜泻。

（4）肉芽肿性胃炎是胃黏膜层或深层的慢性肉芽肿性病变，可见于克罗恩病、结节病、Wegener 肉芽肿等，深部胃黏膜活检有助于诊断，治疗基于基础疾病的方案与疗程，如克罗恩病，初治激素（泼尼松 60mg/d）联合免疫抑制药物，1～2 个月有效后，继续应用免疫抑制药物（硫唑嘌呤 25～50mg/d，维持 1～2 年）。

四、胃炎的中医辨证论治与康复治疗

（一）辨证要点

1. 辨急性慢性

急性胃脘痛具有发病急骤，疼痛剧烈，持续半小时以上不缓解，病情变化迅速，病程短等特点；慢性胃脘痛具有起病缓慢，疼痛渐发，或反复发作，疼痛可耐受，服药可缓解或症状消失，病势较缓，病程长等特点。

2. 辨虚实

实者多痛剧，固定不移，拒按，脉盛，若补之则痛剧，大便常闭结不通，多见于新病体壮之人；虚者多痛势徐缓，痛处不定，喜按，脉虚，若攻之则痛剧，大便无闭结，多见于久病体弱之人。

3. 辨寒热

胃脘疼痛，遇寒则痛甚，得温则痛减，为寒证；胃脘灼痛，痛势急迫，遇热则痛甚，得寒则痛减，苔黄或黄腻，脉弦数或滑数、濡数，为热证。

4. 辨气血

初病在气，久病在血。在气者，有气滞、气虚之分。气滞者，多见胀痛，或涉及两胁，或兼见恶心呕吐，嗳气频频，疼痛与情志因素显著相关；气虚者，指脾胃气虚，除见胃脘疼痛外，兼见饮食减少，食后腹胀，大便溏薄，面色少华，舌淡脉弱等。在血者，有血瘀和血虚之异。血瘀者，疼痛部位固定不移，痛如针刺，舌质紫暗或有瘀斑，脉涩，或兼见呕血、便血；血虚者，兼见面色萎黄不华、唇甲舌淡、头晕目眩、心悸神倦、脉细等。

（二）证治分型

1. 肝气犯胃证

肝主疏泄，以条达为顺，胃主受纳，以通降为和，情志抑郁，恼怒伤肝，则疏泄失职，横逆犯胃，胃气阻滞，和降失常，则胃脘胀痛，胸脘痞闷；胁为肝络之分野，故痛窜胁背；滞气停于胃脘则食欲减退，滞气上行则嗳气，气郁于胸则善太息，恼怒后肝气郁滞更甚，故疼痛加重；弦脉主肝病、主痛。

治法：疏肝和胃，理气止痛。

代表方：四逆散。

常用药：醋柴胡、醋白芍、枳实、炙甘草。

加减：肝气郁结较严重，胀痛重不缓解者，加川楝子、延胡索以疏肝理气止痛；胃脘嘈杂，灼热疼痛，呕吐泛酸，口干口苦，烦躁易怒，舌质红苔黄，脉弦数者，此为肝郁日久化热，加吴茱萸、黄连、黄芩、牡丹皮、栀子。嗳气、呃逆较重者，加旋覆花、沉香、莱菔子以顺气降逆；肝郁脾虚，不思饮食，头晕乏力，脘胁胀满，脉弦细，改用逍遥散；肝郁脾虚而气郁日久化火，在前证基础上又见心烦、便干、苔黄燥，用加味逍遥散。

2. 寒邪犯胃证

外感寒邪或贪食生冷或阴寒内生，寒邪凝聚于胃脘，阳气被遏，不得舒展，胃脘气机阻滞，不通而痛；寒为阴邪，主收引，气血遇寒则凝，故胃脘冷痛暴作，寒邪得温则自散，阳气舒展，故喜暖畏寒；中寒内盛，阳气被遏，中焦脾胃阳虚，运化不健，和降失司，则呕吐清水痰涎，大便溏；口不渴，舌淡苔白为胃寒之候，弦脉主痛，紧脉主寒，弦紧之脉为寒邪犯胃之象。

治法：散寒止痛，温中和胃。

代表方：高良姜汤。

常用药：高良姜、桂枝、厚朴、当归、生姜。

加减：寒邪偏重者加炮姜、川椒、荜茇；兼见风寒表证者加紫苏叶、防风、荆芥；兼食滞者加焦三仙、制大黄、枳实、鸡内金；呕吐清水痰涎偏重者，加吴茱萸、姜半夏。

3. 湿热中阻证

饮食不节，或其他原因，损伤脾胃，运化失常，湿热内生，蕴结于胃，气机阻滞则胃脘灼热疼痛；湿热熏蒸于胃脘则嘈杂，纳呆恶心；湿热郁滞中焦，上犯于口则口干或黏而苦，水津不布则渴而不欲饮；湿热困脾，则身重肢倦；湿热下侵膀胱则小便黄，湿热阻滞肠道则大便黏滞不畅；舌苔、脉象均为湿热中阻之征。

治法：清热化湿，理气和胃。

代表方：清中汤。

常用药：半夏、陈皮、茯苓、黄连、栀子、草豆蔻、甘草。

加减：湿偏重者加薏苡仁、白扁豆、藿香、厚朴、佩兰；热偏重者加黄芩、蒲公英、苦参；便秘者加枳实、制大黄；恶心呕吐者加竹茹以清热和胃降逆。

4. 饮食伤胃证

食滞胃脘，气机阻塞，升降失常，气滞不通则胃脘胀满疼痛；食积阻滞，胃气不降，浊气上逆而嗳腐吞酸，甚则呕吐不消化食物；吐出食物后，胃中气机得畅，积滞减故吐后痛减；食积停滞，脾胃受损则不思饮食；食积下迫，大肠传导失司则大便不爽，舌苔脉象均为食积内阻之象。

治法：消食导滞，和胃止痛。

代表方：保和汤。

常用药：麦芽、山楂、莱菔子、厚朴、香附、陈皮、连翘、甘草。

加减：胃脘胀痛不减，加枳实以理气止痛；若不效，并见大便不通者，可用小承气汤；若见苔黄燥便秘者，可用大承气汤；兼表证者，加紫苏、荆芥；食积化热者，加黄连、黄芩；脾胃素弱食滞者，用香砂枳术丸加神曲、麦芽。

5. 瘀阻胃络证

胃痛日久则局部络脉血行不畅，气机阻滞，终则瘀血内停，胃络壅塞，不通则更痛，故胃痛剧烈，状如针刺或刀割；瘀血有形，故痛处固定且拒按；瘀血损伤络脉，血不循经，下渗大肠出于后阴则黑便；血瘀则舌少滋荣，故舌质紫暗或有瘀斑，血瘀则脉道血行不畅所以脉涩。

治法：活血化瘀止痛。

代表方：失笑散。

常用药：蒲黄、五灵脂。

加减：若见脘腹胁肋胀满者，此气滞而血瘀，加三棱、莪术、当归、白芍、砂仁，以理气化瘀；气虚者合四君子汤并用。

6. 胃阴亏虚证

常见于素体阴虚之人，或脾虚不能为胃行其津液；或热病耗伤胃阴；或久病中虚，生化乏源；或胃脘痛日久化火伤阴；或胃热素盛，或长期服用辛香温燥药等均可导致胃阴不足，胃失濡养，气机不畅，上不布津，见胃脘灼痛，口燥咽干，舌红少津；胃阴不足，虚火内扰则见心烦、手足心热；气津不足，纳食不化，故食少；阴虚液耗，无以下溉，肠道失润，而大便干燥；脉细数乃阴虚内热之征。

治法：滋阴养胃。

代表方：益胃汤加味。

常用药：麦冬、生地黄、沙参、玉竹、半夏、甘草、粳米。

加减：若热象明显者，加桑叶以清肝胃之热，加石斛、知母之类以养胃阴清热；若吐酸嘈杂者，加左金丸；口燥咽干偏重者，加玄参、天花粉、五味子；大便干燥偏重者，加当归、白芍；肝阴不足，胃阴液亏耗，并伴见口干、舌光绛、胸胁不舒或疼痛者，用一贯煎；阴虚夹湿，症见胃脘痞闷灼痛，口干不欲饮，纳呆作呕，舌红苔腻，或兼见咽干烦躁，大便溏泄不爽，脉濡数，治以酸甘养阴益胃，佐以燥湿理气，方用芍药甘草汤合二陈汤加味；阴虚夹瘀，症见胃脘灼痛，烦躁易怒，舌红少津，兼见瘀斑，或兼见口干不欲饮，纳少干呕，治以养阴益胃，佐以活血化瘀，方用通幽汤加减。

7. 脾胃虚寒证

中阳不振，寒自内生，故胃痛绵绵；寒得温而散，得冷则凝，故喜暖喜按，喜热饮食，遇冷痛甚；脾虚中寒，水不运化而上逆，则口淡多涎；脾虚生湿下渗则便溏，脾虚水谷受纳失常则纳呆；中气不足，脾虚不运则倦怠乏力；舌淡苔白、脉沉细弦均为脾胃虚寒之象。

治法：温中健脾，益气止痛。

代表方：黄芪建中汤。

常用药：炙黄芪、饴糖、桂枝、白芍、炙甘草、生姜、大枣。

加减：虚甚者，加人参、党参、白术以健脾益气；寒甚者，加干姜、附子、川椒以温中和胃止痛；痛甚者，合良附丸；脘腹胀闷、纳少者，加砂仁理气宽中；泛酸量多者，加吴茱萸、煅瓦楞子；呕吐清涎者，加半夏、茯苓、陈皮、吴茱萸；痛止后可用香砂六君子汤或香砂养胃丸调理。

（三）康复治疗

胃脘痛有反复发作的特点，故主症消失后，仍要继续服药消除剩余症状，以巩固疗效，恢复脾胃功能，同时配合饮食、体育锻炼等综合调理。

1. 针刺选穴

主穴为中脘、足三里。配穴为胃俞、脾俞、合谷、太冲、三阴交、建里等穴。

2. 食疗康复

患者宜食松软易消化有营养食品，忌生冷、油腻、有刺激性、难消化食品及烟、酒。

3. 药物康复

患者在康复阶段可以改用丸药缓治，如人参健脾丸、香砂养胃丸、香砂六君子丸、逍遥丸、加味逍遥丸等。

4. 运动疗法

患者此时不宜做剧烈运动，但可以进行健身操、散步、慢跑、打太极拳等活动，促进血液循环，增强胃蠕动，调整脾胃功能，从而提高抵御疾病的能力，防止复发。

第二节　消化性溃疡

一、概　　述

消化性溃疡（peptic ulcer，PU）是指在各种致病因子的作用下，胃十二指肠黏膜缺损穿透黏膜肌层，严重可达固有肌层或更深的溃疡性疾病。病变可发生于食管、胃或十二指肠，也可发生于胃-空肠吻合口附近或含有胃黏膜的麦克尔憩室内，其中以胃、十二指肠最常见。本病在全世界均常见，不同国家和地区，发病率差异较大。我国 PU 的发病率尚无确切的流行病学调查资料。本病可见于任何年龄，20～50 岁居多，男女比例为（2～5）∶1，临床上十二指肠溃疡（duodenal ulcer，DU）多于胃溃疡（gastric ulcer，GU），两者之比约为 3∶1。消化性溃疡在中医内科临床分属“胃疡”范畴。中医学认为本病的发病主要与寒邪客胃、肝气犯胃、脾胃虚弱、饮食伤胃、痰食停滞等几方面有关。

二、病因和发病机制

PU 的发病主要与胃、十二指肠黏膜的损伤因素和黏膜自身防御-修复因素之间失衡有关。其中，Hp 感染、NSAID 的长期应用是引起 PU 最常见的因素，胃酸和（或）胃蛋白酶引起黏膜自身消化亦是导致溃疡形成的损伤因素。

（一）Hp 感染

Hp 感染是 90%以上 DU 和 70%～80%GU 的病因。Hp 导致溃疡的具体机制不清，可能通过抑制 D 细胞活性，导致高促胃液素血症，引起胃酸分泌增加；同时，Hp 也可直接作用于肠嗜铬样细胞（ECL 细胞），后者释放组胺引起壁细胞泌酸增加易诱发 DU。Hp 直接作用于壁细胞并引起炎症反应、萎缩，导致胃酸分泌减少，以及胃黏膜防御能力下降，从而造成 GU。

（二）NSAID

阿司匹林是 PU 的主要病因之一。长期服用 NSAID 者，15%～30%会患 PU。其机制包括局部和系统两个方面的作用：局部作用为 NSAID 损伤胃黏膜上皮细胞线粒体，细胞膜通透性增加，黏膜细胞间连接的完整性被破坏，激活中性粒细胞介导的炎症反应，造成上皮糜烂、溃疡形成；系统作用主要是抑制环氧合酶-1 合成，前列腺素的合成减少，胃黏膜防御屏障作用减弱，造成进一步损伤。

（三）胃酸和（或）胃蛋白酶

胃酸和（或）胃蛋白酶对消化道黏膜的损伤作用一般只有在正常黏膜防御和修复功能遭受破坏时才发生。DU 存在基础酸排量、夜间酸分泌、最大酸排量、十二指肠酸负荷等增高的情况。GU 除了幽门前区溃疡外，其胃酸分泌量大多正常，甚至低于正常。一些神经内分泌肿瘤，如胃泌素瘤大量分泌促胃液素，导致高胃酸分泌状态，过多的胃酸成为溃疡形成的起始因素。

（四）其他因素

糖皮质激素、部分抗肿瘤药物和抗凝药的广泛使用也可诱发 PU，亦是上消化道出血不可忽视的原因之一。尤其应重视目前已广泛使用的抗血小板药物，其亦能增加消化道出血的风险，如噻吩吡啶类药物氯吡格雷等。另外，吸烟、饮食因素、遗传因素、应激与心理因素、胃十二指肠运动异常等在 PU 的发生中也起一定作用。

三、临床表现

（一）典型溃疡

腹痛是 PU 的典型症状，腹痛发生与进餐时间的关系是鉴别胃与十二指肠溃疡的重要临床依据。腹痛呈周期性、节律性，表现冬春交际和秋冬交接时发作，GU 腹痛多发生于餐后 0.5～1.0 小时，DU 腹痛则常发生于空腹和夜间。由于 NSAID（阿司匹林）有较强的镇痛作用，临床上 NSAID 溃疡以无症状者居多，部分以上消化道出血为首发症状，或表现为恶心、厌食、纳差、腹胀等消化道非特异性症状。

（二）特殊类型溃疡

复合溃疡是指胃和十二指肠均有活动性溃疡，多见于男性，幽门梗阻发生率高。幽门管溃疡早期出现呕吐，易合并幽门梗阻。球后溃疡指十二指肠降段或水平段溃疡，易出血及穿孔，累及胰腺。巨大溃疡指直径＞2cm 的溃疡，常见于有 NSAID 服用史的老年人，易穿孔。老年人溃疡不典型，常无症状，发病多表现为贫血和体重减轻，易误诊为胃癌。儿童溃疡发病率低，症状不典型，多发生呕吐。无症状型溃疡以消化道出血、穿孔等并发症为首发症状。难治性溃疡指正规药物治疗仍未愈合者，应积极寻找原因，例如病因未去除、穿透性溃疡、特殊病因（克罗恩病或胃泌素瘤等）。

四、并　发　症

PU 的主要并发症包括上消化道出血、穿孔和幽门梗阻和癌变。上消化道出血是 PU 最常见的并发症，尤其是长期服用 NSAID 者。消化道穿孔多见于老年患者，根据穿孔的部位、程度和性质，表现不同程度的腹膜刺激症状。幽门梗阻的发生目前已较少见，这可能与临床上早发现、早治疗、早期根除 Hp 和 PPI 的广泛应用有关。至于 PU 与胃癌的关系，国际上争议仍较多。从临床统计学角度来看，普遍认为 DU 并不增加胃癌的发生风险，甚至两者呈负相关，而 GU 与胃癌尤其是非贲门部位的胃癌则呈正相关，但从病理组织学角度而言，GU 是否会发生恶变尚无定论。

五、辅 助 检 查

（一）胃镜检查

胃镜检查是诊断 PU 最主要的方法。胃镜检查评判溃疡的部位、形态、大小、深度、病期，以及溃疡周围黏膜的情况，对溃疡分期及鉴别良恶性溃疡具有重要价值。内镜下溃疡分为三期：活动期（A 期），溃疡圆形或椭圆形，覆厚黄或白色苔，边缘光滑，充血水肿，呈红晕环绕；愈合期（H 期），溃疡变浅缩小，表面薄白苔，周围充血水肿消退，皱襞向溃疡中心纠集；瘢痕期（S 期），底部白苔消失，溃疡被红色上皮覆盖，渐变为白色上皮，纠集皱襞消失。各期又各分 2 个亚期。合并消化道出血，内镜评估通常采用 Forrest 分级方法评估病情的严重程度和再出血风险：Ⅰa，喷射性出血；Ⅰb，活动性渗血；Ⅱa，裸露血管；Ⅱb，附着血凝块；Ⅱc，黑色基底；Ⅲ，溃疡基底洁净。

（二）Hp 检测

Hp 检测是 PU 的常规项目（详见本章第一节）。

（三）X 线钡剂造影

钡剂造影的直接征象是龛影，切面观突出于胃壁轮廓之外，正面观龛影呈圆形或椭圆形，周围有透亮带，皱襞呈放射状向壁龛集中。局部组织痉挛、激惹和变形是间接征象。活动性出血是禁忌证。

六、诊断与鉴别诊断

病史和典型腹痛表现是诊断 PU 的初步依据，内镜检查是确诊的方法。本病需与胃癌、淋巴瘤、克罗恩病、结核病、巨细胞病毒感染等继发的上消化道溃疡相鉴别。

七、西 医 治 疗

本病采用综合性治疗，目的是缓解症状，促进溃疡愈合，防止溃疡复发，减少并发症。

（一）一般治疗

在针对 PU 病因治疗的同时，还要注意戒烟、戒酒，注意饮食、休息等一般治疗。

（二）抑酸治疗

抑酸治疗是缓解 PU 症状、使溃疡愈合的最主要措施。PPI 是首选药物。治疗 DU 疗程为 4～6 周，GU 为 6～8 周，通常胃镜下溃疡愈合率均＞90%。对于存在高危因素和巨大溃疡的患者，建议适当延长疗程。PPI 的应用可降低上消化道出血等并发症的发生率。其他抑酸药与抗酸药亦有助于缓解 PU 的腹痛、泛酸等症状，促进溃疡愈合。H_2RA 的抑酸效果弱于 PPI，常规采用标准剂量，每日 2 次，对 DU 的治疗需要 8 周，用于治疗 GU 时疗程应更长。P-CAB 是钾离子通道抑制剂，抑酸效果最强，是新型制剂，如 PPI 等效果不佳，可在临床使用。

（三）根除 Hp

对于 Hp 阳性的 PU，应常规行 Hp 根除治疗（详见本章第一节）。

（四）胃黏膜保护剂

联合应用胃黏膜保护剂可提高 PU 的愈合质量，有助于减少溃疡的复发。对于老年人 PU、难治性溃疡、巨大溃疡和复发性溃疡，建议在抑酸、抗 Hp 治疗的同时，联合应用胃黏膜保护剂（详见本章第一节）。

八、中医辨证论治与康复治疗

（一）辨证要点

辨治本病，当分寒热、虚实、在气在血。如肝胃不和、脾胃湿热、瘀血停滞等属实证；胃阴不足、脾胃气虚、脾胃虚寒等属虚证；若久病可因实致虚或因虚致实，虚实夹杂，属本虚标实。病位在胃，与肝、脾二脏相关。基本病机为胃之气机阻滞或络脉失养，致胃失和降，不通则痛，失荣则痛。

（二）证治分型

1. 肝胃不和证

症状：胃脘胀痛，窜及两胁，遇情志不畅加重，嘈杂，嗳气频繁，泛酸，舌质淡红，舌苔薄白或薄黄，脉弦。

治法：疏肝理气，和胃止痛。

代表方：柴胡疏肝散。

常用药：柴胡、香附、川芎、陈皮、枳壳、白芍、炙甘草。

加减：心烦易怒者，加佛手、青皮；口干者，加石斛、沙参；畏寒者，加高良姜、肉桂；泛酸者，加浙贝母、瓦楞子。

2. 脾胃虚寒证

症状：胃脘隐痛，喜暖喜按，空腹痛重，得食痛减，畏寒肢冷，倦怠乏力，泛吐清水，纳呆食少，便溏腹泻，舌淡胖、边有齿痕，舌苔薄白，脉沉细或迟。

治法：温中健脾，和胃止痛。

代表方：黄芪建中汤。

常用药：黄芪、白芍、桂枝、炙甘草、生姜、饴糖、大枣。

加减：胃寒重者、胃痛明显者加吴茱萸、川椒和制附片；吐酸、口苦者加砂仁、藿香和黄连；肠鸣腹泻者加泽泻、猪苓；睡眠不佳者加生龙骨、生牡蛎。

3. 脾胃湿热证

症状：胃脘灼热疼痛，身重困倦，口干口黏，恶心呕吐，食少纳呆，舌质红，苔黄厚腻，脉滑。

治法：清利湿热，和胃止痛。

代表方：连朴饮。

常用药：黄连、厚朴、石菖蒲、半夏、淡豆豉、栀子、芦根。

加减：舌红苔黄腻者，加蒲公英、黄芩；头身困重者，加白扁豆、苍术、藿香；恶心偏重者，加橘皮、竹茹；泛酸者，加瓦楞子、海螵蛸。

4. 肝胃郁热证

症状：胃脘灼热疼痛，口干口苦，胸胁胀满，泛酸，烦躁易怒，大便秘结，舌质红，苔黄，脉弦数。

治法：清胃泻热，疏肝理气。

代表方：化肝煎合左金丸。

常用药：陈皮、青皮、牡丹皮、栀子、白芍、浙贝母、泽泻、黄连、吴茱萸。

加减：口干明显者，加北沙参、麦冬；恶心者，加姜半夏、竹茹；舌苔厚腻者，加苍术；便秘者，加枳实。

5. 胃阴不足证

症状：胃脘隐痛或灼痛，饥不欲食，纳呆干呕，口干，大便干燥，舌质红，少苔，脉细。

治法：养阴益胃。

代表方：益胃汤。

常用药：沙参、麦冬、冰糖、生地黄、玉竹。

加减：情志不畅者，加柴胡、佛手、香橼；嗳腐吞酸、纳呆者，加麦芽、鸡内金；大便臭秽不尽者，加黄芩、黄连；胃刺痛、入夜加重者，加丹参、红花、降香；恶心呕吐者，加陈皮、半夏、苍术。

6. 胃络瘀阻证

症状：胃脘胀痛或刺痛，痛处不移，夜间痛甚，口干不欲饮，可见呕血或黑便，舌质紫暗或有瘀点、瘀斑，脉涩。

治法：活血化瘀，行气止痛。

代表方：失笑散合丹参饮。

常用药：生蒲黄、五灵脂、丹参、檀香、砂仁。

加减：呕血、黑便者，加三七、白及、仙鹤草；畏寒重者，加炮姜、桂枝；乏力者，加黄芪、党参、白术、茯苓、甘草。

（三）康复治疗

1. 针灸治疗

根据不同证型、症状选择相应的腧穴进行针灸治疗，主穴取中脘、足三里。

（1）根据不同证型配穴

①脾胃虚寒证多配伍胃俞、脾俞、内关穴；②气滞血瘀证主要配伍胃俞、脾俞、内关、膈俞穴；③肝郁气滞证配伍胃俞、脾俞、期门穴；④肝气犯胃证配伍内关、太冲穴；⑤脾胃虚弱证配伍胃俞、脾俞；⑥胃寒证配伍胃俞、脾俞、内关、公孙穴；⑦胃阴不足证多配伍胃俞、脾俞、内关、三阴交穴；⑧痰湿壅滞证多配伍胃俞、脾俞、内关、阴陵泉、肝俞穴。

（2）根据不同症状配穴

①泛酸多配伍胃俞、脾俞、内关、太冲；②腹胀多配伍胃俞、内关、天枢、公孙；③胃痛难忍多配伍胃俞、内关、梁丘、公孙；④乏力多配伍胃俞、脾俞、内关、气海、公孙。

2. 中成药

根据不同症状，目前可选择的中成药包括气滞胃痛颗粒、三九胃泰颗粒、胃康胶囊、胃乃安胶囊、香砂六君丸、元胡止痛片、健胃愈疡片等。

第三节　功能性消化不良

一、概　　述

功能性消化不良（functional dyspepsia，FD）是指胃、十二指肠功能紊乱引发的无器质性疾病的一组综合征，表现为餐后饱胀不适、早饱、上腹痛、上腹烧灼感等。欧美发病率高达

19%～40%，我国流行病学调查显示FD占日常消化门诊的50%左右。目前认为是多种因素共同参与FD的发病过程，包括胃动力障碍（胃排空延迟和胃、十二指肠运动协调障碍）、胃容受性舒张功能减弱、内脏高敏感性和精神心理因素等。FD的各种发病机制之间并不是完全独立的，而是相互影响、相互作用的。FD在中医内科临床分属“痞满”范畴，是以胃脘部痞闷满胀不舒无痛，触之无形，按之柔软为临床表现的病证。FD多由情志所伤、饮食失节、劳逸失调、痰瘀内阻、脾胃虚弱以及外邪侵袭等，导致脾失健运，胃失和降而成。

二、临床表现

主要症状包括餐后饱胀不适、早饱、上腹痛、上腹烧灼感、腹胀、嗳气、恶心等。FD症状常以一个为主，部分可2个或2个以上症状重叠出现，亦可与GERD或肠易激综合征（irritable bowel syndrome，IBS）的症状同时出现。部分患者的发病及反复与饮食、精神心理因素有关，该病无明显体征。

三、诊断与鉴别诊断

（一）诊断

根据罗马Ⅳ诊断标准，本病应具有以下一项或多项症状：餐后饱胀不适，早饱感，上腹痛，上腹烧灼感且无可解释症状的器质性疾病（包括胃镜检查）证据。诊断前症状出现至少6个月，近3个月符合以上标准。FD分为餐后不适综合征（postprandial distress syndrome，PDS）及上腹疼痛综合征（epigastric pain syndrome，EPS）2个亚型，且可以重叠出现。

诊断程序：在全面病史采集和体格检查的基础上，应先判断患者有无下列报警症状和体征：45岁以上患者，近期出现消化不良的症状，消瘦、贫血、呕血、黑便、吞咽困难、腹部肿块、黄疸等，消化不良症状进行性加重，必须进行全面检查，寻找病因。45周岁以下者，且无报警症状和体征者，可选择基本实验室检查和胃镜检查，亦可先给予经验性治疗，2～4周观察疗效，对诊断可疑或治疗无效者有针对性地选择下一步检查。

（二）鉴别诊断

需鉴别的疾病包括慢性肾病、甲状腺功能亢进和（或）减退、胰腺疾病和寄生虫感染等均可出现消化不良症状，需通过包括血常规、血生物化学、粪便隐血、上腹部超声、寄生虫检查等加以排除。此外，部分患者还需根据具体情况行结肠镜、上腹部CT或MRI检查排除恶性肿瘤（如肝癌等）。

四、西医治疗

（一）饮食调整

饮食调整有助于改善FD症状。已有的研究提示，某些食物或食物添加剂能够导致或加重

FD 患者的症状，如粗粮、高脂饮食、刺激或辛辣食物、碳酸饮料、乙醇和浓茶等。有的食物则可能有助于减轻症状，如米饭、面包、酸奶、蜂蜜、冰糖、苹果等。进餐方式和进餐是否规律也可能影响消化不良症状。不吃早餐、多餐、食用甜食和产气食物是诱发 FD 的危险因素，其中辛辣食物与 EPS 相关，而甜食和产气食物与 PDS 关系更密切。

（二）药物治疗

PPI 或 H_2RA 可作为 FD 尤其是 EPS 患者的首选经验性治疗药物，疗程为 4～8 周。PPI 对 FD 患者症状的改善优于安慰剂组，但对 FD 症状的改善，大剂量 PPI 治疗效果不优于标准剂量 PPI。其他抗酸药也有一定的疗效，如硫糖铝、铝碳酸镁等。促胃肠动力药可作为 FD 尤其是 PDS 的首选经验性治疗药物。胃肠动力药莫沙必利对 FD 的 PDS 和 EPS 亚型患者均有明显改善临床症状的作用。胃底舒张药阿考替胺是一种新的化合物，具有松弛胃底、促胃动力的作用，对 PDS 有效。其他具有潜在松弛胃底作用的药物包括 $5\text{-}HT_{1a}$ 受体激动剂坦度螺酮（可改善上腹痛及不适症状）和丁螺环酮，可显著降低消化不良症状的严重程度并可改善餐后饱胀、早饱等症状。但该类药物的疗效尚需在我国进一步进行临床验证。复方消化酶制剂可作为 FD 的辅助治疗，但其疗效仍需要更多的高质量临床研究证实。

五、中医辨证论治与康复治疗

（一）辨证要点

1. 辨虚实

饥饱均满，喜暖喜按，纳呆不食，大便清利，脉虚大无力，气口为甚者，为虚痞；痞满进食加重，饥时可缓，拒按，舌苔厚腻，脉弦急而滑，或脉滑，或迟滑者，属实痞。

2. 辨寒热

口不渴或口渴不思饮，舌淡苔白，脉沉迟或沉涩者，为寒；口苦，口渴喜饮，恶心，舌红苔黄腻，脉滑数者，为热。

（二）证治分型

1. 肝胃不和证

气机郁滞，肝失条达，木郁土壅，脾胃之气不得升降，中焦壅塞故见胃脘痞满；肝气失于条达故两胁胀满，心烦易怒，善太息；胃气上逆则嗳气噫臭，时有泛酸，吐苦水或呕哕；舌苔、脉象均为肝胃不和气机郁滞之象。

治法：理气解郁，散结除痞。

代表方：枳术丸加味。

常用药：枳实、香附、陈皮、白术。

加减：胀满明显者，加厚朴、砂仁；嗳气甚者，加菖蒲、黄连、紫苏叶、郁金；呕吐明显者，加法半夏、生姜；气郁久而化热者，用丹栀逍遥散；纳呆者，加茵陈、郁金、乌梅、炒麦芽、柴胡；血瘀者，加丹参、红花。

2. 食积停滞证

食滞胃肠难化，阻滞气机，升降失常，气滞不畅，而致痞满而胀；进食则食滞加重，故痞满加重，饥则食滞得消，故症状缓；食滞胃肠，损伤脾胃气机，故有嗳腐吞酸，厌食恶心，口中异味，或嗳气频出，矢气多而味腐臭；舌苔、脉象均为食滞胃肠之象。

治法：消食导滞，扶脾益胃。

代表方：木香槟榔丸加味。

常用药：木香、槟榔、白术、党参、枳实、香附、陈皮、神曲、山楂、麦芽。

加减：食积化热者，加连翘、黄连、栀子；便秘者加大黄；纳呆者加鸡内金。

3. 湿热滞胃证

湿热壅滞胃腑，阻滞气机，胃气郁遏，致胃脘痞满，胀闷不舒，按之濡软；湿性黏滞，滞于胃腑，阻滞气机，湿滞难化，出现口黏腻，纳差食减；湿性重着，困脾则不能濡养四肢肌肉，而见头身沉重，肢软乏力；湿邪下注大肠则大便溏薄或排便不爽；化热则口干而臭，口渴喜冷；舌苔、脉象均为湿热之象。

治法：清热化湿，和胃健脾。

代表方：连朴饮。

常用药：厚朴、黄连、石菖蒲、半夏、豆豉、焦山栀、芦根。

加减：脾虚湿热者，改用半夏泻心汤，兼肝胆湿热者，用金铃子散加清热解毒之败酱草、连翘、龙胆、茵陈、马齿苋、半枝莲、大黄；呕吐加生姜、竹茹、旋覆花、枳实；若热邪偏重，而致热毒蕴结，症见脘部痞闷，灼热，口渴口苦，烦躁易怒，呃逆泛酸，大便干结，舌质红，苔黄厚或黄腻，脉弦数，治宜清热解毒，消痞和胃。药用连翘、金银花、蒲公英、黄连、白花蛇舌草、半枝莲、枳实、白术、黄芩、黄柏、马齿苋、白芍。

4. 痰湿中阻证

痰湿阻滞气机，胃气不降，脾气不升，升降失常而胃脘痞塞，满闷不舒；痰湿滞于胃则不思饮食，口淡无味，恶心欲呕，多痰；滞于脾则头晕目眩，体重困倦；舌苔、脉象均为痰湿滞留脾胃之征。

治法：祛湿化痰，理气和中。

代表方：二陈汤。

常用药：半夏、陈皮、茯苓、甘草、生姜、乌梅。

加减：气逆不降，嗳气不除者，加旋覆花、赭石以化痰降逆，加枳实行气开痞；痰湿久而化热，见口苦、苔黄者，改用温胆汤。

5. 寒热错杂证

胃热脾寒，寒热错杂，壅于中焦，胃气下行，热则胃气不降，脾主升清，寒则清阳不升，故肠胃失和，胃脘痞满；热壅塞于胃则有灼热感，心烦；上扰则口苦、口渴，欲冷饮，欲吐呕恶，泛酸；脾虚不足，温运功能低下，谷气下流，则肠鸣，腹中冷痛，便溏或饮冷即泻；舌苔、脉象为寒热错杂之象。

治法：辛开苦降，和中消痞。

代表方：半夏泻心汤。

常用药：半夏、干姜、黄芩、黄连、党参、大枣、炙甘草。

加减：服药后若症状仍如故，或微减者，加枳壳、白术以健脾益胃，调理升降；胃气逆者，加赭石、莱菔子、莪术以降气和胃，消痞散结；疼痛者，加芍药以缓急止痛；食欲差者，加麦芽、山楂、山药、扁豆以补虚开胃；脾虚寒甚者，加香附、川椒少量以温中祛寒；气滞胃胀甚者，加陈皮、木香以理气消胀；肝胃气痛甚者，加柴胡、延胡索、白芷以疏肝气止痛；失眠加炒酸枣仁、丹参；热偏盛去干姜，加蒲公英；阴虚去干姜，加麦冬、石斛；瘀重去干姜，加丹参、红花；吐酸者加乌贼骨。

6. 脾气虚弱证

中气亏虚，脾失健运，胃纳呆钝，气滞不行，则胃脘痞满、纳呆；气虚则自汗乏力，气短，便溏；舌苔、脉象均为气虚之象。

治法：益气健脾。

代表方：补中益气汤加减。

常用药：黄芪、党参、炙甘草、白术、当归、陈皮、柴胡。

加减：气滞较甚，脘腹满胀嗳气者，改投四磨汤；厌食纳少者，加砂仁、神曲、半夏芳香醒脾，降逆化浊；苔厚腻，湿浊内盛者，改投参苓白术散加藿香、佩兰；血瘀者加丹参、红花。

7. 胃阴虚证

胃阴亏虚，失于濡润则胃痞满，腐熟不能则嘈杂灼热，顺降失常则似饥不纳，阴津不能上奉则口干咽燥，不能下达肠道则大便干燥，阴津亏虚体液消耗则消瘦，舌苔、脉象均为阴津亏虚之象。

治法：养阴益胃。

代表方：益胃汤加石斛。

常用药：麦冬、生地黄、石斛、玉竹、沙参、半夏、甘草、粳米。

加减：肝胃阴虚并伴见眩晕头痛，耳鸣目干，两胁隐痛，急躁者，改投一贯煎；嘈杂伴吞酸或吐酸者，加当归、白芍、川芎、蒲公英、板蓝根以养血和胃，清热通络；纳呆，似饥不纳明显者，重用生地黄，加鸡内金、焦三仙少量；便干甚者，加玄参、火麻仁、当归、白芍、蜂蜜；血瘀者，重用当归，加赤芍、红花、丹参、山楂；夹湿者，见舌质红而干，苔白腻加陈皮、半夏、厚朴花、佩兰、薏苡仁、茯苓、芦根、通草；湿浊难化用石菖蒲宣窍化湿，藿香芳香化湿，益智仁温脾化湿。

8. 气阴两虚证

脾气亏虚，胃阴不足，致气阴两虚，胃失滋润、濡养，中焦气机壅塞而见脘痞不舒，纳后加重，不饥少纳；气阴两虚则见神疲乏力，消瘦；舌苔、脉象均为气阴两虚之象。

治法：益气养阴，甘平调中。

代表方：甘平养胃汤。

常用药：太子参、白术、炙百合、沙参、乌药、鸡内金、绿萼梅、香橼皮、八月札。

加减：咳嗽有痰，胸闷，口苦苔腻者，加瓜蒌皮、天花粉、贝母以清热化痰；盗汗者，加浮小麦、生地黄以养阴固摄止汗；伴胃脘疼痛者，加芍药、甘草以缓急止痛；恶心欲吐，嗳气频频者，合入旋覆代赭汤加减；若服药后仍嗳气不止者，加石菖蒲、黄连、郁金、紫苏叶、酸枣仁以开心气，宣郁降逆，但药量宜轻；瘀滞者加当归、赤芍、红花、丹参、山楂。

9. 脾胃虚寒证

中阳不足，脾胃虚寒，运化失健，气机壅滞于中焦则脘痞；中阳虚故时见冷痛、隐痛，遇冷则重，得温则缓，喜热饮食；中阳虚不能化气行水；水湿停中焦故纳少，食后脘胀；阳气不能达四肢故手足欠温；舌苔、脉象均为中阳不足、脾胃虚寒之象。

治法：温阳散寒，补虚和胃。

代表方：枳实理中丸。

常用药：人参、干姜、甘草、白术、枳实、茯苓。

加减：泛吐清水者，加制半夏、陈皮以降逆和胃；气滞者加佛手、紫苏梗、木香；夹瘀者，加桃仁、红花、赤芍、乳香、山楂、没药；吐酸者，加黄连、吴茱萸、乌贼骨；湿浊内盛，苔厚腻者，加薏苡仁、白豆蔻；腹满纳差者，加砂仁、神曲、扁豆；肾阳虚者，加肉桂；心阳不足加桂枝。

（三）康复治疗

1. 针刺治疗

脾胃虚寒者取穴：脾俞、胃俞、章门、中脘、足三里，用补法，并可加灸。

胃热阴虚者取穴：胃俞、中脘、内关、三阴交、太溪、内庭，便秘者加承山。胃俞、中脘平补平泻；内关、内庭用泻法；三阴交、太溪用补法。

肝胃不和者取穴：中脘、肝俞、期门、内关、足三里、阳陵泉、太冲、血海、膈俞。肝俞、期门、内关、太冲、阳陵泉皆用泻法；中脘、足三里平补平泻；血海、膈俞用泻法。

2. 药物康复

在康复阶段，辨证选用调理肝脾药物，从而使气机流畅，脾胃健旺，常用香砂六君子丸、香砂养胃丸、舒肝理气丸等。

3. 预防调摄

（1）饮食预防：定时定量，少食多餐，营养丰富，易吸收消化，防过饥过饱、暴饮暴食、过食生冷，禁酗酒、吸烟，忌辛辣调味品及饮料。

（2）精神预防：避免七情太过，保持精神舒畅愉快，情绪稳定。

（3）起居、锻炼、生活要有规律，保证充足的睡眠和休息。注意身体锻炼，诸如散步、慢跑、太极拳等，能增强体质、调节胃肠道分泌和蠕动功能，增进食欲，改善消化和吸收过程。注意防寒保暖，以防感受外邪而诱发疾病。

第四节　胃　　癌

一、概　　述

胃癌（gastric carcinoma）是指源于胃上皮的恶性肿瘤。世界范围内常见的恶性肿瘤排名第 5 位，死亡率排第 3 位。我国每年新发病例为 67.9 万例，死亡病例 49.8 万例，其发病率和死亡率在恶性肿瘤中均高居第 2 位，分别占全球的 42.6%和 45.0%。胃癌的预后与诊治时机密切相关，进展期胃癌即使接受了以外科手术为主的综合治疗，5 年生存率仍低于 30%，且生活质量低；而早期胃癌通过内镜治疗，5 年生存率超过 90%。我国早期胃癌的诊治率低于 10%，远低于日本（70%）和韩国（50%），近年随着内镜技术的进步和国家对癌症防治的重视与投入，早期胃癌的诊治率明显上升。传统中医无确切胃癌病名，根据证候本病可归属于“胃脘痛”“伏梁”“胃反”“反胃”“翻胃” “噎膈”“癥瘕积聚”等范畴。中医学认为，本病的发病主要与脾虚、瘀结、血瘀、癌毒、情志、饮食等六个方面有关。胃癌整体属虚，局部属实，其病理变化为多个病理过程交织的反应，而脾胃亏损为其共同主线，因而总病机可归纳为脾胃虚弱，癌毒内侵。

二、病因和发病机制

胃癌的病因迄今尚未阐明，但多种因素会影响胃癌的发生。目前所知主要与下列因素相关。

（一）Hp 感染

20 世纪 90 年代，WHO 将 Hp 归为 I 类致癌因子。一项前瞻性研究发现 2.9%的 Hp 阳性患者最终进展为胃癌，而 Hp 阴性患者无一例发展为胃癌。然而，Hp 感染并非胃癌发生的充分条件，胃癌发生是细菌毒力因子与宿主炎症相关的遗传学背景、环境等因素相互作用的结果。根除 Hp 能否降低胃癌死亡率以及内镜下切除早期胃癌后根除 Hp 能否预防异时癌的发生，研究结果尚不一致，有待进一步研究。尽管如此，Maastricht Ⅳ共识认为 Hp 感染是胃癌最重要的危险因素，根除 Hp 将是降低胃癌发病率最有希望的策略。

（二）生活饮食因素

高盐饮食与胃癌的发病率和死亡率升高有关。高盐饮食不仅可直接损伤胃黏膜，增加机体对致癌物的易感性，而且高盐食物中含大量硝酸盐，在胃内被还原并与食物中的胺结合后形成亚硝酸胺等 *N*-亚硝基化合物致癌。腌熏煎烤炸食品会产生多环芳烃、*N*-亚硝基化合物等致癌物，长期大量摄入也会增加胃癌风险。另外，不良的饮食习惯（不吃早餐、饮食不规律、吃饭速度快、暴饮暴食、吃剩饭菜）、吸烟和饮酒也是胃癌的危险因素。新鲜水果和蔬菜、维生素 C 和 E、类胡萝卜素、微量元素硒等可降低胃癌的发生。

（三）遗传因素

流行病学资料显示，部分胃癌有家族聚集倾向，其中遗传性弥漫性胃癌（占胃癌总数的 1%～3%）由编码 E-钙黏蛋白的 *CDH1* 基因突变引起，种系突变携带者一生中有 80%的概率发生遗传性浸润性胃癌。

（四）癌前状态

癌前状态包括癌前疾病和癌前病变。前者指与胃癌相关的胃良性疾病，但有发生胃癌的危险性，如慢性萎缩性胃炎、胃溃疡、胃息肉、胃术后、Ménétrier 病等；后者指与胃癌发生密切相关的病理变化，即异型增生（上皮内瘤变）：分为两个级别，即低级别上皮内瘤变（low-grade intraepithelial neoplasia，LGIN）和高级别上皮内瘤变（high-grade intraepithelial neoplasia，HGIN），LGIN 相当于轻度和中度异型增生，HGIN 相当于重度异型增生和原位癌。

三、病　　理

常用的胃癌病理学分型为 Lauren 分型和 WHO 分型。Lauren 分型为肠型、弥漫型和混合型；我国诊断病理领域大多遵循 WHO 分型方案，即腺癌（乳头状腺癌、管状腺癌、黏液腺癌和印戒细胞癌等）、鳞癌、腺鳞癌、未分化癌等。早期胃癌定义为局限于黏膜或黏膜下层的浸润性癌，无论是否有淋巴结转移。普通型早期胃癌形态学分型与早期食管癌相似，分为隆起型、表浅型和凹陷型（详见第二章第三节）；特殊类型早期胃癌分型为表浅扩散型（≥4cm）、微小癌（≤0.5cm）、小胃癌（0.5cm≤肿瘤直径≤1cm）、多发性早期癌（≥2 个病灶）和残胃早期癌。根据浸润深度不同可分为黏膜内癌（T1a）和黏膜下癌（T1b），T1a 又可细分为 m1、m2 和 m3，T1b 又可细分为 sm1、sm2 和 sm3，对于黏膜切除标本，sm1 指癌组织浸润黏膜下层的深度＜500μm，当胃癌组织侵犯固有肌层（mp）及以上者，称为进展期胃癌。Borrmann 分型标准：Ⅰ型，结节隆起型；Ⅱ型，局限溃疡型；Ⅲ型，浸润溃疡型；Ⅳ型，弥漫浸润型。关于胃癌的分期，日本与美国略有不同，日本指南规定 T1（m，sm）～T2（mp）N0M0 均为Ⅰ期，美国指南规定 T1N0M0 为Ⅰ期，T2N0M0 为Ⅱ期（可参见第 15 版《胃癌处理规约》与美国 AJCC/UICC 第 8 版胃癌 TNM 分期）。

胃癌的转移途径包括直接播散、淋巴结转移和血行转移。肿瘤侵及浆膜层，容易向周围脏器（如肝脏、脾、胰腺、结肠、膈肌、大网膜及腹壁等）浸润，也可种植于盆腔及卵巢（Krukenberg 瘤）与直肠膀胱陷窝等处。淋巴结转移占 70%，血行转移最常受累的脏器是肝和肺，其次是胰腺、骨、肾上腺、脑和皮肤等。

四、临 床 表 现

（一）症状

早期胃癌患者常无特异的症状，随着病情的进展可出现上腹饱胀不适或隐痛，以饭后为重及食欲减退、嗳气、泛酸、恶心、呕吐、黑便等。进展期胃癌除上述症状外，常出现体重减轻、贫血、乏力。晚期患者可出现严重消瘦、贫血、水肿、发热、黄疸和恶病质。

（二）体征

早期胃癌，常无明显的体征；进展期乃至晚期胃癌患者可出现上腹部压痛、肿块、胃型及震水音；锁骨上窝淋巴结肿大、腹腔积液体征、腹部包块、直肠前隐窝肿块，提示远处转移；并发 Krukenberg 瘤，阴道指检可扪及两侧卵巢肿大。

（三）并发症

可出现出血、消化道梗阻、消化道穿孔、胃肠瘘管、胃周围组织粘连及脓肿等各种并发症。伴癌综合征指胃癌可分泌某些特殊激素或活性物质引发临床症状，如 Leser-Trelat 综合征（脂溢性角化病、黑棘皮病等）、神经综合征（多发性神经炎和小脑变性）、反复发作性血栓静脉炎（Trousseau 征）和血液病综合征（微血管病性贫血等）、膜性肾病等。

五、辅助检查

（一）血清胃蛋白酶原和促胃液素-17

胃蛋白酶原（pepsinogen，PG）是胃蛋白酶的无活性前体，可分为 2 种亚型，PGⅠ和 PGⅡ。PGⅠ主要由胃体和胃底腺的主细胞和颈黏液细胞分泌，而 PGⅡ除由胃底腺分泌外，胃窦幽门腺和近端十二指肠 Brunner 腺亦可分泌，PG 是反映胃体、胃窦黏膜外分泌功能的良好指标，可称之为“血清学活检”。通常将 PGⅠ浓度≤70μg/L，且 PGⅠ/PGⅡ≤3.0 作为诊断萎缩性胃炎的临界值。促胃液素-17（gastrin-17，G-17）是由胃窦 G 细胞合成和分泌的酰胺化促胃液素，是反映胃窦内分泌功能的敏感指标之一，可提示胃窦黏膜萎缩的状况或是否存在异常增殖，血清 G-17 水平取决于胃内酸度和胃窦 G 细胞的数量，G-17＞1.50pmol/L 时，胃癌的发生风险显著增高。PGⅠ、PGⅠ/PGⅡ和 G-17 是重要的早期胃癌血清学筛查项目，我国早期胃癌筛查指南将上述项目与年龄、性别、Hp 感染结合制定早癌筛查评分系统，根据评分高低将胃癌风险分三层：高危（17～23 分）、中危（12～16 分）、低危人群（0～11 分）（详见 2017 年《中国早期胃癌筛查流程专家共识意见》）。

（二）内镜检查

内镜及其活检是目前诊断胃癌的金标准。全面观察黏膜色泽、光滑度、黏液、蠕动，尤其是对于萎缩性胃炎的患者要精查胃镜，提高早期胃癌的诊断率。目前内镜筛查早期胃癌的方法包括白光内镜、色素内镜和放大内镜等技术。白光内镜观察早期胃癌易漏诊，主要表现为黏膜局部色泽变化（变红或发白），局部黏膜粗糙不平、隆起或凹陷、浅表糜烂或溃疡，黏膜下血管网消失，黏膜皱襞中断或消失。色素内镜使用的染料很多，主要包括靛胭脂、亚甲蓝、乙酸和肾上腺素，必要时可混合使用，如乙酸+靛胭脂等；电子染色内镜技术包括窄带成像技术（narrow-band imaging，NBI）、智能电子分光技术（flexible spectral imaging color enhancement，FICE）、联动成像技术（linked color imaging，LCI）/蓝激光成像技术（blue laser imaging，BLI）和高清智能电子染色内镜（I-scan）。I-scan 可不喷洒染色剂就能显示黏膜腺管形态的改变，从而避免了染料分布不均匀而导致对病变的错误判断，与色素内镜相比，电子染色内镜还可清晰地观察黏膜浅表微血管形态，并能在普通白光内镜和电子染色内镜之间反复切换对比观察，操作更为简便。放大内镜可观察胃黏膜腺体表面的小凹结构和黏膜微血管网形态特征的细微变化，尤其是与电子染色内镜相结合，黏膜特征显示更为清楚，具有较高的鉴别诊断价值。电子染色内镜结合放大内镜检查，不仅可鉴别胃黏膜病变的良、恶性，还可判断恶性病变的边界和范围。常用的放大内镜诊断方法主要为 VS 分类方法，即通过观察微血管结构（microvascular pattern，MV）和表面微结构（microsurface pattern，MS）规则、不规则和消失，鉴别良恶性病变。MV 包括上皮下毛细血管网（SECN）、集合小静脉（CV）和病理性微血管；MS 包括隐窝边缘上皮（MCE）、隐窝开口（CO）和隐窝间部（IP）。早期胃癌的判断标准：①不规则 MV 伴有分界线（DL）；②不规则 MS 伴有分界线；符合以上任何一条，均可诊断早期胃癌。其他内镜分型方法众多，但是发现和诊断早期需要良好的术前准备和规范化的操作，重点在于提高白光内镜发现病变的能力，结合染色/放大内镜判断病灶的性质，最后通过靶向活检、病理学诊断来确诊。

（三）影像学检查

X 线气钡双重对比造影：定位诊断优于常规 CT 或 MRI，对临床医生手术方式及胃切除范围的选择有指导意义。超声检查可发现腹盆腔重要器官及淋巴结有无转移，颈部、锁骨上淋巴结有无转移；超声引导下肝脏、淋巴结穿刺活检有助于肿瘤的诊断及分期。CT 检查在胃癌分期诊断中推荐为首选影像方法，对 CT 对比剂（又称造影剂）过敏者或其他影像学检查怀疑转移者使用 MRI，有助于判断腹膜转移状态。PET-CT 可辅助胃癌分期，但不做常规推荐，在部分胃癌组织学类型中，肿瘤和正常组织的代谢之间呈负相关联系，如黏液腺癌、印戒细胞癌、低分化腺癌通常 ^{18}F-氟代脱氧葡萄糖（^{18}F-2-fluro-D-deoxy-glucose，^{18}F-FDG）是低摄取的，故此类患者应慎重应用。

（四）肿瘤标志物

肿瘤标志物广泛应用于临床诊断，而且肿瘤标志物的联合检测可动态观察肿瘤发生、发展及临床疗效评价和患者的预后，从而提高了检出率和鉴别诊断的准确度。建议常规推荐检测糖类抗原 72-4（CA72-4）、CEA 和 CA199，部分患者可进一步检测甲胎蛋白（AFP）和 CA125，CA125 对于腹膜转移，AFP 对于特殊病理类型的胃癌，均具有一定的诊断和预后价值。

六、诊断与鉴别诊断

（一）定性诊断

采用胃镜检查进行病变部位活检及病理检查等方法可以明确病变是否为癌、肿瘤的分化程度以及特殊分子的表达情况等与胃癌自身性质和生物行为学特点密切相关的属性与特征。

（二）分子诊断

组织病理学确诊后，需进行相关分子检测，根据分子分型指导治疗。*HER2* 阳性胃癌是一类独特的疾病亚型，我国胃癌 *HER2* 阳性率为 12%～13%，需采用不同于 *HER2* 阴性胃癌的诊疗策略。*HER2* 基因扩增可预测晚期胃癌患者对曲妥珠单抗治疗的反应和生存获益。另外，对于拟采用针对程序性死亡受体-1（PD-1）及其配体-1（PD-L1）的免疫检查点抑制剂疗法患者需评估微卫星不稳定（MSI）/错配修复缺陷（MMR）状态、PD-L1 表达等。

（三）分期诊断

胃癌的分期诊断主要目的是在制定治疗方案之前充分了解疾病的严重程度及特点，以便为选择合理的治疗模式提供充分的依据。胃癌的严重程度可集中体现在局部浸润深度、淋巴结转移程度以及远处转移存在与否 3 个方面。

（四）鉴别诊断

本病可与胃良性溃疡、胃淋巴瘤、胃肠道间质瘤、胃神经内分泌肿瘤及其他胃良性肿瘤相鉴别。

七、西医治疗

（一）治疗原则

早期发现、早期诊断、早期治疗是提高胃癌生存期的关键。进展期胃癌应当采取综合治疗的原则，即根据肿瘤病理学类型及临床分期，结合患者一般状况和器官功能状态，采取以手术为主的综合治疗，包括化疗、放疗和生物治疗、靶向治疗及中医治疗（见下文）。总体原则为Ⅰ期以内镜治疗或根治手术为主，无需化疗；Ⅱ期胃癌以根治手术为主，Ⅱ期术后化疗、免疫治疗；Ⅲ期以扩大根治术为主，术后放化疗、靶向治疗等；Ⅳ期以非手术治疗为主。

（二）内镜治疗

国际多项指南和我国共识均推荐内镜下切除为早期胃癌的首选治疗方式，包括 EMR 和 ESD。日本第五版《胃癌治疗指南》和我国的《早期胃癌内镜下规范化切除的专家共识意见（2018）》建议的绝对适应证及相对适应证见表 3-1。内镜治疗的并发症及术后处理措施详见第八章。

表 3-1　EMR/ESD 适应证

深度	溃疡（UL）	分化型		未分化型	
cT1a（m）	UL（-）	≤2cm	＞2cm	≤2cm	＞2cm
	UL（+）	≤3cm	＞3cm		
cT1b（sm）					

：绝对适应证；：扩大适应证；：相对适应证；m：黏膜层，sm：黏膜下层。

（三）手术治疗

手术切除是进展期胃癌的主要治疗手段，也是目前治愈进展期胃癌的唯一方法。可切除的胃癌适应证包括Ⅰ期适合手术的 T1b 肿瘤和Ⅱ～Ⅲ期胃癌，Ⅱ期患者术后需要辅助化疗，Ⅲ期患者需要术前新辅助放化疗，术后辅助化疗。手术方式包括根治术和非根治术。根治术包括近端胃切除、远端胃切除和全胃切除及消化道重建术（Billroth Ⅰ式，Billroth Ⅱ式，Roux-en-Y吻合术及空肠间置代胃术等）等。远端胃切除术首选 Billroth Ⅰ式/Billroth Ⅱ式吻合术，而Roux-en-Y 吻合术具有防止胆汁反流、预防残胃炎的作用，但手术方式复杂，有增加并发症的风险。近端胃切除术首选食管残胃吻合术，全胃切除术首选 Roux-en-Y 吻合术。胃切除范围依据肿瘤部位而定，关键是保证足够的切缘。应根据胃切除类型进行相应的胃周和伴随腹腔干具名血管淋巴结清扫（包括 D1 切除和 D2 切除）。腹腔镜手术与开腹手术相比，对于远端胃切除安全性相当，长期预后无差别，可作为常规治疗选择；近端胃切除和全胃切除尚无临床证据，需要在较大医疗中心开展。目前，机器人手术受到广泛追捧，而其优势与价值需要更多的临床证据证实。非根治术包括姑息手术和减瘤手术，目的是改善症状，延缓生存期。

（四）化学治疗及放射治疗

化学治疗的应用包括三个方面，术前新辅助化疗，术后辅助化疗和晚期化疗。化疗药物：5-氟尿嘧啶（5-FU）是胃癌治疗的基础药物，卡培他滨经酶作用后生成活性5-FU，替吉奥（S-1）是新一代5-FU类药物。新一代药物包括紫杉类（紫杉醇和多西他赛）、铂类（顺铂、卡铂和奥沙利铂）、拓朴异构酶Ⅰ抑制剂（伊利替康）和蒽环类（表柔比星）。术前新辅助方案包括表柔比星＋顺铂（DDP）＋5-FU（ECF方案）、表柔比星＋奥沙利铂＋5-FU或表柔比星＋奥沙利铂＋卡培他滨（ECF改良方案）、奥沙利铂＋卡培他滨（XELOX）、奥沙利铂＋S-1（SOX）、奥沙利铂＋氟尿嘧啶（FLOFOX）、顺铂＋S-1（SP）等。术后辅助化疗方案包括S-1单药、XELOX、SOX等方案。晚期不可切除胃癌化疗方案需要根据*HER2*检测结果选择，阴性者奥沙利铂＋氟尿嘧啶类、紫杉醇＋氟尿嘧啶类、顺铂＋氟尿嘧啶类；阳性者见下文。

另外，同步化疗方案为紫杉醇联合氟尿嘧啶类或铂类、氟尿嘧啶类联合铂类。放疗建议采用三维适形和调强放疗的精确放疗技术，可显著缓解晚期胃癌患者的一些临床症状，如减少出血、缓解疼痛、吞咽困难、其他部位的梗阻等，起到提高生活质量、改善一般状况的作用。

（五）靶向治疗

靶向治疗的高效低毒性逐渐受到临床重视。晚期胃癌不可治愈，首选检测*HER2*，如阳性，推荐曲妥珠单抗联合奥沙利铂/顺铂＋5-FU/卡培他滨治疗。

八、中医辨证论治与康复治疗

（一）辨证要点

1. 辨虚实寒热

胃脘疼痛，遇寒则痛甚，得温则痛减，为寒证；胃脘灼痛，痛势急迫，遇热则痛甚，得寒则痛减，苔黄或黄腻，脉弦数或滑数、濡数为热证。实者多痛剧，固定不移，拒按，脉盛，若补之则痛剧，大便常闭结不通，多见于新病体壮之人；虚者多痛势徐缓，痛处不定，喜按，脉虚，若攻之则痛剧，大便无闭结，多见于久病体弱之人。

2. 辨气血

一般初病在气，久病在血。在气者，有气滞、气虚之分。其中，气滞者，多见胀痛，或涉及两胁，或兼见恶心呕吐，嗳气频频，疼痛与情志因素显著相关；气虚者，指脾胃气虚，除见胃脘疼痛外，兼见饮食减少，食后腹胀，大便溏薄，面色少华，舌淡脉弱等。在血者，有血瘀和血虚之异。其中，血瘀者，疼痛部位固定不移，痛如针刺，舌质紫暗或有瘀斑，脉涩，或兼见呕血、便血；血虚者，兼见面色萎黄不华，唇甲舌淡，头晕目眩，心悸神倦，脉细等。

（二）证治分型

1. 肝气犯胃证

症状：胃脘胀满，时时隐痛，窜及两胁，呃逆嗳气，吞酸嘈杂，舌淡红或暗红，苔薄白或薄黄，脉沉或弦。

治法：疏肝理气，和胃降逆。

代表方：柴胡疏肝散加减。

常用药：柴胡、枳壳、郁金、半夏、川芎、丹参、白芍、甘草、当归、藤梨根等。

2. 胃热伤阴证

症状：胃内灼热，口干欲饮，胃脘嘈杂，食后脘痛。五心烦热，大便干燥，食欲不振，舌红少苔或苔黄少津，脉弦细数。

治法：清热养阴，润燥和胃。

代表方：玉女煎加减。

常用药：麦冬、南北沙参、天花粉、玉竹、半夏、陈皮、淡竹叶、生石膏、知母、藤梨根、白花蛇舌草等。

3. 气滞血瘀证

症状：胃脘刺痛，心下痞硬，腹胀满不欲食，呕吐宿食或如赤豆汁，便血，肌肤甲错，舌暗紫，脉沉细涩。

治法：理气活血，祛瘀止痛。

代表方：失笑散或膈下逐瘀汤加减。

常用药：桃仁、红花、甘草、赤芍、川芎、柴胡、枳壳、川牛膝、五灵脂、蒲黄、干蟾皮、石见穿、藤梨根、山楂、乌药等。

4. 痰湿凝结证

症状：胸闷膈满，面黄虚胖，呕吐痰涎，腹胀便溏，舌淡红苔滑腻，脉滑。

治法：健脾燥湿，化痰散结。

代表方：二陈汤加减。

常用药：法半夏、陈皮、茯苓、白术、枳壳、郁金、浙贝母、全瓜蒌、炒薏苡仁、山慈菇、白豆蔻等。

5. 脾胃虚寒证

症状：胃脘冷痛，喜按喜温，呕吐宿食不化或泛吐清水，面色㿠白，肢冷神疲，便溏浮肿，苔白滑或白腐，脉沉无力。

治法：温中散寒，健脾和胃。

代表方：附子理中汤加减。

常用药：附子、党参、白术、干姜、炙甘草、高良姜、吴茱萸、荜茇、半夏、陈皮、龙葵、茯苓、炒薏苡仁、焦山楂、神曲、丁香、厚朴等。

6. 气血亏虚证

症状：全身乏力，心悸气短，头晕目眩，面色无华，脘腹肿块硬结，形体消瘦，虚烦不寐，自汗盗汗，舌淡苔白，脉细无力或虚大无力。

治法：补气养血，化瘀散结。

代表方：十全大补汤加减。

常用药：熟地黄、白芍、当归、川芎、人参、黄芪、白术、茯苓、炙甘草、莪术、丹参、炒杏仁、陈皮、枸杞子、菟丝子等。

（三）康复治疗

1. 针灸疗法

胃癌多选胃俞、膈俞、脾俞、足三里、条口、丰隆等穴，采用抑制手法；胃脘疼痛者，选择合谷、内关穴；幽门梗阻者可针刺脾俞、胃俞、关元、足三里、中脘等穴。

2. 中药外治法

1）消痞膏或阿魏化坚膏外敷胃脘部。

2）鲜独角莲 20g，捣烂外敷胃脘患处，每日一换。

第五节　上消化道出血

一、概　　述

上消化道出血（upper gastrointestinal bleeding）系指十二指肠悬韧带（又称屈氏韧带）以上的消化道，包括食管、胃、十二指肠、胆管和胰管等病变引起的出血，也包括胰管或胆管的出血和胃空肠吻合术后吻合口附近疾病引起的出血。临床表现多为呕血、黑便，也可表现为头晕、乏力、晕厥等不典型症状。急性上消化道出血是急诊常见的急危重症之一，成人每年发病率为（100～180）/100 000，死亡率为 2%～15%。上消化道出血在中医内科分属“吐血”范畴，多由胃热伤络，肝火犯胃，胃络瘀阻或脾虚血失统摄所致。胃为水谷之海，乃多气多血之腑，饮食不节，劳倦内伤，或其他脏腑影响，均可使胃络损伤引起吐血。

二、病　　因

上消化道出血可由上消化道本身（包括食管、胃和十二指肠）的炎症、机械损伤、血管病变、肿瘤等因素引起，也可由邻近脏器病变（胆管和胰管等）和全身性疾病累及上消化道所致。临床上最常见的病因是消化性溃疡、食管-胃底静脉曲张破裂、急性糜烂出血性胃炎和胃癌，这些病因占上消化道出血的 80%～90%。近年来服用 NSAID 或其他抗血小板聚集药物等引起或加重原有消化性溃疡引起出血，也逐渐成为上消化道出血的重要病因（表 3-2）。

表 3-2　上消化道出血的病因

类别	常见疾病
食管疾病	食管炎、食管溃疡、食管肿瘤、食管贲门撕裂、食管物理化学损伤等
胃和十二指肠疾病	消化性溃疡、急性糜烂出血性胃炎、Dieulafoy 病、胃癌、胃间质瘤、十二指肠球炎、憩室炎、胃肠吻合术后的吻合口溃疡
邻近器官的病变	胆道出血、胰腺疾病累及十二指肠、主动脉瘤破入消化道、纵隔肿瘤破入食管等
门静脉高压	食管-胃底静脉曲张破裂出血、门静脉高压性胃病
全身性疾病	血液病、血管性疾病、结缔组织病、急性感染性疾病、尿毒症

三、临床表现

呕血、黑便为上消化道出血的典型表现。呕血可为暗红色甚至鲜红色伴血块。如果出血量大，黑便可为暗红色甚至鲜红色，应注意与下消化道出血的鉴别。出血量＞400ml，可出现头晕、心悸、出汗、乏力、口干等症状；出血量＞800ml，上述症状显著，并出现晕厥、肢体冷感、皮肤苍白、血压下降等；出血量＞1000ml 时可产生休克。少数患者体温可升高，一般在 38.5℃以下，发热原因尚不明确，可能与分解产物吸收、体内蛋白质破坏、循环衰竭致体温调节中枢不稳定有关。综合临床表现可将患者的危险程度分为 5 层，分别为极高危、高危、中危、低危和极低危（表 3-3）。

表 3-3　急性上消化道出血危险程度分层

分层	症状、体征	休克指数
极高危	心率＞120 次/分，收缩压＜70mmHg 或急性血压降低（基础收缩压降低 30～60mmHg），心跳、呼吸停止或节律不稳定，通气氧合不能维持	＞1.5
高危	心率 100～120 次/分，收缩压 70～90mmHg，晕厥、少尿、意识模糊、四肢末梢湿冷、持续的呕血或便血	1.0～1.5
中危	血压、心率、Hb 基本正常，生命体征暂时稳定，高龄或伴严重基础疾病，存在潜在生命威胁	0.5～1.0
低危	生命体征平稳	0.5
极低危	病情稳定，GBS≤1	0.5

Hb 为血红蛋白；GBS 为格拉斯哥-布拉奇福德评分。休克指数=心率/收缩压；0.5 为血容量正常；0.5～1.0 为轻度休克，失血量为 20%～30%；1.0～1.5 为中度休克，失血量为 30%～40%；1.5～2.0 为重度休克，失血量为 40%～50%；＞2.0 为极重度休克，失血量＞50%。

四、诊　　断

上消化道出血的诊断包括确定消化道出血、危险分层的判定、判断出血是否停止、判定出血部位及病因。

（一）确定上消化道出血

根据呕血、黑便和周围循环障碍等表现，呕吐物及便隐血试验阳性、血红蛋白和红细胞计数、血细胞比容（Hct）等证据，较容易诊断。注意需要与咯血及食物、药物引起的黑便相鉴别。

（二）出血程度危险分层

出血程度危险分层见上文。

（三）消化道活动性出血的标志

以下表现考虑活动性出血：反复呕血或黑便次数增多、粪便稀薄，伴有肠鸣音活跃；周围循环衰竭的表现经积极补液输血后未见明显改善或虽有好转又恶化；红细胞计数、血红蛋白浓度与血细胞比容持续下降，网织红细胞计数持续增高；补液与尿量足够的情况下，血尿素氮再次增高。

（四）判定出血部位及病因

1. 内镜检查

内镜检查是上消化道出血的诊断、危险分层及治疗的首选。危险性急性上消化道出血应在出血后 24 小时内进行内镜检查；经积极复苏仍持续血流动力学不稳定者应进行紧急内镜检查；如果血流动力学稳定，可在 24 小时内进行内镜检查。疑似静脉曲张出血应在 12 小时内进行内镜检查。虽然急诊内镜检查对病因诊断及治疗效果显著，但并不需要对所有患者行早期急诊内镜检查。

2. 影像学检查

X 线钡剂检查适用于消化道出血停止和病情稳定的患者，对急性消化道出血诊断阳性率不高，多为内镜检查所取代。选择性血管造影对活动性消化道出血，特别是血流动力学不稳定的患者诊断及治疗有重要意义，出血速度＞0.5ml/min 时，可发现造影剂外溢，并可起到定位作用。腹部 CT 彩超等检查对明确肝、胆、脾等邻近脏器的情况有帮助，CT 血管造影有助于定位肠道血管疾病。

五、西医治疗

（一）一般治疗

根据危险程度对急性上消化道出血患者进行分层救治，高危急性上消化道出血患者应进行紧急处置，常规措施“OMI”，即吸氧（oxygen）、监护（monitoring）和建立静脉通路（intravenous）。有意识障碍或休克的患者，可留置尿管记录尿量。严重出血患者应开放至少两条静脉通路（最少 18G），必要时中心静脉置管。对意识障碍、呼吸或循环衰竭的患者，应注意气道保护，预防误吸，必要时给予氧疗或人工通气支持，并开始复苏治疗。

（二）复苏治疗

复苏治疗包括液体复苏、输血及血管活性药物的应用。血流动力学不稳定者应及时液体复苏，维持重要器官灌注。出血未控制时采用限制性液体复苏和允许性低血压复苏策略，建议收缩压维持在 80～90mmHg 为宜；出血已控制应根据患者的基础血压水平积极复苏。关于静脉输液量和类型，目前尚无共识。原则上晶体与胶体按（3～4）∶1 比例输注，失血性休克者，可按（1～2）∶1 比例输注；以 5～10ml/（kg · h）速度给予快速扩容，但应避免短期大量晶体输注（前 6 小时＜3000ml），避免低体温、酸中毒、凝血病和基础疾病恶化等，人工胶体 24 小时内避免超过 1500ml。血压恢复至出血前基线水平，脉搏＜100 次/分，尿量＞0.5ml/（kg · h），意识清楚，无显著脱水貌，动脉血乳酸恢复正常等表现，提示容量复苏充分。

输血指征：收缩压＜90mmHg，或较基础收缩压降低＞30mmHg；Hb＜70g/L，Hct＜25%；心率＞120 次/分。建议采取限制性输血，避免出现急性肺水肿以及增加肝硬化门静脉高压患者的门静脉压力导致再出血，推荐 Hb 目标值为 70～90g/L。原则上红细胞、血浆及血小板的比例为 1∶1∶1，活动性出血且 PLT＜$50×10^9$/L 时应输注血小板。大量输血可导致输血并发症，如低钙血症和凝血功能障碍，应经验性给予钙剂（如输注 4U 血液制品后，补充 1g 氯化钙）；大量输血过程还需注意可能出现的低体温、酸中毒和高钾血症。在积极进行容量复苏后仍存在持续性低血压，为保证重要器官最低有效灌注，可选择使用血管活性药物。

（三）止血治疗

1. 药物治疗

抑酸药（PPI、P-CAB 及 H_2RA）提高胃内 pH 值，可促进血小板聚集和纤维蛋白凝块的形成，避免血凝块过早溶解，有利于止血和预防再出血，又可治疗消化性溃疡。血管升压素及其类似物（特利加压素）和生长抑素能够减少内脏血流，降低门静脉压力，是肝硬化急性食管-胃底静脉曲张出血的首选药物之一，对肝硬化伴急性上消化道出血患者应给予预防性抗菌治疗。

2. 内镜治疗

内镜止血包括急诊内镜止血和择期内镜检查、预防再出血治疗。经积极复苏仍持续血流动力学不稳定者应进行急诊内镜止血；如果血流动力学稳定，可在 24 小时内进行内镜治疗。疑似静脉曲张出血应在 12 小时内进行内镜治疗。非静脉曲张出血的内镜止血方法包括药物局部注射、热凝止血和机械止血 3 种。食管-胃底静脉曲张破裂出血（EGVB）内镜治疗包括内镜下食管曲张静脉套扎术、食管曲张静脉硬化剂注射和组织黏合剂等。

3. 介入治疗

急性大出血无法控制的患者应当及早考虑行介入治疗。选择性胃左动脉、胃及十二指肠动脉、脾动脉或胰十二指肠动脉血管造影，针对造影剂外溢或病变部位经血管导管滴注血管升压素或去甲肾上腺素，使小动脉和毛细血管收缩，进而使出血停止。无效者可用明胶海绵栓塞。经颈静脉肝内门腔内支架分流术（transjugular intrahepatic portosystemic stent-shunt，TIPSS）能迅速降低门静脉压力，有效止血率超过 90%，具有创伤小、并发症发生率低等优点，主要适用于出血非手术治疗（药物、内镜治疗等）效果不佳、外科手术后再发静脉曲张破裂出血或终末期肝病等待肝移植术期间静脉曲张破裂出血。

4. 其他

目前三腔双囊管仅作为处理内镜难以治疗的 EGVB 的临时过渡措施。对于药物、内镜及介入治疗难以控制的持续性出血，可启动多学科诊治，必要时外科手术干预。

六、中医辨证论治及康复治疗

（一）辨证要点

1. 辨有火无火

无火者则或见气虚或见瘀阻见症。有火者，当辨实火虚火，实火如胃火内炽、湿热伤胃、肝火犯胃等证，火热灼伤胃络而致的吐血，多可兼见心烦、面红、血色较红、脉数等症；虚火主要为阴虚火旺。

2. 辨证候虚实

辨别吐血的虚实，主要是根据病程、临床证候及血色。新病吐血，大多属实，久病吐血多属虚证。实者症见胃脘部疼痛，胀满不舒，出血量多，血色较红或紫暗夹有血块，苔黄脉数；虚者症见脘痛绵绵或不痛，吐血色淡或紫暗不鲜，舌淡脉虚等。

（二）证治分型

1. 热伤胃络证

嗜食辛辣、肥甘厚味，饮酒过度，燥热、湿热积于胃或肝火犯胃，胃火炽盛，火灼胃络，迫血外溢则吐血，色鲜红或紫暗；热结于胃，气机失畅，故脘腹胀闷作痛；口臭便秘为胃热津伤肠燥所致；舌红，苔黄腻，脉滑数为胃热之象。

治法：清胃泻火，凉血止血。

代表方：泻心汤加味。

常用药：大黄、黄连、黄芩、生地榆、紫珠草。

加减：恶心呕吐者，加赭石、竹茹；胃痛者，加三七末、白及末；泛酸者，加乌贼骨；热伤胃阴者，加石斛、天花粉；积滞者，加山楂、神曲、莱菔子以消食导滞，降气消痰；饮酒过多，积热动血者，可加葛黄丸以泻火止血。

2. 肝火犯胃证

气郁化火，或暴怒伤肝，肝火横逆犯胃，损伤胃络，则吐血色红或紫暗；肝胆之火上逆，则口苦胁痛；肝火扰乱心神则心烦易怒，多梦少寐；舌红，苔黄腻，脉弦数为肝火及胃热之征象。

治法：泻肝清胃，降逆止血。

代表方：龙胆泻肝汤加减。

常用药：龙胆、栀子、黄芩、生地黄、白芍、夏枯草、茜草、旱莲草、侧柏叶。

加减：兼瘀血者，加花蕊石、三七；吐酸者，合左金丸；嗳气频作者，加沉香；胁痛者，加郁金。

3. 脾气虚弱证

劳倦过度或饮食不节，饥饱失调，损伤脾胃，脾气虚弱，统摄无权，血无所主而妄行外溢，故吐血缠绵不止，血色暗淡；中气虚弱，气血运行不畅，则胃脘隐痛，喜温喜按；气随血去，气血亏虚，心失所养则心悸气短；气虚血亏不能上荣于面，则面色苍白；舌质淡，脉细弱为气血双亏之象。

治法：健脾益气，摄血止血。

代表方：四君子汤加减。

常用药：党参、生白术、茯苓、阿胶、炒地榆、血余炭、白及、生甘草。

加减：偏于脾阳虚者，加炮姜、炮附子、灶心黄土，或用黄土汤加减；兼有肝郁者，加佛手、郁金、柴胡等。

4. 胃络瘀阻证

气滞日久或久病伤络，而致瘀血凝滞，瘀阻胃络，胃气失和，升降失司，血不循经而随胃气上逆故吐血紫暗；胃络瘀阻，不通则痛，故胃脘疼痛，痛有定处而拒按，痛如针刺或刀割；面色晦暗，舌质暗或紫有瘀斑，脉涩为血行不畅之征。

治法：活血化瘀，通络止血。

代表方：化血丹加味。

常用药：花蕊石、三七末、丹参、降香、茜草根、血余炭、地榆。

加减：胃脘刺痛者，加延胡索、乳香、没药；兼寒者，加艾叶炭、炮姜炭；兼热者，加大黄、虎杖；兼气虚者，加党参、黄芪；兼血虚者，加当归、鸡血藤。

5. 阴虚火旺证

热病、久病或气郁化火，津液耗伤，阴虚火旺，灼伤胃络，则吐血色红；胃失濡养则胃痛隐隐，津少不能上承，则咽干口渴；虚火扰动则潮热盗汗，耳鸣，少寐，烦躁不安；肠道失润则大便干燥；舌质红，脉细数为阴虚火旺之象。

治法：滋阴降火，凉血止血。

代表方：茜根散加减。

常用药：茜草根、侧柏叶、阿胶、生地黄、麦冬、旱莲草、黄芩。

加减：兼气虚者，加党参或合生脉散；阴虚甚者，加龟甲、玄参；潮热者，加地骨皮、青蒿、鳖甲、白薇；盗汗者，加五味子、牡蛎、浮小麦等；烦躁难眠者，加酸枣仁、知母。

（三）康复治疗

康复阶段多有脾虚血亏，可着重以健脾益气补血方药治疗，如党参、黄芪、白术、茯苓、何首乌、当归、白芍、熟地黄等。兼阴亏者，加用麦冬、玉竹、石斛等；若有瘀血蓄积者，可适当配用活血化瘀药，如三七、蒲黄之类。

参考文献

北京市科委重大项目《早期胃癌治疗规范研究》专家组，2018. 早期胃癌内镜下规范化切除的专家共识意见（2018，北京）［J］. 中华胃肠内镜电子杂志，5：49-60.

陈旻湖，2016. 中国功能性消化不良专家共识意见（2015年，上海）简介［J］. 中华消化杂志，36：20.

德罗斯曼，2016. 罗马Ⅳ：功能性胃肠病［M］. 方秀才，侯晓华，译. 北京：科学出版社.

房静远，杜奕奇，刘文忠，等，2017. 中国慢性胃炎共识意见（2017年，上海）［J］. 胃肠病学，22：670-687.

国家卫生健康委员会，2019. 胃癌诊疗规范（2018年版）［J］. 中华消化病与影像杂志（电子版），9：118-144.

加藤元嗣，2018. 京都胃炎分类［M］. 吴永友，李锐，译. 沈阳：辽宁科学技术出版社：27-69.

柯晓，王敏，唐旭东，等，2020. 消化系统常见病胃下垂中医诊疗指南（基层医生版）［J］. 中华中医药杂志，35：283-286.

李进，2018. 中国临床肿瘤学会（CSCO）胃癌诊疗指南［M］. 北京：人民卫生出版社：1-175.

李军祥，陈誩，李岩，2017. 功能性消化不良中西医结合诊疗共识意见（2017 年）［J］. 中国中西医结合消化杂志，25：889-894.

林果为，王吉耀，葛均波，2017. 内科学［M］. 15 版. 北京：人民卫生出版社.

刘文忠，谢勇，陆红，等，2017. 五次全国幽门螺杆菌感染处理共识报告［J］. 中华消化杂志，37：364-378.

王永炎，鲁兆麟，1999. 中医内科学［M］. 北京：人民卫生出版社：396-407，742-747.

徐军，戴佳原，尹路，2021. 急性上消化道出血急诊诊治流程专家共识［J］. 中国急救医学，41：1-10.

于皆平，沈志祥，罗和生，2017. 实用消化病学［M］. 3 版. 北京：科学出版社，261-288.

袁耀宗，王贞贞，2016. 消化性溃疡诊断与治疗规范（2016 年，西安）［J］. 中华消化杂志，36：508-513.

张声生，王垂杰，李玉锋，等，2017. 消化性溃疡中医诊疗专家共识意见（2017）［J］. 中华中医药杂志，32：4089-4093.

中国医师协会急诊医师分会，2015. 中国急性胃黏膜病变急诊专家共识［J］. 中国急救医学，35：769-775.

中国医师协会内镜医师分会消化内镜专委会，2019. 急性非静脉曲张性上消化道出血诊治指南（2018 年，杭州）［J］. 中华消化内镜杂志，（2）：77-85.

中华医学会外科学分会脾及门静脉高压外科学组. 2019. 肝硬化门静脉高压症食管、胃底静脉曲张破裂出血诊治专家共识（2019 版）［J］. 中华外科杂志，（12）：885-892.

中华中医药学会，2007. 中医胃癌诊疗指南（草案）［C］//中华中医药学会 2007 国际中医药肿瘤大会会刊. 重庆：中华中医药学会：4.

AJANI J A，D'AMICO T A，ALMHANNA K，et al，2016. Gastric cancer，version 3. 2016，NCCN clinical practice guidelines in oncology［J］. Journal of the National Comprehensive Cancer Network：JNCCN，14：1286-1312.

BARKUN A N，ALMADI M，KUIPERS E J，et al，2019. Management of nonvariceal upper gastrointestinal bleeding：guideline recommendations from the International Consensus Group［J］. Annals of internal medicine，171：805-822.

CHEN Q，LU H，2016. Kyoto global consensus report on Helicobacter pylori gastritis and its impact on Chinese clinical practice［J］. Journal of digestive diseases，17：353-356.

Japanese Gastric Cancer Association，2020. Japanese gastric cancer treatment guidelines 2018（5th edition）［J］. Gastric cancer，24：1-21.

MIWA H，KUSANO M，ARISAWA T，et al，2015. Evidence-based clinical practice guidelines for functional dyspepsia［J］. Journal of gastroenterology，50：125-139.

SUGANO K，TACK J，KUIPERS E J，et al，2015. Kyoto global consensus report on Helicobacter pylori gastritis［J］. Gut，64：1353-1367.

SUNG J J，CHIU P C，CHAN F K L，et al，2018. Asia-Pacific working group consensus on non-variceal upper gastrointestinal bleeding：An update 2018［J］. Gut，67：1757-1768.

（陈振东　张　弓　刘　定　赵　磊）

第四章

小肠及结直肠疾病

第一节 炎性肠病

一、概述

炎性肠病（inflammatory bowel disease，IBD）是指原因不明的一组非特异性慢性胃肠道炎症性疾病，包括克罗恩病（Crohn disease，CD）、溃疡性结肠炎（ulcerative colitis，UC）和未定型 IBD（IBD unclassified，IBDU）。IBDU 是指一种结肠型 IBD，根据其表现既不能确定为 CD，又不能确定为 UC。欧美 IBD 发病率和患病率一直处于较高水平，我国 2005～2014 年 IBD 总病例数为 35 万，预计 2025 年，将达到 150 万例，患病率约达到 107.1/100 000，远超日本及其他亚洲国家。IBD 患者男女比例相当，好发于青少年，发病第一个高峰在 15～25 岁，第二个高峰在 55～65 岁；两种疾病均可发生于儿童期，但发病率较低。IBD 在中医内科临床分属“泄泻”“痢疾”“便血”“肠风”或“脏毒”范畴。汉代张仲景在《金匮要略》中，立《呕吐哕下利病脉证治》一篇，将痢疾与泄泻，统称为下利，并分为虚寒、实滞、气利三种类型。李中梓《医宗必读·泄泻》对泄泻作了进一步概括，提出了著名的治泻九法。中医学认为，本病的发病主要与湿、暑、寒、热之邪侵袭中焦脾胃、食滞大肠、肝气乘脾及脾胃虚弱等因素有关。本病主要致病因素是湿邪，病位在肠，与肝、肾关系密切，疾病初起以实证为主而见湿热内蕴之候，久则伤脾及肾，入络，由于其病程漫长，病势缠绵，病变可及脏腑阴阳气血。

二、病因和发病机制

目前认为 IBD 的发病机制可能为环境因素作用于遗传易感性，当先天免疫系统无法清除肠腔内微生物或食物等抗原时，肠上皮细胞的通透性增加，最终导致了过度的免疫反应。

（一）环境因素

吸烟是最早被发现的危险因素，会加重患者病情，增加急性期发作次数和持续时间、增加患者实施外科手术的概率。此外，主动吸烟会增加 IBD 的肠外表现（如慢性皮肤病、关节症状等）的发生率。但吸烟主要引起 CD 病情恶化，对 UC 却有保护作用。饮食结构对于 IBD 的发病意见尚未统一，部分学者认为高脂肪、高胆固醇饮食易增加 IBD 的患病风险，饮食中亚油酸、多不饱和脂肪酸水平与 IBD 的发病呈明显负相关。IBD 患者存在维生素 D 缺乏，血清低维生素 D 水平与 IBD 的发生风险呈正相关。

（二）微生物因素

肠道微生物参与 IBD 的发生、发展，但无特异微生物病原与 IBD 有固定关系。目前认为肠道菌群的改变可能通过抗原刺激引起肠道组织持续性炎症。

（三）遗传因素

IBD 患者的家族成员患病的风险显著高于普通人群，白种人发病率较高，黑种人和黄种人发病率相对较低。现已发现 IBD 有超过 163 个基因易感性位点，30%的 CD 患者被检测出异常的 *NOD2* 基因，其他较明确的基因有 *ATG16L1* 基因、*IRGM* 基因、*toll-4* 基因、*IL-23* 受体基因、*HLA-II*、*OCTN1* 和 *DLG5* 等。目前认为患者在一定环境因素作用下由于遗传易感性而发病。

（四）免疫因素

肠道上皮细胞是肠道防御系统的第一道防线，当肠道上皮屏障破坏，黏膜通透性增加，肠组织暴露于大量抗原中，免疫耐受的丢失，获得性免疫是 IBD 肠黏膜损伤最重要的原因。黏膜固有层的 T 细胞激活，Th1/Th2 比例失衡，Th1 升高促使干扰素-γ（IFN-γ）、肿瘤坏死因子-γ（TNF-γ）、白细胞介素-12（IL-12）增加，IL-4 减少，Th2 升高刺激 IL-5 和 IL-13 分泌增多维持异常免疫反应，导致肠道免疫系统错误识别，释放大量细胞因子和炎症介质，刺激炎症免疫应答逐级放大，最终导致组织损伤。

三、溃疡性结肠炎

（一）临床表现

1. 消化系统表现

黏液脓血便是最常见的症状。其他症状如持续或反复发作的腹泻、黏液脓血便伴腹痛、里急后重和不同程度的全身症状，病程多在 4～6 周以上。

2. 全身症状

中-重度 UC 常出现发热、消瘦、低蛋白血症及贫血。

3. 肠外表现及并发症

（1）肠外表现

一部分肠外表现可在结肠炎控制后得到缓解，但尚有一部分肠外表现与 UC 病情无关。前者包括外周关节炎、结节性红斑、坏疽性脓皮病、口腔复发溃疡等；后者包括骶髂关节炎、强直性脊柱炎、原发性硬化性胆管炎等。老年 UC 患者肠外表现更常见，且各年龄组患者诊断时合并肠外表现均预示临床结局较差，可能需要联合应用免疫抑制剂、生物制剂，甚至手术治疗。

（2）并发症

下消化道出血、肠穿孔、癌变、中毒性巨结肠等为 UC 的常见并发症。

（二）辅助检查

1. 实验室检查

粪便中可见黏液及脓血，大便隐血试验阳性，镜检可见大量的红细胞、白细胞及脓细胞。血液学检查可见红细胞沉降率（血沉）加快，白细胞升高，血红蛋白降低，血清总蛋白和（或）白蛋白降低、C 反应蛋白（CRP）升高等。怀疑合并巨细胞病毒（cytomegalovirus，CMV）感染时，可行血清 CMV IgM 及 DNA 检测。怀疑合并难辨梭状芽孢杆菌感染时，可行粪便毒素试验（酶联免疫测定毒素 A 和毒素 B）、核苷酸 PCR、谷氨酸脱氢酶抗原检测等。近年来，抗中性粒细胞抗体（ANCA）与 UC 的关系日益受到重视，其中核周型 ANCA（pANCA）与 UC 关系最为密切。此外，UC 患者常有肝功能异常或伴硬化性胆管炎，可出现碱性磷酸酶和转氨酶升高。

2. 内镜检查

分为活动期与缓解期。活动期特征：①轻度 UC 内镜下表现为红斑、黏膜充血以及血管纹理消失；②中度 UC 内镜下表现为血管形态消失，出血黏附在黏膜表面、糜烂，且常伴粗糙颗粒状的外观和黏膜脆性的增加（接触性出血）；③重度 UC 内镜下表现为黏膜的自发性出血及溃疡。缓解期可见正常黏膜，部分患者可见假性息肉形成，或呈瘢痕样改变；对于病程较长的患者，因黏膜萎缩，可见结肠袋形态的消失、肠腔的狭窄以及炎（假）性息肉的形成。伴 CMV 感染者，内镜下可见不规则、深凿样或纵行溃疡，部分伴大片状黏膜缺失。对于临床上表现为直肠赦免，或症状不典型，或伴有倒灌性回肠炎等诊断有困难者，应考虑在回结肠镜检查的基础上行小肠镜检查。

3. 病理检查

活动期表现：固有膜内有弥漫性、急性、慢性炎症细胞浸润（中性粒细胞、淋巴细胞、浆细胞、嗜酸性粒细胞等），尤其是上皮细胞间有中性粒细胞浸润（即隐窝炎），乃至形成隐窝脓肿；隐窝结构改变，隐窝大小、形态不规则，分支、出芽，排列紊乱，杯状细胞减少等；黏膜表面糜烂、浅溃疡形成和肉芽组织。缓解期表现：黏膜糜烂或溃疡愈合；固有膜内中性粒细胞浸润减少或消失，慢性炎症细胞浸润减少；隐窝结构改变可保留，如隐窝分支、减少或萎缩，可见潘氏细胞（Paneth cell）化生（结肠脾曲以远）。

4. 其他检查

无条件进行结肠镜检查或肠腔狭窄致使结肠镜无法通过时，可考虑应用 CT 结肠成像检查、钡剂灌肠检查等影像学方法。

（三）诊断与鉴别诊断

UC 缺乏诊断的金标准，主要结合临床表现、实验室及影像学检查、内镜和组织学表现进行综合分析，在排除感染性和其他非感染性结肠炎的基础上做出诊断。可按下列要点诊断：具有典型临床表现者为临床疑诊，安排进一步检查；同时具备上述结肠镜和（或）放射影像学特征者，可临床拟诊；如再具备上述黏膜活检和（或）手术切除标本组织病理学特征者，可以确诊；初发病例如临床表现、结肠镜检查和活检组织学改变不典型者，暂不确诊，应密切随访。

1. 临床类型

可分为初发型和慢性复发型。初发型指无既往病史而首次发作，该类型在鉴别诊断中应予特别注意，亦涉及缓解后如何进行维持治疗的考虑；慢性复发型指临床缓解期再次出现症状，临床上最常见。

2. 病变范围

目前临床上多采用蒙特利尔分型（表4-1）。

表4-1　UC病变范围的蒙特利尔分型

分型	分布	结肠镜下所见范围
E1	直肠	局限于直肠，未达乙状结肠
E2	左半结肠	累及左半结肠（脾曲以远）
E3	广泛结肠	广泛病变累及脾曲以近乃至全结肠

3. 疾病活动性的严重程度（表4-2）

表4-2　改良Truelove和Witts疾病严重程度分型

分型	排便（次/天）	便血	R（次/分）	T（℃）	Hb	血沉（mm/h）
轻度	＜4	轻或无	正常	正常	正常	＜20
重度	≥6	重	＞90	＞37.8	＜75%正常值	＞30

R：脉搏；T：体温；Hb：血红蛋白。

（四）西医治疗

1. 活动期的治疗

（1）轻度UC

氨基水杨酸制剂是主要药物，包括柳氮磺吡啶（sulfasalazine，SASP）和不同类型的5-氨基水杨酸（5-aminosalicylic acid，5-ASA）制剂。SASP疗效与其他5-ASA制剂相似，但不良反应远较多见。氨基水杨酸制剂治疗无效者，特别是病变较广泛者，可改用糖皮质激素口服。

（2）中度UC

首选氨基水杨酸制剂（用法同前），如治疗2～4周症状控制不佳者（尤其病变较广泛），应及时改用激素治疗。泼尼松 0.75～1mg/（kg·d）（其他类型全身作用激素的剂量按相当于上述泼尼松剂量折算）给药。达到症状缓解后开始逐渐缓慢减量至停药，注意快速减量会导致早期复发。免疫抑制剂适用于激素无效或依赖者，包括硫嘌唑呤（AZA，azathioprine）和6-

巯基嘌呤（6-mercaptopurine，6-MP），但两者口服后需 3 个月才完全起作用。当激素和上述免疫抑制剂治疗无效或激素依赖或不能耐受上述药物治疗时，可考虑生物制剂治疗。目前应用广泛的有英夫利昔单抗（infliximab，IFX）、阿达木单抗（adalimumab，ADA）、赛妥珠单抗（certolizumab pegol，CZP）、维多珠单抗（vedolizumab）等。其中 IFX 和 ADA 属于抗 TNF-α 药物，CZP 和维多珠单抗属抗黏附生物制剂。IFX 可大容量输入，分布迅速，生物利用度稳定；ADA 免疫原性低，适用于对 IFX 丧失反应或不能耐受的患者，注射部位反应的风险较低；CZP 免疫原性较低，可用于妊娠及哺乳期患者，半衰期较长，为 14 天；维多珠单抗具有肠道选择性，感染、癌症、淋巴瘤风险低，禁忌证相对较少。

（3）重度 UC

纠正贫血、水及电解质、酸碱平衡紊乱，无法进食时应予以胃肠外营养；警惕是否合并难辨梭状芽孢杆菌或 CMV 感染，选用甲硝唑和万古霉素、更昔洛韦和膦甲酸钠相应治疗；注意忌用止泻药、抗胆碱药物、阿片类制剂、NSAID 等，以避免诱发结肠扩张；中毒症状明显者可考虑静脉使用广谱抗菌药物；注意预防血栓形成，必要时使用低分子量肝素。静脉用糖皮质激素为首选治疗（甲泼尼龙 40～60mg/d 或氢化可的松 300～400mg/d），3 天仍然无效者，应转换治疗，选择环孢素 A（cyclosporine A，CsA）、他克莫司或生物制剂。权衡先予“转换”治疗或立即手术治疗的利弊，视具体情况决定；中毒性巨结肠患者一般宜早期实施手术。

2. 缓解期的维持治疗

由氨基水杨酸制剂或激素诱导缓解后以氨基水杨酸制剂维持，用原诱导缓解剂量的全量或半量。氨基水杨酸制剂维持治疗的疗程为 3～5 年或长期维持，同时需补充叶酸。硫嘌呤类药物用于激素依赖者、氨基水杨酸制剂无效或不耐受、环孢素或他克莫司有效者。以生物制剂诱导缓解后继续生物制剂维持。

3. 外科手术治疗

适应证：①药物治疗无效；②疗效不佳的慢性复发型 UC；③药物疗效不佳的高龄患者；④病程长且合并结肠狭窄者；⑤癌变、内镜切除不满意和不适宜内镜切除的上皮内瘤变者。

（五）中医辨证论治与康复治疗

1. 中医辨证要点

（1）辨实痢、虚痢

起病急骤，病程短者属实；起病缓慢，病程长者多虚。形体强壮，脉滑实有力者属实；形体薄弱，脉虚弱无力者属虚。腹痛胀满，痛而拒按，痛时窘迫欲便，便后里急后重暂时减轻者为实；腹痛绵绵，痛而喜按，便后里急后重不减，坠胀甚者为虚。

（2）识寒痢、热痢

痢下脓血鲜红，或赤多白少者属热；痢下白色黏冻涕状，或赤少白多者属寒。痢下黏稠臭秽者属热；痢下清稀而不甚臭秽者属寒。身热面赤，口渴喜饮者属热；面白肢冷形寒，口和不渴者属寒。舌红苔黄腻，脉滑数者属热；舌淡苔白，脉沉细者属寒。

2. 中医证治分型

证候诊断：主症两项，次症两项，参考舌脉，即可诊断。

（1）大肠湿热证

主症：①腹泻，便下黏液脓血；②腹痛；③里急后重。

次症：①肛门灼热；②腹胀；③小便短赤；④口干；⑤口苦。

舌脉：舌质红，苔黄腻；脉滑。

治法：清热化湿，调气和血。

主方：芍药汤。

常用药：白芍、黄连、黄芩、木香、炒当归、肉桂、槟榔、生甘草、大黄。

加减：脓血便明显，加白头翁、地锦草、马齿苋等；血便明显，加地榆、槐花、茜草等。

（2）热毒炽盛证

主症：①便下脓血或血便，量多次频；②腹痛明显；③发热。

次症：①里急后重；②腹胀；③口渴；④烦躁不安。

舌脉：舌质红，苔黄燥；脉滑数。

治法：清热祛湿，凉血解毒。

主方：白头翁汤。

常用药物：白头翁、黄连、黄柏、秦皮。

加减：血便频多，加仙鹤草、紫草、槐花、地榆、牡丹皮等；腹痛较甚，加徐长卿、白芍、甘草等；发热者，加金银花、葛根等。

（3）脾虚湿蕴证

主症：①黏液脓血便，白多赤少，或为白冻；②腹泻便溏，夹有不消化食物；③脘腹胀满。

次症：①腹部隐痛；②肢体困倦；③食少纳差；④神疲懒言。

舌脉：舌质淡红，边有齿痕，苔薄白腻；脉细弱或细滑。

治法：益气健脾，化湿和中。

主方：参苓白术散。

常用药：党参、白术、茯苓、甘草、桔梗、莲子肉、白扁豆、砂仁、山药、薏苡仁、陈皮。

加减：大便白冻黏液较多者，加苍术、白芷、仙鹤草等；久泻气陷者，加黄芪、炙升麻、炒柴胡等。

（4）寒热错杂证

主症：①下痢稀薄，夹有黏冻，反复发作；②肛门灼热；③腹痛绵绵。

次症：①畏寒怕冷；②口渴不欲饮；③饥不欲食。

舌脉：舌质红，或舌淡红，苔薄黄；脉弦，或细弦。

治法：温中补虚，清热化湿。

主方：乌梅丸。

常用药：乌梅、黄连、黄柏、桂枝、干姜、党参、炒当归、制附子等。

加减：大便稀溏，加山药、炒白术等；久泻不止者，加石榴皮、诃子等。

（5）肝郁脾虚证

主症：①情绪抑郁或焦虑不安，常因情志因素诱发，大便次数增多；②大便稀烂或黏液便；

③腹痛即泻，泻后痛减。

次症：①排便不爽；②饮食减少；③腹胀；④肠鸣。

舌脉：舌质淡红，苔薄白；脉弦或弦细。

治法：疏肝理气，健脾化湿。

主方：痛泻要方合四逆散。

常用药：陈皮、白术、白芍、防风、炒柴胡、炒枳实、炙甘草。

加减：腹痛、肠鸣者，加木香、木瓜、乌梅等；腹泻明显者加党参、茯苓、山药、芡实等。

（6）脾肾阳虚证

主症：①久泻不止，大便稀薄；②夹有白冻，或伴有完谷不化，甚则滑脱不禁；③腹痛喜温喜按。

次症：①腹胀；②食少纳差；③形寒肢冷；④腰酸膝软。

舌脉：舌质淡胖，或有齿痕，苔薄白润；脉沉细。

治法：健脾补肾，温阳化湿。

主方：附子理中丸合四神丸。

常用药：制附子、党参、干姜、炒白术、甘草、补骨脂、肉豆蔻、吴茱萸、五味子。

加减：腰酸膝软，加菟丝子、益智仁等；畏寒怕冷，加肉桂等；大便滑脱不禁，加赤石脂、禹余粮等。

（7）阴血亏虚证

主症：①便下脓血，反复发作；②大便干结，夹有黏液便血，排便不畅；③腹中隐隐灼痛。

次症：①形体消瘦；②口燥咽干；③虚烦失眠；④五心烦热。

舌脉：舌红少津或舌质淡，少苔或无苔；脉细弱。

治法：滋阴清肠，益气养血。

主方：驻车丸合四物汤。

药物：黄连、阿胶、干姜、当归、地黄、白芍、川芎。

加减：大便干结，加麦冬、玄参、火麻仁等；面色少华，加黄芪、党参等。

3. 康复治疗

（1）中药灌肠

中药灌肠有助于较快缓解症状，促进肠黏膜损伤的修复。①清热化湿类：黄柏、黄连、苦参、白头翁、马齿苋、秦皮等；②收敛护膜类：诃子、赤石脂、石榴皮、五倍子、乌梅、枯矾等；③生肌敛疡类：白及、三七、血竭、青黛、儿茶、生黄芪、炉甘石等；④宁络止血类：地榆、槐花、紫草、紫珠叶、蒲黄、大黄炭、仙鹤草等；⑤清热解毒类：野菊花、白花蛇舌草、败酱草等。临床可根据病情需要选用4～8味中药组成灌肠处方。以灌肠液120～150ml，温度39℃，睡前排便后灌肠为宜，可取左侧卧位30分钟，平卧位30分钟，右侧卧位30分钟，后取舒适体位。灌肠结束后，尽量保留药液1小时以上。

（2）针灸治疗

针灸治疗穴位多取中脘、气海、神阙等任脉穴位，脾俞、胃俞、大肠俞等背俞穴，天枢、足三里、上巨虚等足阳明胃经穴位，三阴交、阴陵泉、太冲等足三阴经穴位。

四、克罗恩病

（一）临床表现

克罗恩病（CD）的消化道表现主要有腹泻和腹痛，可有血便，全身性表现包括体重减轻、发热、食欲不振、疲劳、贫血，青少年患者可见生长发育迟缓，肠外表现包括关节损伤、皮肤黏膜表现、眼部病变、肝胆疾病等。

并发症：瘘管、腹腔脓肿、肠腔狭窄和肠梗阻、肛周病变（肛周脓肿、肛周瘘管、皮赘、肛裂等），较少见的有消化道大出血、肠穿孔，病程长者可发生癌变。

（二）实验室及其他检查

1. 实验室检查

目前没有明确诊断CD的特异性实验室指标，但血清和粪便试验的结果有助于诊断。血沉和（或）CRP可能升高，但正常水平不能排除CD的活动。部分患者可表现为贫血、低白蛋白血症，另外粪钙卫蛋白也可作为参考指标。

2. 内镜检查

结肠镜检查和黏膜组织活检是首选方法。典型表现为阿弗他溃疡、纵行溃疡，非连续性，病变间黏膜可完全正常；其他表现包括卵石征、肠壁增厚伴不同程度狭窄、团簇样息肉增生等。少见直肠受累和（或）瘘管开口、环周及连续的病变。另外，需选择有关检查明确小肠和上消化道是否受累。

3. 病理学检查

（1）大体病理表现

节段性或者局灶性病变；融合的纵行线性溃疡；卵石样外观，瘘管形成；肠系膜脂肪包绕病灶；肠壁增厚和肠腔狭窄等。

（2）光学显微镜下特点

①透壁性炎；②聚集性炎症分布，透壁性淋巴细胞增生；③黏膜下层增厚（由纤维化-纤维肌组织破坏和炎症、水肿造成）；④裂隙状溃疡；⑤非干酪样肉芽肿；⑥肠道神经系统异常（黏膜下神经纤维增生和神经节炎，肌间神经纤维增生）；⑦相对比较正常的上皮-黏液分泌保存（杯状细胞通常正常）。其中，局灶性的慢性炎症、局灶性隐窝结构异常和非干酪样肉芽肿是公认最重要的显微镜下特点。

4. 影像学检查

CT或MR肠道显像（CTE/MRE）已经成为评估肠道炎性病变的标准影像学检查。CTE/MRE可以反映肠壁的炎性改变、病变分布的部位和范围、狭窄的存在及其可能的性质（如炎性活动性或纤维性狭窄）、肠腔外并发症（如瘘管形成、腹腔脓肿或蜂窝织炎）等。具体表现如下。①肠壁增厚：正常肠壁厚为2～3mm，＞3mm认为肠壁增厚。②多节段性病变：小肠节段性受侵，间隔为正常肠管。③肠壁强化。④肠管外病变表现：淋巴结肿大、“木梳征”肠系膜血管增多、扩张以及扭曲的现象。

（三）诊断与鉴别诊断

WHO 推荐的诊断标准见表 4-3。

表 4-3　WHO 推荐的诊断标准

项目	临床	影像学检查	内镜检查	活组织检查	手术标本
非连续性或节段性改变		+	+		+
卵石样外观或纵行溃疡		+	+		+
全壁性炎症反应改变	+	+		+	+
非干酪性肉芽肿				+	+
裂沟、瘘管	+	+			+
肛周病变	+				

具有 1、2、3 者为疑诊；再加上 4、5、6 三者之一可确诊；具备 4 者，只要加上 1、2、3 三者之二亦可确诊，“+” 代表有此项表现。

鉴别诊断：与 CD 鉴别最困难的疾病是肠结核（表 4-4）。肠道白塞（Behcet）病系统表现不典型者鉴别亦会相当困难；其他需要鉴别的疾病还有感染性肠炎。UC 与 CD 鉴别：根据临床表现、内镜和病理组织学特征不难鉴别（表 4-5）。

表 4-4　CD 与肠结核的鉴别

项目	CD	肠结核
肠外结核	一般无	多见
病程	病程长，缓解与复发交替	复发不多
瘘管、腹腔脓肿、肛周病变	可见	少见
病变节段性分布	多节段	常无
溃疡形状	纵行、裂沟状	环形，不规则
结核菌素试验	阴性或阳性	强阳性
抗结核治疗	无明显改善，肠道病变无好转	症状改善，肠道病变好转
抗酸杆菌染色	阴性	可阳性
干酪性肉芽肿	无	可有

表 4-5　UC 与结肠 CD 的鉴别

项目	UC	CD
症状	脓血便多见	脓血便较少见
病变分布	连续性	节段性
直肠受累	绝大多数	少见
肠腔狭窄	少见，中心性	多见，偏心性
溃疡及黏膜	溃疡浅，黏膜弥漫性充血水肿、颗粒状，脆性增加	纵行溃疡、黏膜呈卵石样，病变间的黏膜正常
组织病理	固有膜全层弥漫性炎症、隐窝脓肿、隐窝结构明显异常、杯状细胞减少	裂隙状溃疡、非干酪性肉芽肿、黏膜下层淋巴细胞聚集

（四）西医治疗

1. 活动期治疗

戒烟、营养支持首选肠内营养，不足时辅以肠外营养。轻度者使用氨基水杨酸制剂，适用于结肠型、回肠型和回结肠型；病变局限在回肠末端、回盲部或升结肠者，布地奈德疗效优于美沙拉秦。中度者糖皮质激素是最常用的治疗药物，激素无效或激素依赖时加用硫嘌呤类药物或甲氨蝶呤。IFX 用于激素和免疫抑制剂治疗无效或激素依赖者或不能耐受上述药物治疗者。沙利度胺对儿童及成人难治性 CD 有效，可用于无条件使用 IFX 者。重度者应激素静脉给药，泼尼松 0.75～1mg/（kg・d）。IFX 可在激素无效时应用，亦可一开始就应用。激素或传统治疗无效者可考虑手术治疗。

2. 缓解期治疗

氨基水杨酸制剂诱导缓解者使用氨基水杨酸制剂维持治疗；激素或生物制剂诱导缓解者，需长期应用 AZA 维持缓解，若无效可用 6-MP、甲氨蝶呤维持，IFX 诱导缓解以 IFX 维持治疗。目前推荐维持无激素缓解伴黏膜愈合和 CRP 正常者，可考虑停用 IFX 继以免疫抑制剂维持治疗。

3. 手术治疗

适应证：①药物治疗反应不佳或依从性差者；②即将或已经穿孔者；③药物和内镜治疗无效的小肠或吻合口狭窄者；④内镜下无法充分观察的结肠狭窄者；⑤对于合并肠瘘，或已行药物治疗但仍有局部或全身性脓毒症的症状或体征者；⑥病情不稳定的消化道出血者；⑦对于结直肠有恶性肿瘤、非腺瘤性不典型增生相关的病变或肿块、高度不典型增生或多灶性低度不典型增生的 CD 患者，可考虑行全结直肠切除。

（五）中医辨证论治与康复治疗

详见 UC 部分。

第二节　缺血性肠病

一、概　　述

缺血性肠病为常见临床综合征，指肠道血液供应不足所致的代谢异常，常见于血管闭塞、血管痉挛或肠血流灌注缺乏导致不同程度的肠壁缺血，甚至坏死。本病可分为急性肠系膜缺血（AMI）、慢性肠系膜缺血（CMI）及缺血性结肠炎（IC），占比分别为 45%、5%和 50%。危险因素包括女性、老年、心血管疾病史、习惯性便秘及近期手术史。缺血性肠病的常见症状多为腹痛、便血，急性肠系膜缺血早期诊断困难，往往起病较急，预后常较差，且病死率较高；而慢性肠系膜缺血和缺血性结肠炎预后较好。祖国医学的文献并无缺血性肠病的描述，但按其证候应归属为“血证”“便血”“腹痛”等范畴。血证的记载最早见于《黄帝内经》；而腹痛的病名最早亦见于《黄帝内经》。《素问·举痛论》中记载，“寒气客于肠胃之间，膜原之下，血不得散，小络急引故痛” “热气留于小肠，肠中痛，瘅热焦渴，则坚干不得出，故痛而闭不通矣”。

二、病因及发病机制

肠道的动脉血液供应来自腹主动脉、肠系膜上动脉（SMA）和肠系膜下动脉（IMA），彼此存在侧支循环；当一支主要动脉闭塞时，侧支循环立即开放供给血流。而结肠脾曲 Griffith 点和直乙交界 Sudeck 点的“分水岭流域”距离动脉血供最远，是缺血常发生的位置。肠缺血分为动脉性闭塞（可为闭塞性或非闭塞性）和静脉阻塞（血栓形成和血管炎）。内脏血液循环占心输出量的20%，餐后可上升至35%以上，70%血液进入黏膜，因此最容易受到缺血损伤的影响，如疾病进展，损害可迅速发展至透壁性坏死（坏疽）；部分情况下，缺血肠段可通过纤维化而愈合（狭窄）。

（一）急性肠系膜缺血

急性肠系膜缺血是由于肠系膜动脉栓塞或静脉血栓形成，常伴有心血管基础疾病。由于 SMA 粗大斜行，栓子易进入该动脉，发生小肠或右半结肠急性梗死。栓子多来源于心房颤动伴二尖瓣狭窄、心肌梗死后、人工瓣膜、细菌性心内膜炎，也由动脉粥样硬化或动脉瘤的斑块脱落或主动脉病变引起。肠系膜静脉血栓形成多由静脉炎所致，也可继发于能引起血流滞缓的疾病（如门静脉高压、手术创伤、腹腔感染、真性红细胞增多症、恶性肿瘤）或服用某些药物造成血液处于高凝状态（避孕药、洋地黄类等）。血管外因素包括嵌顿疝、肠扭转、肠套叠和腹腔粘连带压迫。

（二）慢性肠系膜缺血和缺血性结肠炎

慢性肠系膜缺血主要病因是动脉粥样硬化导致的血管狭窄，除此以外，肠道血管畸形和多种病因导致的血管炎都可引起缺血性肠病。另外，全身性血管病变累及腹腔血管导致肠管供血不足也会有缺血性改变。败血症、各种原因导致的休克等体循环紊乱也可引起本病，能导致肠壁血流急剧减少的有关因素（如应用血管收缩药物及过量强心药物）有时也可引起本病。由于解剖的特殊性，左半结肠由肠系膜下动脉供血，它与腹主动脉呈锐角，影响血流速度，故缺血性结肠炎好发于左半结肠。

三、临 床 表 现

肠缺血的临床表现取决于受累的肠管范围、程度、持续时间和侧支循环的开放情况，表现为肠系膜上动脉栓塞（SMAE）、肠系膜上动脉血栓形成（SMAT）、非闭塞性肠系膜缺血（NOMI）、肠系膜静脉血栓形成（MVT）和局灶性节段性小肠缺血（FSI）等。

（一）急性肠系膜缺血

急性肠系膜缺血的典型表现是突发剧烈的脐周或上腹部疼痛，症状大于体征；6～12 小时后，出现肠麻痹、持续性腹痛，肠鸣音减弱，便血；此时解除梗阻，缺血可恢复。12 小时后出现腹膜刺激征，发热、肠鸣音消失，提示病变不可逆。急性 FSI 酷似急性阑尾炎表现。

（二）慢性肠系膜缺血

除 SAME 外其他肠缺血均可出现慢性肠系膜缺血，慢性肠系膜缺血起病缓慢，表现为频繁饭后腹痛、畏食及体重下降。腹痛多在脐周或左下腹，严重程度不等，餐后半小时以内发作，1～2 小时腹痛最明显，之后症状减轻，卧位或蹲坐可减轻症状。慢性 FSI 酷似克罗恩病。

（三）缺血性结肠炎

腹痛后便鲜血是典型表现。腹痛也可发生在便血后，左下腹突发性绞痛，轻重不一，腹痛多在起病 1～2 天缓解，查体左下腹压痛；部分患者于 24 小时内出现鲜血便。可伴厌食、恶心、呕吐、低热等。

四、实验室及其他检查

（一）实验室检查

常有血白细胞增高，大便隐血试验阳性。另外，乳酸脱氢酶、肌酸激酶、碱性磷酸酶也可增高，但对急性肠系膜缺血的诊断缺乏特异性。有研究指出 D-二聚体＞0.9mg/L 时，对于本病诊断的特异性为 92%，因此 D-二聚体升高对本病诊断有一定意义，但其升高程度与病情严重程度的关系仍需进一步研究。

（二）内镜检查

内镜对于急慢性肠系膜缺血的诊断价值有限；但在缺血性结肠炎的诊断及鉴别方面是重要的检查手段，其表现为病变呈节段性，边缘清楚，黏膜充血、水肿，甚至肠腔狭窄等征象。内镜组织活检的病理学改变主要包括肠壁充血、水肿、出血、变性坏死及含铁血黄素细胞浸润等，并伴有不同程度的炎症反应。

（三）影像学检查

1. 数字减影血管造影（DSA）

DSA 是目前诊断缺血性肠病的金标准。它可以直观地看到病变部位的缺血情况、侧支循环的建立，还可以鉴别栓塞与血栓的形成，并且可直接经血管进行药物灌注及介入治疗。DSA 的阳性征象包括动脉血管的弥漫性或其分支节段性痉挛，并可见肠系膜血管的栓子或血栓形成等。

2. CT/CT 血管成像（CTA）与 MR/MR 血管成像（MRA）

常规 CT 对于早期肠系膜缺血无特异性，当坏死及坏疽发生后，可见受累肠段肠壁局限性或弥漫性增厚、腹水、肠系膜动脉狭窄及阻塞、肠系膜上静脉血栓、门静脉积气等；CTA 可发现肠系膜主要血管及分支的血栓，并可能替代动脉造影诊断肠系膜缺血。MR 对急性肠缺血诊断的灵敏度和准确性可能较 CT 更为优越，MRA 较 CTA 的优点是无肾毒性，缺点则是对非闭塞性肠系膜缺血及末梢小动脉栓塞的敏感性及特异性均较差。

3. 其他

腹部放射性检查对肠系膜缺血的敏感度低（30%），且特异性不高，主要可排除其他疾病；钡剂灌肠用于缺血性肠病的初步检查，可见肠管痉挛、脾曲锐角征、锯齿样充盈缺损等，并可显示本病最典型的 X 线征象——“指压征”，其常出现在疾病的晚期，反映肠壁黏膜下出血和水肿。多普勒超声对肠系膜血管及肠管形态的诊断具有一定价值；但是受到腹部气体的影响，对腹部血管近侧端具有特异性，对于非闭塞性肠系膜缺血诊断敏感度低。

五、诊　断

本病暂无明确的诊断标准，临床诊断来源于对病因、病史、临床表现、实验室及辅助检查的综合判断。由弥漫性血管病变、血栓高危因素、多种原因造成的血容量不足的老年患者，临床有腹痛、血便，排除其他疾病，应考虑本病。急性肠系膜缺血：腹痛明显，症状和体征不符，体征多较轻。腹部平片可见“指压征”，CT 检查可见相应血管不显影或腔内充盈缺损。选择性血管造影是诊断的金标准，肠黏膜病理检查以缺血为主。慢性肠系膜缺血：诊断以临床表现及影像学检查为主。主要症状为腹痛反复发作，病程较长，患者畏食，消瘦，上腹部常可闻及血管杂音。缺血性结肠炎：无明显诱因出现腹痛、血便、腹泻及急腹症的老年患者应警惕本病，条件许可尽早行肠镜检查。

六、西医治疗

（一）急性肠系膜缺血的治疗

本病的治疗原则为恢复血容量，纠正病因。

1. 药物治疗

（1）血管扩张药

罂粟碱初始剂量 60mg，经导管灌注，30～60mg/h，持续 12～48 小时。

（2）溶栓和抗凝治疗

可以通过介入方法或外周静脉使用尿激酶、链激酶和组织型纤溶酶原激活物溶栓治疗；使用肝素抗凝治疗。溶栓治疗时间窗在 48 小时之内，时间过长导致出血概率明显增高。

（3）对症支持治疗

快速补液，纠正水、电解质、酸碱平衡紊乱，预防性使用足量而有效的抗生素，保持内环境及生命体征的稳定。

2. 手术治疗

任何类型的急性肠系膜缺血患者如果出现腹膜炎体征，提示肠管坏死，应立即行手术治疗。外科手术包括切除坏死和穿孔的肠段、栓子摘除、血管成形、内膜切除和旁路手术等。需要注意的是年老体弱合并严重的心、脑、肺血管疾病及重要脏器的功能障碍不能耐受手术、同时未发现肠坏死迹象者及动脉造影显示主动脉、肠系膜上动脉和腹腔干动脉病变广泛，预计手术效果差者为手术禁忌人群。

（二）慢性肠系膜缺血的治疗

慢性肠系膜缺血的治疗目的是恢复肠系膜动脉血流。一线治疗是主动脉肠系膜血管移植开放性外科血管重建手术，其他血管内治疗（支架置入或非支架置入的经皮血管成形术）对慢性肠系膜缺血治疗有效，但复发的危险性较高。

（三）缺血性结肠炎的治疗

需要“结肠休息”，监测腹部体征、是否出血、发热以及白细胞计数。推荐使用抗生素预防感染。停用任何缩血管药物和加重缺血的药物（地高辛、苷类、血管升压素和利尿药）。如出现腹膜刺激症状，提示肠穿孔、坏疽性结肠炎、中毒性巨结肠以及脓毒血症，需要外科手术治疗。本病预后好，多数患者数天内症状改善，2 周内临床和影像检查恢复正常。

七、中医辨证论治与康复治疗

（一）辨证要点

本病的发生部位为胃、小肠、大肠，在中医脏腑辨证中属于六腑。六腑的生理特点以通为顺，即以通降下行为顺，如因外感时邪，饮食不节，情志失调及素体阳虚等因素而致脾胃升降失调，湿热内蕴，气滞血瘀，或气血郁塞、热结寒凝等使腑气不通，燥湿内结，气血瘩结，损伤肠道血络，均可表现为腹痛、恶心，呕吐、腹胀、便血等。

（二）证治分型

1. 湿热下注证

症状：明显的腹泻，腹痛，大便带血，舌红，苔黄，脉弦滑。

治法：清热利湿，活血止痛。

代表方：白头翁汤加减。

2. 气滞血瘀证

症状：以腹痛、腹胀为主，舌质暗，舌边有瘀斑、瘀点，脉涩。

治法：活血化瘀，行气止痛。

代表方：膈下逐瘀汤加减。

3. 脾肾阳虚证

症状：四肢乏力，腰肢酸软，腹胀，失眠，舌质淡，苔薄白，脉细无力。

治法：温肾健脾，活血通络。

代表方：温肾健脾汤加减。

4. 脾胃虚弱证

症状：腹部隐痛，胀闷少食，乏力懒动，苔白腻，脉细弱。

治法：温阳补脾，活血行气。
代表方：补中益气汤加减。

5. 肝旺脾弱证

症状：口干咽苦，烦躁易怒，腹部胀满，舌边红，苔白，脉弦。
治法：补脾泻肝，行气通络。
代表方：抑肝散加减。

（三）康复治疗

1. 针灸治疗

选取足三里、内关、中脘、太冲、关元、天枢、阳陵泉、期门。

2. 健康宣教

缺血性肠病好发于中老年人群，尤其伴有基础疾病者，当基础疾病未控制时，可出现相应临床症状。长期口服避孕药的年轻女性，多存在血液高凝状态，同样易引起缺血性肠病。常见预防方法为：①规律生活作息，正常饮食起居，定期进行体验；②控制血压、血糖以及血液黏滞度，避免缺血性肠病的发生；③缺血性肠病急性期建议禁食，病情恢复后推荐高蛋白、高能量、高纤维素、高维生素流食饮食，逐渐过渡到半流食、软食，恢复营养水平。

第三节　肠易激综合征

肠易激综合征（irritable bowel syndrome，IBS）是临床最常见的功能性肠病，以与排便相关的反复发作的腹痛和排便习惯改变为主要特征，根据症状的不同分为腹泻型（IBS-D）、便秘型（IBS-C）、混合型（IBS-M）和未定型（IBS-U）。IBS是最常见的消化系统疾病之一，我国的患病率为7%～12%。女性较男性多见，有家族聚集倾向。IBS属于《中医病证治法术语》中的“肠郁”。中医学认为本病由内伤情志，外感六淫，调养不当，或禀赋不足等原因，导致肝气郁滞，疏泄不利，肝脾不和，脾胃运化无权，升降失调，湿浊阻滞，肠道气机不畅，传导失司而发病。病位在肠，与脾、胃、肝、肾关系密切。病机变化在早期多属于实证，以肝郁气滞或湿浊阻滞为主，随着病情的发展，肝气乘脾，脾虚失运而为虚实夹杂，或寒湿内蕴化热而为寒热夹杂证，病程迁延日久，气血化源不足，肾气失充则为虚证。

一、病因及发病机制

IBS是一种多因素疾病，其发病机制复杂，包括胃肠动力异常、内脏高敏感性、肠道菌群改变和免疫异常、脑-肠轴调节功能紊乱等。

（一）胃肠动力异常

胃肠动力异常是症状发生的主要病理学基础，IBS-D结肠蠕动明显增加，可伴腹痛；胃结肠反射呈持续的增高反应。IBS-C 多表现为痉挛性收缩和腹胀，胃结肠反射减少。

（二）内脏高敏感性

IBS 对各种刺激极为敏感，痛阈降低。这可能是因为黏膜及黏膜下的内脏传入神经末梢的兴奋阈值降低和（或）中枢神经系统对传入神经冲动的感知异常，以及传出神经对传入信息的负反馈移植的调控能力减弱，从而相对增强了痛觉信号。

（三）肠道菌群改变和免疫异常

感染是诱发 IBS 的主要危险因素，有 7%～30%的患者与感染有关；1/3 的患者肠黏膜活检发现炎症细胞浸润，引起免疫激活，肠黏膜通透性增加，以及肠道菌群紊乱。

（四）脑-肠轴调节功能紊乱

IBS 患者存在中枢神经系统感觉异常和调节异常，可以被认为是对脑-肠系统的超敏反应。研究发现，IBS 患者的胃肠激素分泌异常，例如 5-羟色胺、胆囊收缩素、生长抑素和胃动素等。另外，社会心理因素也发挥一定作用，IBS 患者往往同时有心理和精神障碍。研究发现，焦虑、紧张、抑郁可直接作用于损伤的黏膜，有利于大分子物质的通过，激活免疫系统。

二、临床表现

（一）腹痛

腹痛可发生在任何部位，局限性或弥漫性，性质和程度各异，不影响睡眠；腹痛与排便有关，便后可缓解。

（二）腹泻

一般每日 3～5 次，也可 10 余次；粪量正常，多呈糊状或水样便，无脓血便；禁食水 72 小时以上可明显缓解，腹泻不影响睡眠。有时腹泻、便秘交替出现。

（三）便秘

排便困难，粪便干结，量少，便不尽感，甚至需要长期依赖导泻药物。

（四）其他

胃灼热、早饱、恶心、呕吐等消化道症状；慢性盆腔痛、性功能障碍等胃肠道外症状，甚至可有心理精神异常，例如抑郁、焦虑、紧张、多疑或敌意等。

要注意与器质性疾病相关的报警症状：50 岁以后出现症状，症状呈进行性加重，不能解释的体重下降，夜间腹泻，胃肠器质性疾病（包括结肠癌、腹腔疾病、炎性肠病、直肠出血、黑便以及不能解释的缺铁性贫血）的家族史。

三、诊　　断

IBS 的诊断依据主要是以腹部症状为主要特征，40 岁以上人群，需做实验室检查排除器质性病变。根据最新诊断标准罗马Ⅳ标准（表 4-6），下列症状可支持 IBS 的诊断：异常的排便频率（每周≤3 次排便或每天>3 次排便）；异常的粪便性状（块状便或者硬便，松散便或者稀水便）；排便费力；排便急迫感或排便不尽感；排出黏液。评估 IBS 时，不仅要考虑其主要症状，而且还要注意报警症状，排除结直肠癌。

表 4-6　诊断 IBS 的罗马Ⅳ和罗马Ⅲ标准的对比

罗马Ⅳ的诊断标准	罗马Ⅲ的诊断标准
腹痛：平均每周至少 1 天发作，发作 3 个月，病程持续半年以上。并伴有以下两种或两种以上症状：①症状与排便有关；②伴随排便频率的改变；③伴随粪便性质的改变	腹痛或腹部不适，过去3个月内每月至少3天复发性腹痛或不适，病程持续半年以上。并伴有以下两种或两种以上症状：①排便后症状改变；②伴随排便频率的改变；③伴随粪便性质的改变

四、西 医 治 疗

（一）建立良好的医患关系

医生需要以生物-心理-社会医疗模式，将患者看作一个整体的人，而非单纯的胃肠器官，通过以”患者为中心”的沟通模式，建立良好的医患关系。例如主动倾听、不打断患者陈述、表示同情、制定切合实际的目标（改善而不是治愈），运用一些肢体语言（比如目光接触、点头、前倾等），保持开放性的姿态以建立患者对医生的信任。

（二）改善生活方式

改善生活方式和饮食习惯逐渐成为最重要的一线治疗方案。相较于传统的治疗，有计划的锻炼能够更好地改善 IBS 患者的全部症状。IBS 患者的症状常在进食后发作，90%的 IBS 患者会限制饮食，以避免出现 IBS 的症状。但是真正的食物过敏并不多见，大部分患者是食物不耐受，应减少麦麸、可发酵寡聚糖、二糖、单糖及多元醇（Fermentable Oligo-，Di，Mono-Saccharides and Polyols，FODMAPs）等快速发酵、有渗透活性的短肽链糖类的摄入。避免过度进食、大量饮酒和摄入咖啡因、高脂饮食、产气作用的蔬菜和豆类、精加工面粉和人工食品；注意调整膳食纤维等。

（三）IBS-D 的治疗

洛哌叮胺是一线治疗药物，可抑制肠道蠕动、延长肠道传输时间、使粪便体积变小，可以减少排便次数、增加粪便硬度；因不通过血脑屏障，可长期应用，不会成瘾。5-HT 可以影响胃肠蠕动和内脏的敏感性，5-HT_3受体拮抗剂（例如昂丹斯琼、阿洛斯琼）可显著改善大便性状，改善排便的紧迫感、排便频率以及腹胀，但不能改善腹痛。解痉药（例如抗胆碱药和钙通道阻滞剂）可通过舒张肠道平滑肌改善症状，适合餐后的腹部痉挛和腹泻者。抗胆碱药的不良反应呈剂量依赖性，包括便秘、疲劳、口干、眩晕、视物模糊等，老年人慎用。非处方药薄荷油，有着钙通道阻滞的作用，也可以归类为解痉药。

（四）IBS-C 的治疗

渗透性缓泻药（如聚乙二醇）是一线药物，但可能出现剂量依赖性的腹胀、产气增多以及腹泻。膳食纤维对 IBS-C 患者有一定的治疗作用。利那洛肽是一种鸟苷酸环化酶 C 激动剂，适用于便秘伴有腹痛者，副作用是腹泻，应早餐前 30～60 分钟服用以降低腹泻的发生率。刺激性缓泻药在 IBS-C 患者中应用也较为普遍，常见的不良反应是腹痛和痉挛。鲁比前列酮是一种氯离子通道激活剂，可以刺激肠道液体的分泌，改善 IBS-C 患者的肠道以及腹部症状。为减少高剂量可能导致的恶心，鲁比前列酮应和食物一起服用。益生菌和利福昔明可能对 IBS-C 症状缓解有一定作用。

（五）行为干预措施

抗抑郁治疗在提高疼痛阈值、改善情绪、调节肠道运动方面均有疗效。三环类药物、选择性 5-HT 再摄取抑制剂、选择性去甲肾上腺素再摄取抑制剂都可用于 IBS 患者的治疗。

五、中医辨证论治与康复治疗

（一）中医辨证要点

根据 IBS 的主要临床表现，其在中医学中　属于“泄泻”“便秘”“腹痛”范畴。以腹痛、腹部不适为主症者，应属于“腹痛”范畴，可命名为“腹痛”；以大便粪质清稀为主症者，应属于“泄泻”范畴，可命名为“泄泻”；以排便困难、粪便干结为主症者，应属于“便秘”范畴，可命名为“便秘”。

1. 泄泻辨证要点

（1）辨寒热虚实

粪质清稀如水，或稀薄清冷，完谷不化，腹中冷痛，肠鸣，畏寒喜温，常因饮食生冷而诱发者，多属寒证；粪便黄褐，臭味较重，泻下急迫，肛门灼热，常因进食辛辣燥热食物而诱发者，多属热证；病程较长，腹痛不甚且喜按，小便利，口不渴，稍进油腻或饮食稍多即泻者，多属虚证；起病急，病程短，脘腹胀满，腹痛拒按，泻后痛减，泻下物臭秽者，多属实证。

（2）辨泻下物

大便清稀，或如水样，泻物腥秽者，多属寒湿之证；大便稀溏，其色黄褐，泻物臭秽者，多系湿热之证；大便溏垢，完谷不化，臭如败卵，多为伤食之证。

（3）辨轻重缓急

泄泻而饮食如常为轻证；泄泻而不能食，消瘦，或暴泻无度，或久泄滑脱不禁为重证；急性起病，病程短为急性泄泻；病程长，病势缓为慢性泄泻。

（4）辨病位

稍有饮食不慎或劳倦过度泄泻即作或复发，食后脘闷不舒，面色萎黄，倦怠乏力，多属病在脾；泄泻反复不愈，每因情志因素使泄泻发作或加重，腹痛肠鸣即泻，泻后痛减，矢气频作，胸胁胀闷者，多属病在肝；五更泄泻，完谷不化，小腹冷痛，腰酸肢冷者，多属病在肾。

2. 便秘辨证要点

辨寒热虚实：粪质干结，排出艰难，舌淡苔白滑，多属寒；粪质干燥坚硬，便下困难，肛门灼热，舌苔黄燥或垢腻，则属热；年高体弱，久病新产，粪质不干，欲便不出，便下无力，心悸气短，腰膝酸软，四肢不温，舌淡苔白，或大便干结，潮热盗汗，舌红无苔，脉细数，多属虚；年轻气盛，腹胀腹痛，嗳气频作，面赤口臭，舌苔厚，多属实。

（二）中医证治分型

证候诊断：主症两项，次症两项，参考舌脉，即可诊断。

1. 肝郁脾虚证

主症：①腹痛即泻，泻后痛减；②急躁易怒。

次症：①两胁胀满；②纳呆；③身倦乏力。

舌脉：舌淡胖，也可有齿痕，苔薄白；脉弦细。

治法：抑肝扶脾。

主方：痛泻要方。

常用药：白术、白芍、防风、陈皮。

加减：腹痛甚者，加延胡索、香附；嗳气频繁者，加柿蒂、豆蔻；泻甚者，加党参、乌梅、木瓜；腹胀明显者，加槟榔、大腹皮；烦躁易怒者，加牡丹皮、栀子。

2. 脾虚湿盛证

主症：①大便溏泻；②腹痛隐隐。

次症：①劳累或受凉后发作或加重；②神疲倦怠；③纳呆。

舌脉：舌淡，边可有齿痕，苔白腻；脉虚弱。

治法：健脾益气，化湿止泻。

主方：参苓白术散。

常用药：莲子肉、薏苡仁、砂仁、桔梗、白扁豆、茯苓、人参、甘草、白术、山药。

加减：舌白腻者，加厚朴、藿香；泻下稀便者，加苍术、泽泻；夜寐差者，加炒酸枣仁、首乌藤。

3. 脾肾阳虚证

主症：①腹痛即泻，多晨起时发作；②腹部冷痛，得温痛减。

次症：①腰膝酸软；②不思饮食；③形寒肢冷。

舌脉：舌淡胖，苔白滑；脉沉细。

治法：温补脾肾。

主方：附子理中汤合四神丸。

常用药：附子、人参、干姜、甘草、白术、补骨脂、肉豆蔻、吴茱萸、五味子。

加减：忧郁寡欢者，加合欢花、玫瑰花；腹痛喜按、怯寒便溏者，加重干姜用量，另加肉桂。

4. 脾胃湿热证

主症：①腹中隐痛；②泻下急迫或不爽；③大便臭秽。

次症：①脘闷不舒；②口干不欲饮，或口苦，或口臭；③肛门灼热。

舌脉：舌红，苔黄腻；脉濡数或滑数。

治法：清热利湿。

主方：葛根黄芩黄连汤。

常用药：葛根、甘草、黄芩、黄连。

加减：苔厚者，加石菖蒲、藿香、豆蔻；口甜、苔厚腻者，加佩兰；腹胀者，加厚朴、陈皮；脘腹痛者，加枳壳、大腹皮。

5. 寒热错杂证

主症：①大便时溏时泻；②便前腹痛，得便减轻；③腹胀或肠鸣。

次症：①口苦或口臭；②畏寒，受凉则发。

舌脉：舌质淡，苔薄黄；脉弦细或弦滑。

治法：平调寒热，益气温中。

主方：乌梅丸。

常用药：乌梅、细辛、干姜、黄连、附子、当归、黄柏、桂枝、人参、花椒。

加减：少腹冷痛者，去黄连，加小茴香、荔枝核；胃脘灼热或口苦者，去花椒、干姜、附子，加栀子、吴茱萸；大便黏腻不爽、里急后重者，加槟榔、厚朴、山楂炭。

6. 肝郁气滞证

主症：①排便不畅；②腹痛或腹胀。

次症：①胸闷不舒；②嗳气频作；③两胁胀痛。

舌脉：舌暗红；脉弦。

治法：疏肝理气，行气导滞。

主方：四磨汤。

常用药：枳壳、槟榔、沉香、乌药。

加减：腹痛明显者，加延胡索、白芍；肝郁化热见口苦或咽干者，加黄芩、菊花、夏枯草；大便硬结者，加麻仁、杏仁、桃仁。

7. 胃肠积热证

主症：①排便艰难，数日一行；②便如羊粪，外裹黏液；③少腹或胀或痛。

次症：①口干或口臭；②头晕或头胀；③形体消瘦。

舌脉：舌质红，苔黄少津；脉细数。

治法：泻热清肠，润肠通便。

主方：麻子仁丸。

常用药：火麻仁、白芍、枳实、大黄、厚朴、杏仁。

加减：便秘重者，加玄参、生地黄、麦冬；腹痛明显者，加延胡索，原方重用白芍。

8. 阴虚肠燥证

主症：①大便硬结难下，便如羊粪；②少腹疼痛或按之胀痛。

次症：①口干；②少津。

舌脉：舌红苔少根黄；脉弱。

治法：滋阴泻热，润肠通便。

主方：增液汤。

常用药：玄参、麦冬、生地黄。

加减：烦热或口干或舌红少津者，加知母；头晕脑胀者，加枳壳、当归。

9. 脾肾阳虚证

主症：①大便干或不干，排出困难；②腹中冷痛，得热则减。

次症：①小便清长；②四肢不温；③面色白。

舌脉：舌淡苔白；脉沉迟。

治法：温润通便。

主方：济川煎。

常用药：当归、牛膝、肉苁蓉、泽泻、升麻、枳壳。

加减：舌边有齿痕、舌体胖大者，加炒白术、炒苍术；四肢冷或小腹冷痛者，加补骨脂、肉豆蔻。

10. 肺脾气虚证

主症：①大便并不干硬，虽有便意，但排便困难；②便前腹痛。

次症：①神疲气怯；②懒言；③便后乏力。

舌脉：舌淡苔白；脉弱。

治法：益气润肠。

主方：黄芪汤。

常用药：黄芪、陈皮、白蜜、火麻仁。

加减：气虚明显者，可加党参、白术；久泻不止、中气不足者，加升麻、柴胡、黄芪；腹痛喜按、畏寒便溏者，加炮姜、肉桂；脾虚湿盛者，加苍术、藿香、泽泻。

（三）康复治疗

1. 针灸治疗

泄泻取足三里、天枢、三阴交，实证用泻法，虚证用补法，脾虚湿盛加脾俞、章门；脾肾阳虚加肾俞、命门、关元，也可用灸法；脘痞纳呆加公孙；肝郁加肝俞、行间。便秘取穴以背俞穴和腹部募穴及下合穴为主，一般取大肠俞、天枢、支沟、丰隆，实证宜泻，虚证宜补，寒证加灸，肠燥加合谷、曲池；气滞加中脘、行间，用泻法；阳虚加灸神阙。

2. 外治法

中医按摩、药浴、穴位注射、穴位埋线等外治法对改善患者临床症状有一定的帮助。推荐采用以神阙穴为主的敷贴疗法。虚性体质常用药物有当归、升麻、党参等。实性体质常用药物有大黄、黄芪、牡丹皮等。

第四节 结直肠癌

结直肠癌（colorectal cancer，CRC）是起源于结直肠黏膜上皮的恶性肿瘤，是全球最常见的恶性肿瘤之一，位居恶性肿瘤发病率和死亡率的第 3 位。2018 年中国癌症统计报告显示我国结直肠癌的发病率、死亡率在全部恶性肿瘤中分别位居第 3 位及第 5 位，新发病例 37.6 万，死亡病例 19.1 万。其中，城市远高于农村，且结肠癌的发病率上升显著。多数患者在确诊时已属于中晚期。近年来，随着结直肠癌筛查的普及及诊疗技术的进步，部分发达国家和地区结直肠癌的整体发病率保持稳定或呈下降趋势。结直肠癌属中医学“肠覃”“癥积”“肠毒”“便血”“下痢”“肠澼”“锁肛痔”等病证范畴。早在《黄帝内经》就有近似于大肠癌的临床症状和体征的记载。《灵枢·百病始生》曰：“起居不节，用力过度，则络脉伤。肠胃之络伤，则血溢于肠外，肠外有寒，汁沫与血相搏。”正气内虚、饮食失节、情志不遂使脾胃升降失和，气机不畅，瘀血与痰浊交结，闭阻于大肠，邪毒结聚瘤块成形。传导不利故腹泻、便秘、腹痛、梗阻，血络破损故便血，久之则贫血，病久正气日虚，邪毒厥肆则腹块累累，脘腹膨胀，虚衰羸瘦。

一、病因及发病机制

结直肠癌为多种致癌因素作用于机体而发生的恶性病变，其发生、发展受多种因素的影响和调控。虽然目前尚未完全明确结直肠癌的发病机制，但研究显示，结直肠癌的发病与人们的生活习惯及饮食结构的改变、家族史、肥胖、炎性肠病等致病因素密切相关。

（一）环境因素

结直肠癌的外源性致病因素主要包括饮食结构的改变、吸烟与酗酒、长期久坐、缺乏体育锻炼等。饮食结构的改变（如亚硝胺类食物、高脂饮食、大量摄入红肉或加工肉类）是结直肠癌发生、发展的高危因素。

（二）遗传因素

大肠癌的发生、发展是一个多阶段的、涉及多基因改变的逐渐积累的复杂过程，即正常上皮—过度增生—腺瘤—异型增生—癌的过程中先后发生许多癌基因的激活、错配修复基因的突变以及抑癌基因的失活与缺如，常见 *APC*、*MMC* 基因突变，*MMR* 基因失活，*K-ras* 基因突变等。家族性腺瘤性息肉病（familial adenomatous polyposis，FAP）和遗传性非息肉病性大肠癌（hereditary nonpolyposis colorectal cancer，HNPCC）是两种已确定的遗传性易患大肠癌的综合征，其中 HNPCC 也称林奇综合征（Lynch syndrome，LS），为常染色体显性遗传，发病早，生长快，同时性或异时性多原发癌发生率高，常见低分化腺癌和黏液腺癌。

（三）大肠腺瘤及炎性肠病

腺瘤演变为大肠癌大约需要 5 年以上，平均 10～15 年，而 LS 可能需要 2～3 年。腺瘤按照病理分型可分为管状腺瘤、绒毛管状腺瘤和混合性腺瘤，其中绒毛管状腺瘤癌变率最高，达 40%～50%。炎性肠病的结直肠癌发病风险明显升高（详见本章第一节）。

（四）其他因素

宫颈癌放疗术后易患结直肠癌，以及胆囊切除术后，结直肠癌患病率也升高。

二、病　　理

癌细胞穿透黏膜肌层侵犯黏膜下层，但未达固有肌层，称早期结直肠癌。早期结直肠癌的分型推荐采用发育形态分型：隆起型（Ⅰ型），平坦型（Ⅱ型）和浅表凹陷型（Ⅲ型）。隆起型分为：0～Ⅰp 型，即有蒂型；0～Ⅰsp 型，即亚蒂型；0～Ⅰs 型，无蒂型。平坦型分为 4 个亚型：0～Ⅱa 型、0～Ⅱb 型、Ⅱa+dep 型和侧向发育型（非颗粒型和颗粒型）。浅表凹陷型分为Ⅱc、Ⅱc+Ⅱa、Ⅱc+Ⅱa 和Ⅰs+Ⅱc。进展期结直肠癌大体分为隆起型、溃疡型和浸润型。

组织学分型参照消化系统肿瘤 WHO 分类（2019 年版）可分为：腺癌、腺鳞癌、鳞癌、梭形细胞癌/肉瘤样癌、未分化癌、其他特殊类型和不能定型癌，腺癌中包括黏液腺癌或印戒细胞癌。结直肠癌 TNM 分期系统参见 AJCC/UICC 癌症分期系统（第 8 版）。

结肠癌的转移途径包括直接浸润、淋巴转移、血行转移和种植转移。

三、临 床 表 现

（一）消化道症状

早期无明显症状，病情发展到一定程度可出现排便习惯改变、大便性状改变（变细、血便、黏液便等）、腹痛或腹部不适、腹部肿块、肠梗阻。

（二）全身表现

全身表现包括贫血、消瘦、乏力、低热等。

（三）转移和外侵症状

按照部位不同，症状也有相应的差别：右半结肠癌主要表现为腹泻、便秘交替，腹痛、腹部肿块、腹部压痛和低热、贫血，晚期可有穿孔和脓肿形成，多出现肝转移；左半结肠癌以肠梗阻多见；直肠肛管癌以里急后重、血便和大便失禁等表现为主，侵犯泌尿生殖系统后出现尿频、尿急、尿痛、血尿及瘘管形成。肿瘤播散到盆腔可引起膀胱功能障碍、骶神经和坐骨神经疼痛、阴道出血或排出粪便；肿瘤可经血液、淋巴途径及种植转移至肝、肺、骨和左锁骨上、腹股沟淋巴结等引起相应的症状和体征。

四、辅助检查

（一）实验室检查

大便隐血试验特异度和敏感度较低，但是简便易行，是筛查的手段；肿瘤标志物在结直肠癌的诊断、治疗前评估、评价疗效、随访中发挥重要作用，包括 CEA、CA199；有肝转移患者建议检测 AFP；疑有腹膜、卵巢转移患者建议检测 CA125 等。

（二）内镜检查

结肠镜检查是早期结直肠癌筛查的主要手段。进展期大肠癌内镜检查可以明确位置、大小，并且组织活检有助于术前明确病理分型，制定综合治疗方案。内镜检查包括白光内镜、色素内镜和放大内镜。它们表现诊断特点如下。白光内镜检查时应仔细观察黏膜的细微变化（如局部色泽改变、粗糙不平、轻微隆起或凹陷、毛细血管网中断或消失、黏膜质脆、易自发出血等）。色素内镜，通过在局部喷洒染色剂以显示病变范围和黏膜表面形态，然后再用放大内镜观察结肠黏膜腺管开口形态，可提高结直肠癌早期诊断的准确性。常用染料包括靛胭脂、亚甲蓝、甲酚紫；另外电子染色内镜技术包括 NBI、FICE 和 BLI 技术等，可替代常规色素染色，提高诊断效率；日本学者通过放大内镜观察结直肠黏膜腺管开口（pit pattern）及毛细血管形态（capillary pattern，CP）提出不同的分型方法：pit pattern 分型，黏膜毛细血管分型采用 Sano 分型，仅有电子染色内镜无放大内镜者宜对病变采用 NBI 下结直肠病变国际化内镜分型（NICE 分型）（具体参见 2015 年《中国早期结直肠癌及癌前病变筛查与诊治共识》）。

（三）影像学检查

1. CT/MRI

CT 检查用于以下几个方面。①结肠癌 TNM 分期诊断；结直肠癌吻合口复发灶及远处转移瘤。②判断治疗效果。③鉴别钡剂灌肠或内镜发现的肠壁内和外在性压迫性病变的内部结构，明确其性质。④有 MRI 检查禁忌证的直肠癌患者。MRI 检查用于以下方面：①直肠癌常规检查；②肝脏增强 MRI 检查明确肝转移（建议结合肝细胞特异性对比剂 Gd-EOB-DTPA）。

2. 其他

结直肠腔内超声扫描可清晰显示肿块范围大小、深度及周围组织情况，可分辨肠壁各层微细结构。气钡双重 X 线造影可作为诊断结直肠癌的检查方法，但不能应用于结直肠癌分期诊断。PET-CT 不推荐常规应用，但对于病情复杂、常规检查无法明确诊断的患者可作为有效的辅助检查。术前检查提示为Ⅲ期以上肿瘤，为了解有无远处转移，可推荐使用。

（四）基因检测

推荐对临床确诊为复发或转移性结直肠癌的患者进行 *KRAS*、*NRAS* 基因突变检测，以指导肿瘤靶向治疗。*BRAF V600E* 突变状态的评估应在 *RAS* 检测时同步进行，以对预后进行分层，指导临床治疗。推荐对所有结直肠癌患者进行错配修复（MMR）蛋白的表达或微卫星不稳定

（MSI）检测，用于林奇综合征的筛查、预后分层及指导免疫治疗等。*MLH1* 缺失的 MMR 缺陷型肿瘤应行 *BRAF V600E* 突变分子和（或）*MLH1* 甲基化检测，以评估发生林奇综合征的风险。

五、诊　断

结直肠癌的预后与早期诊断密切相关，多数早期结直肠癌可以治愈，5 年生存率可达 90%，而晚期则不足 10%。筛查有助于结直肠癌的早发现、早诊断和早治疗，是降低病死率的关键。筛查目标人群分成高风险人群和一般风险人群。有以下任意一条者为高风险人群：大便隐血阳性；一级亲属有结直肠癌史；肠道腺瘤史；癌症史；大便习惯的改变；符合以下任意两项者，慢性腹泻、慢性便秘、黏液血便、慢性阑尾炎或阑尾切除史、慢性胆囊炎或胆囊切除史、长期精神压抑，有报警信号。一般风险人群为无上述任意一条者。一般风险者 50 岁以上筛查，高风险人群 40 岁以上筛查。筛查方法包括便隐血试验、直肠指检和结肠镜检查。进展期结肠癌结合病史、体格检查、内镜检查、实验室及影像学检查较容易诊断。

六、西医治疗

（一）内镜治疗

1. 适应证

结直肠腺瘤、黏膜内癌为内镜下治疗的绝对适应证，肿瘤浸润至黏膜下浅层（sm1，＜1000μm）者淋巴结转移的比例仅为 3.3%，为相对适应证。

2. 治疗方法

EMR 及 ESD，详见第八章。

3. 术后处理

内镜下切除标本的侧切缘和基底切缘无肿瘤残留为完全切除（R0 切除）。内镜下完全治愈的标准：R0 切除；病理分型为高、中分化腺癌；浸润深度为黏膜内或黏膜下（无蒂型＜1000μm，有蒂型＜3000μm）；无淋巴管或血管浸润。出现以下情况需要追加外科手术：侧切缘和基底切缘阳性（距切缘＜500μm）；sm2/sm3 病变（黏膜下层浸润＞1000μm，恶性息肉＞3000μm）；脉管侵袭阳性；低分化/未分化癌；癌瘤出芽分级 G2 以上。

（二）手术治疗

进展期结直肠癌（T2～4，N0～2，M0）首选根治手术治疗，即结肠切除和淋巴结清扫，清扫淋巴结至少 12 枚。手术具体方式取决于病变位置、拟切除肠段及动脉血供范围和淋巴引流范围，包括结肠切除加区域淋巴结清扫、全结直肠切除加回肠储袋肛管吻合术、全结直肠切除加回肠直肠端端吻合术或全结直肠切除加回肠造口术、肿瘤侵犯周围组织器官建议联合器官整块切除，T4 的结肠癌行术前化疗或放化疗再施行结肠切除术，对于已经引起梗阻的可切除结肠癌，推荐行 I 期切除吻合，或 I 期肿瘤切除近端造口远端闭合，或造口术后 II 期切除，或内镜支架置入术后限期切除。如果肿瘤局部晚期不能切除，建议给予包括手术在内的姑息性治疗，如近端造口术、短路手术、支架置入术等。

进展期结肠癌确诊时有15%～25%存在肝转移，如果除外其他远处转移，原发灶能够根治性切除，则应对肝转移灶做积极处理。如果肝转移灶无法切除，可选经动脉化疗栓塞（TACE）、射频消融（RFA）等。

（三）辅助化疗/放疗

辅助化疗/放疗包括术前治疗/术后辅助治疗或者姑息治疗；必须在全身治疗前完善影像学基线评估，同时推荐完善相关基因检测。

1. 新辅助放化疗

新辅助放化疗的目的在于提高手术的切除率，提高保肛率，延长患者的无病生存期。推荐新辅助放化疗仅适用于距肛门＜12cm的直肠癌。直肠癌术前治疗推荐以氟尿嘧啶类药物为基础的新辅助放化疗。

2. 术后辅助化疗

辅助治疗应根据患者患病的原发部位、病理分期、分子指标及术后恢复状况来决定。存在高危因素的Ⅱ期结肠癌和Ⅲ期结肠癌应术后化疗，高危因素包括T4、组织学分化差且为MMR正常或微卫星稳定（MSS）、脉管和神经浸润、肠梗阻、肿瘤部位穿孔、切缘阳性或情况不明、切缘安全距离不足、送检淋巴结不足12枚。推荐术后4周左右开始辅助化疗（体质差者适当延长），化疗时限为3～6个月。化疗方案推荐选用以奥沙利铂为基础的CapeOx（卡培他滨＋奥沙利铂）或FOLFOX方案或者单药5-FU/LV、卡培他滨。目前不推荐在辅助化疗中使用伊立替康、替吉奥、雷替曲塞及靶向药物。

3. 晚期或转移性结直肠癌化疗

药物包括5-FU/LV、伊立替康、奥沙利铂、卡培他滨、曲氟尿苷替匹嘧啶和雷替曲塞。靶向药物包括西妥昔单抗（推荐用于*KRAS*、*NRAS*、*BRAF*基因野生型患者）、贝伐珠单抗、瑞戈非尼和呋喹替尼。推荐方案：FOLFOX/FOLFIRI（伊立替康＋氟尿嘧啶＋醛氢叶酸）±西妥昔单抗（推荐用于*KRAS*、*NRAS*、*BRAF*基因野生型患者），CapeOx/FOLFOX/FOLFIRI/±贝伐珠单抗。

4. 放疗

新辅助放疗的适应证主要针对Ⅱ～Ⅲ期中低位直肠癌（肿瘤距肛门＜12cm）：长程同步放化疗结束后，间隔5～12周接受根治性手术；可手术切除的T3期直肠癌可短程放疗联合即刻根治性手术（在放疗完成后1周手术）；具有高危复发因素的Ⅱ～Ⅲ期直肠癌采取短程放疗联合延迟根治性手术，且在等待期间加入新辅助化疗的模式。结直肠癌转移灶的放射治疗推荐多学科协作（MDT）讨论，制定合理的治疗方案。

七、中医辨证论治与康复治疗

（一）中医辨证要点

大肠癌的发病机制有湿热、瘀毒、脾肾阳虚、气血两虚、肝肾阴虚的不同。其证各不相同。

例如：腹痛阵作，便中夹血，肛门灼热属湿热，乃湿热内蕴，痹阻肠道。又如：腹痛畏寒，五更泄泻，属脾肾阳虚；时有便溏，面色苍白，脱肛下垂，属气血两亏；如是便秘，五心烦热，则为肝肾阴虚。

（二）中医证治分型

具备主症兼具次症两项，即可诊断。

1. 湿热内蕴证

主症：①腹部阵痛，便中夹血；②里急后重，肛门灼热。

次症：①身热不扬；恶心欲吐；②胸闷不舒；③舌红，苔黄腻；④脉滑数。

治法：清热祛湿，解毒散结。

主方：清肠饮加减。

常用药：槐花、地榆、白头翁、败酱草、马齿苋、黄柏、苦参、生薏苡仁、黄芩、赤芍、炙甘草。

2. 瘀毒结阻证

主症：①腹泻，泻下脓血，色紫暗，量多；②里急后重。

次症：①烦热口渴；②舌紫暗，或有瘀点；③脉涩滞而细数。

治法：清热散结，化瘀解毒。

主方：膈下逐瘀汤加减。

常用药：当归尾、红花、桃仁、赤芍、丹参、生地黄、川芎、生薏苡仁、半枝莲、藤梨根、败酱草、炮穿山甲。

3. 脾肾阳虚证

主症：①腹部绵绵；②血便泄泻；③畏寒肢冷；④舌质淡胖，苔薄白。

次症：①面色苍白；②少气无力；③脉浮细无力。

治法：温补脾肾。

主方：附子理中汤合四神丸加减。

常用药：制附子、党参、白术、茯苓、薏苡仁、补骨脂、诃子、肉豆蔻、吴茱萸、干姜、陈皮、炙甘草。

4. 气血两虚证

主症：①腹部隐隐；②时有便溏；③脱肛下坠；④舌质淡。

次症：①气短乏力；②面色苍白；③脉沉细。

治法：益气养血，健脾补肾。

主方：八珍汤加减。

常用药：党参、当归、茯苓、炙黄芪、熟地黄、白芍、川芎、升麻、白术、丹参、陈皮、八月札、炙甘草、生姜、大枣。

5. 肝肾阴虚证

主症：①腹部隐隐；②五心烦热；③头晕耳鸣；④便秘；⑤舌质红或绛，少苔。

次症：①形体消瘦；②耳鸣；③腰膝酸软，遗精带下；④盗汗；⑤脉弦细。

治法：滋阴补肾。

主方：知柏地黄丸加减。

常用药：生地黄、熟地黄、知母、黄柏、白芍、牡丹皮、山萸肉、五味子、麦冬、泽泻、沙参、枸杞子、陈皮。

（三）康复治疗

针灸治疗：腹胀腹痛针足三里、天枢、京门、脾俞、大肠俞；虚证灸足三里、神阙、关元、三阴交。腹泻针脾俞、大肠俞、足三里；里急后重加中膂俞；虚证加灸足三里、命门、关元、百会。便血针三阴交、承山、太白、足三里，灸百会。恶心呕吐针内关、足三里、公孙、太冲、胃俞、巨阙、膈俞。

第五节　肠　结　核

肠结核是一种结核分枝杆菌侵犯肠道引起的慢性特异性感染性疾病。我国是世界上结核病高负担国家，也是全球耐多药结核病疫情严重的国家。如今，结核病患者常合并感染，故其治疗更具挑战性，新兴耐药结核病也是一个主要的威胁；同时，儿童结核病例明显增加。结核病仍然是全球最重要的死亡原因之一。肠结核属于中医"痨瘵""泄泻""癥积"等范畴。泄泻一病，最早在《黄帝内经》中就有了与之相类似病症的记载。继《黄帝内经》之后，《难经·五十七难》提出了五泄的病名和症状。汉代以后，医家对泄泻的治疗原则与治疗方法多有研究。本病是由于正气内虚，加之饮食、起居不慎以致感染痨虫，痨虫内合于肠而发病。本病病位在肠，与肺、脾、肾关系密切，病机主要是脾虚气滞、痰凝血瘀、气阴两虚。

一、病因及发病机制

大部分肠结核是由人结核分枝杆菌引起的，偶尔有误饮被牛结核分枝杆菌污染的牛奶或乳制品而患病者。结核分枝杆菌入侵肠道的途径主要是消化道感染，这是肠结核的主要感染模式；血源性感染是导致肠结核感染的另一常见途径；腹腔内结核病灶扩散邻近结核病灶直接蔓延而导致病变，也成为肠结核的感染途径之一，如女性生殖系统结核、腹腔淋巴结结核等。

结核分枝杆菌好发于回盲部，少见于空、回肠和结肠等其他部位。人们误食结核分枝杆菌后，因其脂质外膜的保护作用，在胃酸中大多数细菌可存活进入回盲部，由于其特殊的生理功能可使肠内容物较久地停留于此，增加感染的机会；结核分枝杆菌侵犯淋巴组织，而回盲部的淋巴组织相当丰富，这就导致其对结核分枝杆菌的易感性更强，因此，肠结核的好发部位在回盲部。

结核分枝杆菌侵入肠道后，机体对其的免疫力不同，产生的过敏反应也不同，其病理变化因此也有差别。当机体的过敏反应程度比较强烈时，病变多以炎性渗出为主，当致病菌数量多，毒力强，并可出现干酪样坏死性改变致溃疡形成，即为溃疡型肠结核；如果机体的免疫功能（主要指细胞免疫）较好，且感染较轻时，病变常以肉芽组织增生为主，这导致了结核结节的形成，并促使其纤维化，此为增生型肠结核。同时合并溃疡与增生两种病变的患者很常见，通常称为混合型肠结核或溃疡增生型肠结核。

二、临床表现

（一）慢性腹痛

慢性腹痛多位于右下腹，也可见于脐周或中上腹，呈钝痛或者隐痛；间歇性，进餐时或餐后发作，有疼痛-排便-便后缓解的特点，腹部触诊可有局限性压痛。增生型肠结核可出现肠梗阻，表现为绞痛，伴有腹胀，恶心，呕吐，发热，肛门停止排便、排气以及肠鸣音亢进，胃型、肠型及蠕动波等肠梗阻的相应症状和体征。

（二）大便习惯改变

腹泻常见于溃疡型肠结核，便秘多见于增生型肠结核；此外，因病变导致的肠功能紊乱，也可表现为腹泻与便秘交替。腹泻常由于肠腔炎症和溃疡的刺激导致肠蠕动加强，排空过快以及由此造成的继发性吸收不良。大便次数与病变严重程度和范围有关，每日可达 10 余次以上，粪便多为糊状或水样，可有里急后重感，通常不含黏液或脓血。

（三）腹部肿块

增生型肠结核发生周围组织纤维粘连，肠系膜淋巴结肿大；少数溃疡型肠结核并发局限性腹膜炎，或者病变肠腔和周围组织发生粘连，或同时存在肠系膜淋巴结结核，都可形成腹块。肿块常位于右下腹，通常位置较为固定，移动度较小，中等质地，表面可不平，可有程度不同的压痛。

（四）全身症状

溃疡型肠结核往往更常见，症状轻重不一，发热、盗汗、倦怠、消瘦、贫血等症状较常见，也可有营养不良性水肿的体征，若同时合并肠外结核，特别是结核性腹膜炎、肺结核等疾病，常出现相关的临床症状。

三、辅助检查

（一）实验室检查

组织涂片抗酸染色是检测结核分枝杆菌最基本的方法，操作简便、诊断快速、成本较低；缺点是敏感性较低、特异性较差，对检验人员实际操作水平和标本质量的要求较高。培养出结核分枝杆菌是诊断肠结核的金标准，并且能在培养的基础上进行菌种鉴定和药敏试验。PPD 实验即结核菌素试验，强阳性提示结核可能性大。抗结核抗体是目前临床上常用的检测指标之一，常出现在结核病的中晚期，因此，在结核病发病的早期，抗结核抗体的检测存在假阴性的可能。T-SPOT.TB 的敏感度为 90%～95%，特异度为 93%～100%，对临床诊断和排除结核具有重要的参考意义。

（二）结肠镜检查

结肠镜检查可明确病变的性质和范围，能够取活检进行病理组织学检查，可见肠壁结核肉芽肿和干酪样坏死，对诊断具有重要的价值。肠镜表现为回盲部病变，可有炎症型、溃疡型、增生型及混合型。炎症型表现黏膜充血水肿，孤立或散在的糜烂，表面渗出；溃疡型表现肠壁大小不等的溃疡，环状，长径与肠长轴垂直；增生型表现肉芽组织和纤维组织增生、肠腔狭窄等。

（三）影像学检查

X 线钡剂灌肠对肠结核黏膜破坏、肠道受累范围、肠腔狭窄程度和瘘管形成具有重要诊断价值。病变肠段呈激惹现象，排空很快，病变肠段充盈不良，而在病变的以外的肠段，钡剂充盈较好，此即为跳跃征。病变肠段如果能够充盈，一般显示为黏膜皱襞粗乱，肠壁边缘不规则，可呈锯齿状。肠腔变窄、肠段缩短变形、回肠盲肠之间的正常生理角度消失，在部分病例可发现。腹部 CT 平扫敏感性低，小肠 CT 造影（CTE）有助于与克罗恩病相鉴别（详见本章第一节）。依据各种临床资料仍然不能明确诊断，且无腹腔广泛粘连的患者，可行腹腔镜检查病变肠段表面可发现灰白色小结节，活检若能发现结核性肉芽肿，则可确诊。

四、诊断及鉴别诊断

（一）诊断

以下表现应怀疑肠结核：青壮年患者，存在肠外其他器官的结核（如肺结核）；腹泻、腹痛或原因不明的肠梗阻等症状，右下腹压痛或肿块，伴发热、盗汗、消瘦等结核中毒症状；胃肠 X 线钡剂检查或结肠镜检查特征性表现，且组织活检见干酪样坏死性肉芽组织或结核分枝杆菌则可确诊。对高度可疑但未找到确切证据者，可抗结核治疗 2～3 周，如症状明显改善，则可确诊。

（二）鉴别诊断

最主要的鉴别疾病是克罗恩病与结肠癌，其他包括肠恶性淋巴瘤、阿米巴病或血吸虫病性肉芽肿、耶尔森杆菌肠炎及一些少见的感染性疾病［如非典型分枝杆菌（多见于艾滋病患者］、性病性淋巴肉芽肿、梅毒侵犯肠道、肠放线菌病等。

五、西 医 治 疗

肠结核早期病变是可逆的，应强调早期诊断、早期治疗，并应坚持规范的药物治疗。治疗目的是消除症状、改善全身情况、提高生活质量、促进病灶愈合及防止并发症。

（一）抗结核治疗

必须遵守早期、联合、规律、适量、足疗程的原则。常用药物有异烟肼（INH）、利福平（RFP）、吡嗪酰胺（PZA）、乙胺丁醇（EMB）、链霉素（SM）。INH 抑制 DNA 合成；阻碍细菌细胞壁合成，RFP 抑制 mRNA 合成；PZA 杀灭细胞内、酸性环境中的结核菌；SM 影响结核分枝菌蛋白的合成，主要作用于胞外菌。长程方案 18 个月，采用 INH、SM 和对氨基水杨酸钠（PAS）三联治疗，每日用药，其中 SM 应用 3 个月；短程方案 6～9 个月，强化期为 2 个月，采用 INH、RFP 和 PZA 三联治疗，巩固期服用 INH 和 RPF 治疗。两种方案疗效基本相同，现在的标准化疗方案为短程方案。当肠结核内科非手术治疗效果欠佳，且存在手术指征时需要手术治疗，术后继续予以足疗程的抗结核治疗。

（二）手术治疗

适应证：完全性肠梗阻；急性肠穿孔引起弥漫性腹膜炎者，或慢性肠穿孔导致瘘管形成并经内科积极治疗病情无改善者；突发肠道大出血经内科积极抢救治疗患者一般情况无好转，考虑仍然存在活动性出血者。

六、中医辨证论治与康复治疗

（一）中医辨证要点

腹痛绵绵，喜暖喜按，肠鸣泄泻，属脾肾阳虚，寒从中生，或寒凝积冷于肠胃，脾阳受遏，气机阻滞。若腹胀痛，痛处不移，右下腹可触及包块，为气滞血瘀，痹阻不通。如肠鸣泄泻、大便溏薄不实为脾阳虚弱，清阳之气不升，浊阴不降，津液夹糟粕并趋大肠而泻，或肾阳不能温煦，水液不能蒸化而发泄泻。如腹泻与便秘交替为气血凝滞于肠道，大肠传导功能受损所致。

（二）中医证治分型

1. 脾虚气滞证

主症：①腹痛、腹胀，肠鸣泄泻；②腹痛喜暖喜按。

次症：①面色萎黄；②神疲乏力；③舌淡胖，苔白；④脉沉细无力；⑤大便溏薄不实。

治法：温阳健脾，理气燥湿。

主方：厚朴温中汤加减。

常用药：党参、炒白术、苍术、干姜、草豆蔻、厚朴、陈皮、木香、茯苓、白扁豆、炙甘草、大枣。

加减：腹泻不止可加黄连、山药、赤石脂以燥湿涩肠；腹痛明显加川楝子、延胡索、三七粉以行气止痛。如兼见晨泄，腰膝肢冷者，为脾肾阳虚，可合用四神丸以温脾肾之阳气。

2. 痰凝血瘀证

主症：①腹泻、便秘交替；②腹胀腹痛，痛处不移。

次症：①舌淡红，苔薄白；②脉弦涩；③右下腹可触及包块。

治法：消瘀化痰，软坚散结。

主方：膈下逐瘀汤加减。

常用药：五灵脂、当归、川芎、桃仁、牡丹皮、赤芍、乌药、延胡索、香附、三棱、莪术、红花、枳壳、浙贝母、牡蛎。

加减：纳差加砂仁、麦芽；大便秘结加芒硝以软坚散结。

3. 气阴两虚证

主症：①腹痛腹胀，大便不调；②潮热盗汗。

次症：①体倦乏力；②舌红，苔薄白或少苔；③脉细数；④头晕耳鸣；⑤五心烦热。

治法：滋阴益气，清热降火。

主方：知柏地黄丸加减。

常用药：生地黄、山药、山萸肉、牡丹皮、泽泻、知母、黄柏、地骨皮、太子参、白薇、鳖甲、沙参。

加减：眩晕、头痛加钩藤、牡蛎；潮热、咽干去泽泻、茯苓，加银柴胡、胡黄连；伴咳嗽加川贝母、百部；痰中夹血加白及、仙鹤草、三七粉。

（三）康复治疗

结核分枝杆菌彻底清除后，仍要继续服药调理脾胃，配合饮食疗法、体育锻炼等才能使正气复元，身体全面康复。

参考文献

陈柏灵，2017. 克罗恩病的 CT 小肠成像表现探讨［J］. 实用医技杂志，24：387-388.

李鹏，王拥军，陈光勇，等，2015. 中国早期结直肠癌及癌前病变筛查与诊治共识［J］. 中国实用内科杂志，35：211-227.

李乾构，周学文，单兆伟，2001. 实用中医消化病学［M］. 北京：人民卫生出版社：479-625.

林三仁，2009. 消化内科学高级教程［M］. 北京：人民军医出版社：326-332.

王永炎，严世芸，2009. 实用中医内科学［M］. 2 版. 北京：人民卫生出版社：142-309

吴开春，梁洁，冉志华，等，2018. 炎症性肠病诊断与治疗的共识意见（2018 年·北京）［J］. 中国实用内科杂志，38：796-813.

吴全峰，赵立波，王晓玲，等，2020. 炎症性肠病的治疗药物研究进展［J］. 中国药师，23：2011-2019.

张声生，李乾构，魏玮，等，2010. 肠易激综合征中医诊疗共识意见［J］. 中华中医药杂志，25：1062-1065.

张声生，沈洪，郑凯，等. 2017. 溃疡性结肠炎中医诊疗专家共识意见（2017）［J］. 中华中医药杂志，32：3585-3589.

中华人民共和国国家卫生健康委员会，2020. 中国结直肠癌诊疗规范（2020 年版）［J］. 中华外科杂志，58：561-585.

中华医学会消化病学分会胃肠功能性疾病协作组，中华医学会消化病学分会胃肠动力学组，2020. 2020 年中国肠易激综合征专家共识意见［J］. 中华消化杂志，40：803-818.

（刘沙沙　刘　定　张　弓　刘敬杨）

第五章

肝脏疾病

第一节　病毒性肝炎

一、概　　述

病毒性肝炎是由多种嗜肝病毒引起的感染性疾病，包括甲型肝炎病毒（HAV）、乙型肝炎病毒（HBV）、丙型肝炎病毒（HCV）、丁型肝炎病毒（HDV）、戊型肝炎病毒（HEV）以及其他少见病因（如巨细胞病毒和EB病毒等）引起的疾病。病理表现主要以肝细胞变性、坏死和炎症反应为特点。临床表现差异较大，包括无症状型和亚临床型（隐性感染）自限性的急性肝炎、慢性肝炎，少数发展为重型肝炎，甚至肝衰竭。临床上以乙型肝炎和丙型肝炎最常见，全球HBV感染者约2.4亿，HCV感染者约1.7亿；我国以HBV为主，欧美国家以HCV为主。HBV和HCV主要通过血液、亲密接触和母婴途径传播。HAV和HEV相对少见，主要通过粪-口途径传播。近年欧美国家 HAV 肝炎发病率增加，可能与吸毒及同性恋性行为等相关。HDV不能单独感染致病，必须在HBV-DNA的辅助下才能复制增殖。HBV合并HDV感染时常使病情加重、慢性化，甚至发展为急性重型肝炎，是肝炎防治中的一个重要问题。HAV肝炎和HEV肝炎预后良好，而HBV、HCV和HDV肝炎预后较差，部分患者可演变为慢性肝炎、肝硬化及原发性肝癌。病毒性肝炎根据证候分属于中医学“黄疸”“胁痛”“郁证”“积聚”“臌胀”“虚劳”等病范畴。唐代孙思邈《千金翼方·黄疸》指出：“时行热病，多必内瘀著黄。”描述了黄疸病属于传染性疾病。中医学认为，病毒性肝炎初期是因湿热、疫疠、热毒侵及肝胆，导致肝胆湿热、疫毒蕴结，病位在肝、胆、脾，以实证为多；后期则阴阳气血紊乱，导致阳损及阴，阴损及阳，气病入血，以致脾肾阳虚，肝肾阴竭，痰瘀阻络，以虚证或本虚标实为多。根据不同的病原学特征，甲型肝炎、戊型肝炎多以湿热为主，疫毒蕴结而阳黄居多；乙型肝炎急性期、活动期多湿热，慢性期则多肝、脾功能失调，湿、痰、瘀共同为患；丙型肝炎急性期以湿热为主而很快可致虚，并因虚而致瘀。

二、临床表现

我国指南将病毒性肝炎分成如下类型：急性肝炎（急性黄疸性和急性无黄疸性）；慢性肝炎；重型肝炎；淤胆型肝炎；肝炎肝硬化。

（一）急性肝炎

1. 急性黄疸性肝炎

根据黄疸临床进程分为3期：黄疸前期，表现为发热、乏力、恶心、食欲不振、腹胀等消化道症状，尿色加深；黄疸期，表现为皮肤巩膜黄染，肝大伴压痛；恢复期，症状消失、黄疸消退、肝功能恢复正常。

2. 急性无黄疸性肝炎

表现为乏力、食欲减退、恶心等，肝大，肝区叩击痛，部分患者有轻度脾大。

（二）慢性肝炎

病程≥6个月，反复出现乏力、全身不适、食欲不振、厌油、腹胀等消化道症状，肝脾大，黄疸，肝掌，蜘蛛痣等。

（三）重型肝炎（肝衰竭）

1. 急性重型肝炎（急性肝衰竭）

表现为极度乏力、严重消化道症状、黄疸迅速加深、肝浊音界缩小、出血、凝血酶原活动度（PT%）≤40%、腹水增多、肝臭、肝肾综合征、Ⅱ度以上肝性脑病等。

2. 亚急性重型肝炎（亚急性肝衰竭）

2～26周出现极度乏力、纳差、频繁呕吐、腹胀、肝性脑病、总胆红素（TB）≥10倍正常值或每日上升＞17.1μmol/L、PT%≤40%。分为脑病型（先出现Ⅱ度以上肝性脑病）和腹水型（先出现腹水、胸腔积液等）。

3. 慢性重型肝炎（慢加急性肝衰竭）

类似于急性/亚急性肝衰竭，在慢性肝病的基础上出现。

4. 慢性肝衰竭

在肝硬化的基础上出现腹水或门静脉高压、肝性脑病、TB升高和白蛋白降低、PT%≤40%。

（四）淤胆型肝炎

轻者可无明显症状，仅有轻微的乏力、皮肤瘙痒等，重者症状明显，表现为胁肋疼痛、黄疸、发热、乏力等。实验室检查可见碱性磷酸酶（ALP）及γ-谷氨酰转移酶（γ-GT）升高，黄疸以结合胆红素（DBIL）升高为主。

（五）肝炎肝硬化（详见本章第六节）

临床常用改良的 Child-Pugh 分级标准评价肝脏功能，见表 5-1。

表 5-1　Child-Pugh 分级标准

观测指标	评分		
	1 分	2 分	3 分
肝性脑病	无	1～2 级	3～4 级
腹水	无	轻度	中、重度
总胆红素（μmol/L）	＜34	34～51	＞51
白蛋白（g/L）	＞35	28～34	＜28
凝血酶原时间（s）	＜4	4～6	＞6

A 级：5～6 分；B 级：7～9 分；C 级：≥10 分。

三、辅 助 检 查

（一）血清学检查

常用肝炎病毒标志物及其临床意义见表 5-2。除表 5-2 所述病毒标志物外，乙型及丙型肝炎还可以用检测基因分型来指导临床用药及判断疗效和预后；通过 HBV 及 HCV 耐药基因测序，来检测是否出现耐药。生化指标包括 ALT、AST 升高，为肝细胞损伤指标；淤胆型肝炎 ALP、γ-GT 升高，胆碱酯酶（CHE）降低提示肝脏储备功能下降。TB 升高提示肝细胞坏死。白蛋白降低提示肝脏合成功能下降。重症肝炎、肝衰竭时有凝血酶原时间（PT）延长、PT% 下降和白蛋白浓度降低。血氨升高可见于肝性脑病。

表 5-2　肝炎病毒标志物及其临床意义

临床意义	HAV	HBV	HCV	HDV	HEV
现症感染	抗-HAV IgM HAV-RNA	HBsAg	抗-HCV	HDV Ag 抗-HDV IgM/高滴度抗-HDV IgG	抗-HEV IgM 抗-HEV IgG 高滴度或 4 倍以上增长 HEV-RNA
既往感染	抗-HAV IgG（也见于疫苗接种后）	抗-HBsAb（也见于疫苗接种后） 抗-HBc IgG	抗-HCV		
活动性复制		抗-HBc IgM、HBV-DNA 抗-HBeAb（复制能力降低）	HCV-RNA		

（二）影像学检查

彩色超声多普勒、CT、MRI 均可见肝脏均匀肿胀、脾轻度大；肝纤维化及肝硬化阶段可见肝表面不均匀呈波浪状甚至结节状，脾中度大，失代偿期可见腹水；胃镜在肝硬化阶段可见食管-胃底静脉曲张。

（三）病理学检查

肝细胞的形态变化为肝细胞水肿变性、点状坏死、嗜酸性变性、嗜酸性小体形成，气球样细胞变性，肝小叶内和汇管区出现以淋巴细胞为主的炎症细胞浸润。肝内淤胆，毛细胆管扩张并可含小胆栓，肝细胞亦可有胆色素颗粒沉着。总结其特点：肝细胞变性坏死；炎症和渗出反应；肝细胞再生；慢性化时不同程度的纤维化。

四、鉴别诊断

（一）与引起黄疸的疾病鉴别

溶血性黄疸表现为贫血、腰痛、发热、血红蛋白尿、网织红细胞升高，黄疸大多为轻、中度，主要以非结合胆红素（IBIL）升高为主，ALT、AST 正常或轻度升高，尿胆原弱阳性，尿胆红素阴性。胆汁淤积性黄疸常有皮肤瘙痒、大便颜色变浅等症状，以 DBIL 升高为主，ALT、AST 正常或轻度升高，ALP、γ-GT 明显升高，影像学检查提示肝内外胆管扩张。常见病因有胆囊炎、胆石症、胰头癌、肝癌、胆管癌等。

（二）与其他原因引起的肝病鉴别

病毒性肝炎应与其他病毒（巨细胞病毒、EB 病毒等）所致肝炎、感染中毒性肝炎（如肾综合征出血热、恙虫病、伤寒、钩端螺旋体病、阿米巴肝病、日本血吸虫病、华支睾吸虫病等）、药物性肝损伤、酒精性肝炎、自身免疫性肝病、肝豆状核变性、妊娠急性脂肪肝等相鉴别。

五、西医治疗

西医治疗主要为抗病毒治疗。

1. HAV 肝炎、HEV 肝炎的治疗

无有效的抗病毒疗法，常为自限性疾病，临床以对症支持、护肝治疗为主。

2. 慢性乙型肝炎的治疗

抗病毒治疗指征：①HBeAg(+)，HBV-DNA≥10^4U/ml。②HBeAg(−)，HBV-DNA≥10^3U/ml，同时具备以下三条之一：ALT≥2×正常上限（ULN）；ALT＜2×ULN，但肝组织学显示有明显炎症坏死或纤维化；已发生肝硬化者、有肝癌家族史者或年龄＞40 岁者，不受 ALT 水平限制。药物主要包括干扰素类和核苷（酸）类似物。聚乙二醇化干扰素（PEG-IFN）-α-2a，180μg（或 PEG-IFN-α-2b，1～1.5μg/kg），皮下注射，每周 1 次，疗程 1 年。普通 IFN-α，每次 5MU，每周 3 次，HBeAg 阳性者疗程 6 个月至 1 年，HBeAg 阴性者至少 1 年。下列情况者不宜用 IFN-α：①TB＞2×ULN；②失代偿性肝硬化；③有自身免疫性疾病；④有重要器官、系统疾病（严重心肾疾病、糖尿病、甲状腺功能亢进或低下，以及明显的精神异常者等）。使用干扰素者治疗过程除观察 HBV-DNA 和乙肝标志物等疗效指标外，还应监测血常规、血糖等血生化及甲状腺功能，并定期评估精神状态。核苷（酸）类似物包括恩替卡韦（0.5mg/d）、替诺福韦酯（300mg/d）、替比夫定（600mg/d）、阿德福韦酯（10mg/d）、拉米夫定（100mg/d）。应正确掌握抗病毒治疗的适应证，选择高效、低耐药的药物（如恩替卡韦和替诺福韦酯）作为初始治疗方案，以减少耐药的发生。

3. 慢性丙型肝炎的治疗

HCV-RNA 阳性需要抗病毒治疗；抗-HCV 阳性而 HCV-RNA 阴性者，不需要抗病毒治疗。既往治疗方案为 PEG-IFN 联合利巴韦林；直接抗病毒药物（direct antiviral agent，DAA）的上市使慢性 HCV 患者的治疗步入新的里程碑。根据 HCV 的不同基因型，选择 DAA。泛基因型药物：索磷布韦/维帕他韦、格卡瑞韦/哌仑他韦；基因 1b 型/4 型：可首选艾尔巴韦/格拉瑞韦，或可选择来迪派韦/索磷布韦。

4. 其他治疗

常用护肝药物还原型谷胱甘肽、多烯磷脂酰胆碱、甘草酸制剂、双环醇等抗炎，维生素 C 等辅助解毒、保护肝细胞膜、抗炎、抗氧化。绝对卧床休息，保证充分的热量供给，减少进食蛋白质，补充高糖和维生素，必要时输白蛋白或血浆。保持肠道通畅。

六、中医辨证论治及康复治疗

（一）中医辨证要点

1. 辨外感、内伤

外感胁痛是由湿热外邪侵袭肝胆，肝胆失于疏泄条达而致，伴有寒、热表证，且起病急骤，同时可出现恶心呕吐、目睛发黄、苔黄腻等肝胆湿热症状；内伤胁痛则由肝郁气滞，瘀血内阻，或肝阴不足引起，不伴恶寒、发热等表证，且起病缓慢，病程较长。

2. 辨在气在血

一般说来，气滞以胀痛为主，且游走不定，时轻时重，症状的轻重每与情绪变化有关；血瘀以刺痛为主，且痛处固定不移，疼痛持续不已，局部拒按，入夜尤甚，或胁下有积块。

3. 辨虚实

实证由肝郁气滞，瘀血阻络，外感湿热之邪导致，起病急，病程短，疼痛剧烈而拒按，脉实有力；虚证由肝阴不足，络脉失养引起，常因劳累而诱发，起病缓，病程长，疼痛隐隐，悠悠不休而喜按，脉虚无力。

（二）中医证治分型

1. 肝胆湿热证

胁肋胀痛，纳呆呕恶，厌油腻，口黏口苦，大便黏滞秽臭，尿黄，或身目发黄，舌苔黄腻，脉弦数或弦滑数。

治法：清热利湿。

主方：茵陈蒿汤或甘露消毒丹加减。

常用药：茵陈、栀子、大黄、滑石、黄芩、虎杖、连翘等。

2. 肝郁脾虚证

胁肋胀痛，情志抑郁，纳呆食少，脘痞腹胀，身倦乏力，面色萎黄，大便溏泻，舌质淡有齿痕，苔白，脉沉弦。

治法：疏肝健脾。

主方：逍遥散加减。

常用药：北柴胡、当归、白芍、白术、茯苓、薄荷、甘草等。

3. 肝肾阴虚证

胁肋隐痛，遇劳加重，腰膝酸软，两目干涩，口燥咽干，失眠多梦，或五心烦热，舌红，或有裂纹，少苔或无苔，脉细数。

治法：滋补肝肾。

主方：一贯煎加减。

常用药：当归、北沙参、麦冬、生地黄、枸杞子、玄参、石斛、女贞子等。

4. 瘀血阻络证

两胁刺痛，胁下痞块，面色晦暗，或见赤缕红丝，口干不欲饮，舌质紫暗或有瘀斑瘀点，脉沉细涩。

治法：活血通络。

主方：膈下逐瘀汤加减。

常用药：当归、桃仁、红花、川芎、赤芍、丹参、泽兰等。

5. 脾肾阳虚证

胁肋隐痛，畏寒肢冷，面色无华，腰膝酸软，食少脘痞，腹胀便溏，或伴下肢浮肿，舌质暗淡，有齿痕，苔白滑，脉沉细无力。

治法：温补脾肾。

主方：附子理中汤合金匮肾气丸加减。

常用药：党参、白术、制附子、桂枝、干姜、菟丝子、肉苁蓉等。

（三）康复治疗

1. 穴位注射

黄芪注射液2ml，隔日1次，足三里穴注射，每周2次，疗程均为1个月，共3个疗程。在中医辨证论治内服药的基础上加用此疗法。可改善乏力、纳差、腹胀、睡眠等临床症状，也可促进HBV-DNA的水平下降。

2. 中药穴位敷贴

中药贴剂通过肝俞、足三里穴位敷贴或者敷脐，每日或隔日一次，疗程为2周以上。在中医辨证论治内服药的基础上加用此疗法，可明显改善胁痛、腹水等临床症状，改善肝功能和抑制肝纤维化的进展。

第二节　药物性肝损伤

药物性肝损伤（drug-induced liver injury，DILI）是指由各类处方或非处方的化学药物、生物制剂、传统中药、天然药、保健品、膳食补充剂及其代谢产物乃至辅料等所诱发的肝损伤。DILI 是最常见和最严重的药物不良反应之一，轻者出现急性肝炎的表现，重者可导致急性肝衰竭（ALF）甚至死亡。WHO 统计 DILI 已上升至全球死亡原因的第 5 位。中医学将药物性肝损伤归属于“胁痛”“虚劳”“痞块”“黄疸”等范畴。《伤寒贯珠集》记载：“经曰不宜下而更攻之，诸变不可胜数……或胁痛发黄。”《类证治裁》曰“大抵肝为刚脏，职司疏泄，用药不宜刚而宜柔，不宜伐而宜和”，如药物过刚或过伐可能导致肝损伤。《金匮要略》曰“病黄疸，发热烦喘，胸满口燥者，以病发时，火劫其汗，两热所得”，为火劫误汗而发黄。

一、发病机制

药物性肝损伤的发病机制十分复杂，可分为中毒性肝损伤（即固有型肝损伤）和特异质型肝损伤（即免疫及代谢介导型肝损伤）。固有型 DILI 和特异质型 DILI 发病机制的共性和差异性如图 5-1 所示，前者指摄入体内的药物和（或）其代谢产物对肝脏产生的直接损伤；后者的机制涉及代谢异常、线粒体损伤、氧化应激、免疫损伤、炎症应答及遗传因素。目前发现 CYP450 酶及 HLA 抗原的遗传多态性与药物性肝损伤的发生密切相关。

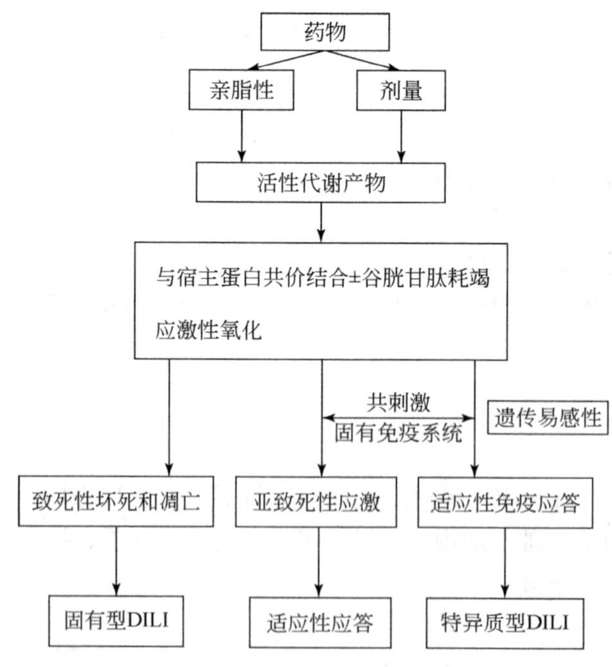

图 5-1　DILI 发病机制

二、临床特点和类型

DILI 可分为急性 DILI 和慢性 DILI。急性 DILI 根据损伤的靶器官不同分为急性肝细胞损伤型、肝内胆汁淤积型和混合型等（图 5-2）。慢性药物性肝病种类多，一般不易被重视。早期识别是逆转其病变的关键，应引起临床医生的重视。

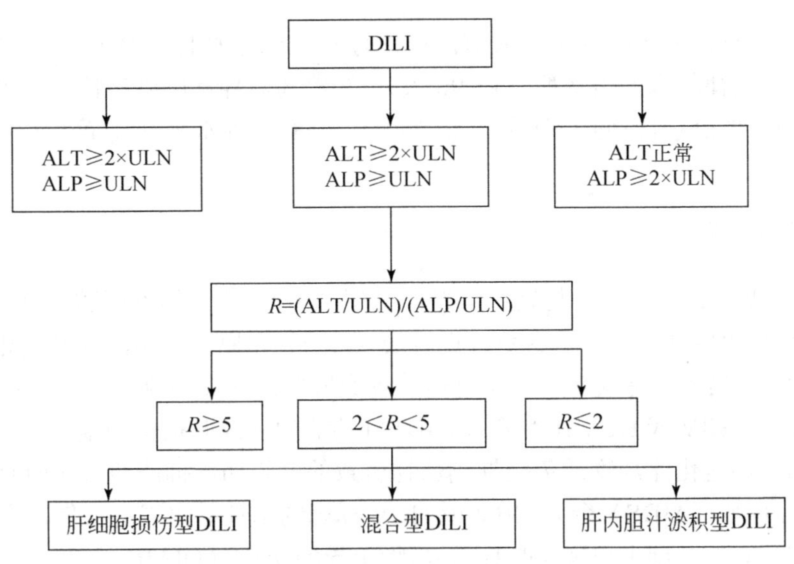

图 5-2　肝功能指标的异常判断 DILI 的临床病理分型

（一）急性 DILI

急性 DILI 病程一般在 3 个月以内，急性胆汁淤积型肝损伤病程较长，可超过 1 年。药物引起大面积肝坏死可导致 ALF。急性肝细胞损伤型表现黄疸、乏力、纳差、上腹不适、恶心、呕吐等前驱症状，病程中无发热，肝大伴有压痛。胆汁淤积型肝损伤型分为毛细胆管型（又称单纯淤胆型）、肝细胞毛细胆管型和胆管型。毛细胆管型起病隐袭，常无前驱症状，黄疸较轻，停药后很快消失。肝细胞毛细胆管型有前驱期，伴发热，继之出现皮肤瘙痒、尿色深、黄疸，消化道症状较轻，黄疸一般持续 1～4 周，但少数可更长。胆管型少见。混合型肝损伤兼有肝细胞损害和淤胆的表现。

（二）慢性 DILI

慢性 DILI 定义为服药后转氨酶等肝功能指标持续或反复异常，超过 6 个月以上，肝脏组织病理改变可表现为慢性肝炎、脂肪肝、肝磷脂蓄积症、慢性肝内胆汁淤积、硬化性胆管炎、肝血管病变（肝紫斑病、肝静脉血栓形成和肝小静脉闭塞综合征）、肝硬化、非肝硬化性门静脉高压（门静脉硬化所致），甚至发生肝脏肿瘤（包括良性腺瘤和恶性肝癌）。

本病临床表现差别较大，可无症状或仅有轻微转氨酶增高，也可出现明显乏力、厌食、上腹不适、肝区疼痛、黄疸等；肝外表现如关节痛、皮肤黏膜的病变、闭经、多毛等。肝硬化和门静脉高压可表现为肝功能不全和脾大、脾功能亢进，腹水和侧支循环的建立与开放（详见本章第六节）。

三、诊断及鉴别诊断

（一）诊断标准

符合以下诊断标准的①②③项，或前三项中有两项符合加上第④项，均可确诊为 DILI。①有与 DILI 发病规律相像的潜伏期（5～90 天）；②停药后异常肝脏指标迅速恢复；③排除其他病因或疾病所致的肝损伤；④再次用药反应阳性。肝酶活性水平升高至少大于正常值上限的 2 倍。

（二）鉴别诊断

DILI 应与各型病毒性肝炎（特别是散发性戊型肝炎）、非酒精性脂肪性肝病（NAFLD）、酒精性肝病、自身免疫性肝病［自身免疫性肝炎（AIH）和原发性胆汁性肝硬化（PBC）］、肝豆状核变性、α_1-抗胰蛋白酶缺乏症、血色病等各类肝胆疾病相鉴别。对于应用化疗药物或免疫抑制药物且合并 HBV 或 HCV 阳性者，若出现肝功能异常或肝损伤加重，应注意鉴别是 HBV 或 HCV 再激活，还是化疗药物或免疫抑制药物所致的肝损伤，抑或两者兼而有之。另外，获得性免疫缺陷综合征（AIDS）合并 HBV 或 HCV 标志物阳性且出现肝损伤，应注意鉴别下列三种情况：①在 AIH 基础上出现 DILI；②药物诱导的 AIH（DIAIH）；③自身免疫性肝炎样 DILI（AL-DILI，最多见）。

四、西医治疗

（一）停用伤肝药物

及时停药是治疗 DILI 最重要的初始治疗。停药原则：①血清 ALT 或 AST＞8×ULN；②ALT 或 AST＞5×ULN，持续 2 周；③ALT 或 AST＞3×ULN，且 TBIL＞2×ULN 或国际标准化比值（INR）＞1.5；④ALT 或 AST＞3×ULN，伴逐渐加重的疲劳、恶心、呕吐、右上腹疼痛或压痛、发热、皮疹和（或）嗜酸性粒细胞增多（＞5%）。多数患者停药后可快速自愈，无需特殊处理。部分药物半衰期长，体内停留时间比较久，其所致的肝功能异常患者，停药后应密切检测肝功能动态变化，肝功能逐渐恢复者，无需住院治疗。

（二）药物性 ALF 的治疗

少数患者病情严重，出现凝血时间延长、出血倾向，持续的血清胆红素升高及 ALT/AST 下降，不同程度的意识改变等临床症状常提示肝衰竭，转入肝衰竭治疗路径。ALF 主要有两大治疗手段，一是在药物大量到达肝脏之前尽快对躯体进行净化治疗以去除肝毒性药物；*N*-乙酰半胱氨酸目前推荐主要用于治疗成人特异质型药物性 ALF 早期（肝性脑病Ⅰ～Ⅱ级），可阻止进展至更严重的肝性脑病，还可能具有肾脏保护作用。二是肝移植，目前肝移植仍是 ALF

最有效的治疗手段，术后1年存活率可达80%。

（三）护肝及其他药物治疗

以肝细胞损伤为主型的主要的治疗措施为保护和修复肝细胞膜和降低血清转氨酶水平，可使用多烯磷脂酰胆碱、甘草酸类药物等。以胆汁淤积为主型的主要的治疗措施为护肝和利胆，可使用*S*-腺苷蛋氨酸、熊去氧胆酸、牛磺熊去氧胆酸、茴三硫、茵栀黄等，皮质类固醇也被用来治疗药物性胆汁淤积性肝炎。对于免疫机制介导的药物性胆汁淤积可以考虑使用皮质激素治疗。

五、中医辨证论治和康复治疗

（一）中医辨证要点

DILI的中医辨证要点可参照本章第一节病毒性肝炎。

（二）中医证治分型

1. 肝气郁滞证

情志抑郁易怒，胁肋疼痛，胸闷善太息，或嗳气，脘腹胀满，脉弦。

治法：疏肝理气。

主方：柴胡疏肝散加减。

常用药：北柴胡、黄芩片、炒白芍、枳壳、郁金、丹参、枳椇子、茜草、垂盆草、甘草等，可加用香附、紫苏梗等以疏肝理气。

2. 肝脾不和证

素体脾虚，纳食欠佳，食后饱胀，嗳气，胁胁部不适，舌苔薄白，脉细弦。

治法：疏肝健脾。

主方：逍遥散加减。

常用药：北柴胡、当归、白芍、白术、茯苓、薄荷、甘草等，可加佛手、陈皮以助行气，薏苡仁、山药等以健脾和胃。

3. 肝肾阴虚证

胁肋隐痛，口干，乏力，头晕目眩，舌红苔黄，脉细弦数。

治法：滋补肝肾。

主方：一贯煎加减。

常用药：当归、北沙参、麦冬、生地黄、枸杞子、玄参、石斛、女贞子等。可重用白芍，再加牡丹皮等以滋阴养血。

4. 瘀血阻络证

两胁刺痛，胁下痞块，面色晦暗，或见赤缕红丝，口干不欲饮，舌质紫暗或有瘀斑瘀点，脉沉细涩。

治法：活血通络。

主方：膈下逐瘀汤加减。

常用药：当归、桃仁、红花、川芎、赤芍、丹参、泽兰等。

5. 肝胆湿热证

胁肋胀痛，纳呆呕恶，厌油腻，口黏口苦，大便黏滞秽臭，尿黄，或身目发黄，舌苔黄腻，脉弦数或弦滑数。

治法：清热利湿。

主方：茵陈蒿汤或甘露消毒丹加减。

常用药：茵陈、栀子、大黄、滑石、黄芩、虎杖、连翘等。

（三）康复治疗

1. 生物信息红外肝病治疗仪（BILT 治疗仪）

在中医辨证论治内服药或中药穴位敷贴的基础上，加用 BILT 治疗仪局部照射肝区，每天 1 次，每次 30 分钟，1 个月为 1 个疗程，治疗 2 个疗程，可明显改善患者胁痛、腹胀、黄疸、乏力等症状，有助于改善肝功能。

2. 中药离子导入

在中医辨证论治内服药的基础上，通过导入仪导入中药药液（浸有中药药液的纱布垫放在导入仪电极板，置于章门、期门、肝俞以适当强度），每天 1 次，每次 30 分钟，1 个月为 1 个疗程，可明显改善患者胁痛、腹胀、黄疸、乏力等症状，有助于改善肝功能，提高总有效率。

第三节　酒精性肝病

一、概　　述

酒精性肝病（alcoholic liver disease，ALD）是由长期大量饮酒导致的急慢性肝脏疾病。酗酒者 90%～100%出现脂肪肝，其中 10%～35%发展为酒精性肝炎，5%～15%会发展成肝硬化。乙醇（酒精）是世界范围内引发疾病、死亡和残疾的五大主要因素之一；早在公元前 12 世纪，适量饮酒就被写入皇帝圣旨中。2016 年，全球有 300 万人死亡与乙醇有关，占死亡人数的 5.3%。ALD 是慢性饮酒最严重的后果之一，也是世界范围内肝硬化的主要原因。ALD 在欧美国家多见，近年我国的发病率也有所上升。我国部分省份流行病学调查资料显示，ALD 的患病率为 0.50%～8.55%，其中 40～49 岁人群患病率最高，达 10%以上。ALD 占同期肝病住院患者的比例不断上升，已成为我国最主要的慢性肝病之一。ALD 属中医学“酒疸”“积聚”“胁痛”“臌胀”等病范畴。《金匮要略 • 黄疸病脉证治》认为谷疸、酒疸的发病与湿热有关，受损害的脏腑主要在脾，故云“脾色必黄，瘀热以行”。本病病因为嗜酒过度。病机特点为脾胃受损，运化失职，湿浊凝聚。郁而化热，熏蒸肝胆，胆汁不循常道，浸淫肌肤而发黄；若湿浊凝聚成痰，阻塞气机，血行不畅，脉络壅塞，痰浊与气血搏结而成积聚；若酒湿浊气蕴中焦，清浊相混，壅阻气机，肝失条达，气血郁滞，脾虚愈甚。进而波及于肾，开阖不利，水浊渐积渐多，终致水不得泄，遂成臌胀。

二、发病机制

ALD 的发病机制尚未完全阐明，目前认为可能与能量代谢（线粒体合成物活性下降，肝细胞能量代谢受损；耗氧过程致小叶中央区缺氧）、氧化应激和内毒素、免疫介导（与内毒素、库普弗细胞、细胞因子等相关）、乙醇及其代谢产物的肝毒性等因素相关，乙醇在肝细胞中经过乙醇脱氢酶代谢成乙醛，又在线粒体内经乙醛脱氢酶代谢。亚洲人缺乏 2 型乙醛脱氢酶，导致乙醛堆积，产生脸红、心动过速、恶心呕吐等症状。ALD 的影响因素如下。

（一）饮酒量

短期反复大量饮酒可发生酒精性肝炎，2 周内有大量饮酒史，折合乙醇量＞80g/d 可发生 ALD。相比偶尔饮酒和酗酒，每日饮酒更易引起严重的酒精性肝损伤。有长期饮酒史，一般超过 5 年，折合乙醇量男性≥40g/d，女性≥20g/d，可增加发展为 ALD 的风险。女性对乙醇介导的肝毒性更敏感，更小剂量和更短的饮酒期限就可能出现更严重的 ALD，也更易发生严重的酒精性肝炎和肝硬化。

（二）种族

不同种族人群对 ALD 的易感性不同。美国调查中显示，男性中因酒精性肝硬化死亡死亡率最高的是西班牙裔人，女性中最高的是非西班牙裔黑人。汉族人群的 ALD 易感基因乙醇脱氢酶 2（*ADH2*）、*ADH3* 和乙醛脱氢酶 2（*ALDH2*）的等位基因频率及基因型分布不同于西方国家，可能是中国嗜酒人群和 ALD 的发病率低于西方国家的原因之一。

（三）饮食与营养

ALD 病死率的上升与营养不良程度相关。消化异常、蛋白质分解代谢增加和脂类代谢异常，富含多不饱和脂肪酸的饮食以及维生素 A 或维生素 E 缺乏，可加重肝损害。而饮食与生活方式可能影响 ALD 的自然病程，咖啡可能在 ALD 中起保护作用，而吸烟效果相反。肥胖人群（BMI＞25kg/m^2）ALD 病程进展迅速。

（四）病毒性肝炎

病毒性肝炎与酒精性肝损害有协同作用。14%～36%的 ALD 患者同时患有丙型肝炎。乙型肝炎或丙型肝炎与 ALD 同时存在会增加肝细胞癌的风险。

三、临床表现

酒精性脂肪肝可无症状，仅有肝大。酒精性肝炎临床表现差异较大，与组织学损害程度相关，可有右上腹胀痛、食欲减退、乏力、体重减轻、黄疸等，严重者可并发 ALF。酒精性肝硬化表现为面部毛细血管扩张、蜘蛛痣、肝掌、门静脉高压等（见本章第六节）。此外，有肝外器官酒精重度损害，如酒精性心肌病、胰腺炎、巨幼红细胞贫血、骨骼肌萎缩、生育障碍；并可伴有神经系统表现，如谵妄、韦尼克脑病、周围神经病等。

四、辅助检查

（一）实验室检查

血清谷草转氨酶（AST）、谷丙转氨酶（ALT）、γ-谷氨酰转移酶（γ-GT）、总胆红素（TB）、凝血酶原时间（PT）、平均红细胞容积（MCV）和缺糖转铁蛋白（CDT）等指标水平升高。其中 AST/ALT＞2、γ-GT 水平升高、MCV 升高为 ALD 的特点，而 CDT 测定虽然较特异但临床未常规开展。禁酒后这些指标可明显下降，通常 4 周内基本恢复正常（但γ-GT 恢复较慢），有助于诊断。

（二）影像学检查

1. 超声

具备以下三项腹部超声表现中的两项者为弥漫性脂肪肝：①肝脏近场回声弥漫性增强，回声强于肾脏；②肝脏远场回声逐渐衰减；③肝内管道结构显示不清。超声显像诊断不能区分单纯性脂肪肝与脂肪性肝炎，且难以检出小于 30%的肝细胞脂肪变，且易受设备和操作者水平的影响。

2. 瞬时弹性成像诊断

该诊断方法能通过一次检测同时得到肝脏硬度和肝脏脂肪变程度 2 个指标。受控衰减参数（CAP）测定系统诊断肝脏脂肪变的灵敏度很高，可检出仅有 5%的肝脏脂肪变性，特异性高、稳定性好，且 CAP 诊断不同程度肝脏脂肪变的阈值不受慢性肝病病因的影响。瞬时弹性成像用于 ALD 进展期肝纤维化及肝硬化，有利于患者预后的评估。

3. CT/MRI

CT 表现为弥漫性肝脏密度降低，肝脏与脾脏的 CT 值之比小于或等于 1。磁共振波谱分析、双回波同相位和反相位肝脏 MR 成像可以定量评估 ALD 肝脏脂肪变程度。磁共振弹性成像（MRE）用来诊断肝纤维化的界值为 2.93kPa，预测的敏感度为 98%、特异度为 99%。MRE 可完整评估肝脏实质的病变，且不受肥胖、腹水的影响。

（三）病理

ALD 病理学改变包括肝脂肪变程度（F0～F3）、炎症程度（G0～G4）、肝纤维化分级（S0～S4）。肝脂肪变分 4 度（F0～F3）：F0，＜5%肝细胞脂肪变；F1，5%～33%肝细胞脂肪变；F2，33%～66%肝细胞脂肪变；F3，66%以上肝细胞脂肪变。酒精性肝炎分为 5 级（G0～G4）：G0，无炎症；G1，腺泡 3 带呈现少数气球样肝细胞，腺泡内散在个别点灶状坏死和中央静脉周围炎；G2，腺泡 3 带明显气球样肝细胞，腺泡内点灶状坏死增多，出现 Mallory 小体，门管区轻至中度炎症；G3，腺泡3带广泛的气球样肝细胞，腺泡内点灶状坏死明显，出现Mallory小体和凋亡小体，门管区中度炎症伴和（或）门管区周围炎症；G4，融合性坏死和（或）桥接坏死。肝纤维化分5期（S0～S4）：S0，无纤维化；S1，腺泡3带局灶性或广泛的窦周/细胞周围纤维化和中央静脉周围纤维化；S2，纤维化扩展到门管区，中央静脉周围硬化性玻璃样坏死，局灶性或广泛的门管区星芒状纤维化；S3，腺泡内广泛纤维化，局灶性或广泛的桥接纤维化；S4，肝硬化。酒精性肝硬化表现为肝小叶结构完全毁损，代之以假小叶形成和广泛纤维化，为小结节性肝硬化。根据纤维间隔有无界面性肝炎，酒精性肝硬化分为活动性酒精性肝硬化和静止性酒精性肝硬化。

五、诊 断

根据饮酒史一般超过5年，折合乙醇量男性≥40g/d，女性≥20g/d；或2周内有大量饮酒史，折合乙醇量大于80g/d。乙醇量（g）=饮酒量（ml）×乙醇含量（%）×0.8。结合典型临床表现及相关检查不难确诊，符合ALD临床诊断标准者，需要进一步明确临床分型：轻症ALD、酒精性脂肪肝、酒精性肝炎、酒精性肝纤维化以及酒精性肝硬化。酒精性肝炎的临床诊断基于：黄疸迅速进展或加重，合并肝脏相关并发症，血清TB＞3mg/dl；ALT和AST＞1.5×ULN，但＜400U/L，且AST/ALT＞1.5；症状出现前8周曾重度饮酒；排除其他肝脏疾病。若疑诊为酒精性肝炎或肝硬化的患者存在其他肝病，因而无法做出临床诊断或饮酒史不详，则建议行肝穿刺活组织检查。

六、西医治疗

ALD的治疗原则是戒酒和营养支持，减轻ALD的严重程度，改善已存在的继发性营养不良和对症治疗酒精性肝硬化及其并发症。

（一）戒酒

戒酒是ALD最主要和最基本的治疗措施。戒酒可改善预后及损伤的肝组织、降低门脉压力、延缓纤维化进程、提高所有阶段ALD患者的生存率。主动戒酒比较困难者可给予巴氯芬口服。乙醇依赖者戒酒过程中要及时预防和治疗酒精戒断综合征（可用安定类镇静治疗）。

（二）营养支持

ALD患者需良好的营养支持，应在戒酒的基础上提供高蛋白、低脂饮食，并注意补充维生素B、维生素C、维生素K及叶酸。酒精性肝硬化患者主要补充蛋白质热量的不足，重症酒精性肝炎患者应考虑夜间加餐（约700kcal/d），以防止肌肉萎缩，增加骨骼肌容量。韦尼克脑病症状明显者及时补充B族维生素。

（三）药物治疗

1. 糖皮质激素

目前尚无统一剂量和持续时间，推荐通过Maddery判别函数（MDF）进行风险评估，MDF

＞54 使用激素弊大于利。MDF=4.6×PT（s）+TBIL（mg/dl）。ALF 早期出现严重急性消化道症状且 MDF 在 32～54，没有出血、感染症状，建议如下：甲泼尼龙 120mg/d，连用 1 周，如果 3 天 TB 水平能够降低基线的 10%，或 7 天能够降低 30%，说明患者对皮质类固醇激素敏感，如临床未出现明显的不良反应，继续以 80mg/d 静脉注射 3 天，40mg/d 静脉注射 3 天，然后改为 30mg/d 口服，1 周后，每 2 周减去 4mg；必要时可加用免疫球蛋白以增强免疫力，以及加用氟康唑/伏立康唑以预防真菌感染。如 1 周评估达不到期望降低的指标，立即停药。欧美国家指南推荐通过 Lille 评分评估 ALD 对激素治疗的应答（http：//www.lillemodel.com）：MDF≥32，泼尼松 40mg/d，7 天后行 Lille 评分，如＜0.45 则继续激素治疗 3 周；如＞0.45，提示预后不佳，立即终止激素应用。

2. 美他多辛

可加速乙醇从血清中清除，有助于改善乙醇中毒症状、乙醇依赖以及行为异常，从而提高生存率。每次 0.5g，每日 2 次，口服 6 周（支气管哮喘患者禁用，可以拮抗左旋多巴）。

3. 保肝药物

S-腺苷蛋氨酸治疗可以改善 ALD 患者的临床症状和血清生物化学指标。多烯磷脂酰胆碱能够防止 ALD 的组织学恶化。甘草酸制剂、水飞蓟素类和还原型谷胱甘肽等药物有不同程度的抗氧化、抗炎、保护肝细胞膜及细胞器等作用，临床应用可改善肝脏生物化学指标。双环醇治疗也可改善酒精性肝损伤。但不宜同时应用多种抗炎保肝药物，以免加重肝脏负担及因药物间的相互作用而引起的不良反应。

（四）肝移植

严重酒精性肝硬化患者可考虑肝移植。早期的肝移植可以提高患者的生存率，但要求患者肝移植前需戒酒 3～6 个月，并且无其他脏器的严重酒精性损害。遗憾的是在此期间许多患者会死亡。ALD 肝移植后的生存率与其他原因所致的终末期肝病肝移植相似。饮酒和抑郁症是肝移植后复发影响生存的独立危险因素。

七、中医辨证论治与康复治疗

（一）中医辨证要点

ALD 的中医辨证要点可参照本章第一节病毒性肝炎。

（二）中医证治分型

1. 肝胆湿热证

为西医的脂肪肝或肝硬化阶段，患者多见目黄，身黄，尿黄，纳差，恶心，呕吐，口干口苦，右胁肋胀痛，舌红，苔黄腻，脉弦数。

治法：清热利湿。

主方：茵陈蒿汤加减。

常用药：茵陈、栀子、大黄、滑石、黄芩、虎杖、连翘等。

2. 肝郁脾虚证

肝功能多正常或轻度异常的患者多表现为胁肋胀痛，乏力身软，精神萎靡，纳差，腹胀，舌质淡红，苔薄白，脉弦弱。

治法：疏肝健脾。

主方：逍遥散加减。

常用药：北柴胡、当归、白芍、白术、茯苓、薄荷、甘草等。

3. 肝肾阴虚证

可见胁肋隐痛，纳差，神疲，腰膝酸软，口干咽燥，心中烦热，面色晦暗，消瘦，舌红少苔，脉细数。此型多见于肝硬化期。

治法：滋补肝肾。

主方：六味地黄丸合一贯煎加减。

常用药：当归、北沙参、麦冬、生地黄、枸杞子、玄参、石斛、女贞子等。

4. 气滞血瘀证

可见肝掌，蜘蛛痣，肝脾大，右胁肋痛，腹胀，口渴不欲饮，面暗消瘦，体倦乏力，纳差，舌质紫红或有紫斑，脉涩。此型可见于肝硬化期。

治法：活血化瘀，行气止痛。

主方：膈下逐瘀汤加减。

常用药：当归、桃仁、红花、川芎、赤芍、丹参、泽兰等。

5. 脾肾阳虚证

此型酒精性肝硬化晚期阳虚者较多见，表现为腹胀，纳呆，神倦乏力，肢冷怯寒，下肢浮肿，小便短少不利，大便溏薄，舌质淡胖或腻，脉沉弦。

治法：温补脾肾，行气利水。

主方：济生肾气丸加减。

常用药：熟地黄、怀山药、山茱萸、牡丹皮、茯苓、泽泻、制附子、桂枝、干姜、菟丝子、肉苁蓉等。

（三）康复治疗

1. 中药穴位敷贴

中药贴剂通过肝俞、足三里穴位敷贴或者敷脐，每天或隔天 1 次，疗程为 2 周以上。

2. BILT 治疗仪

在中医辨证论治内服药或中药穴位敷贴基础上，加用 BILT 治疗仪局部照射肝区，每天 1 次，每次 30 分钟，1 个月为 1 个疗程，治疗 2 个疗程可明显改善患者胁痛、腹胀、黄疸、乏力等症状，有助于改善肝功能和肝纤维化等指标。

第四节　非酒精性脂肪性肝病

一、概　　述

非酒精性脂肪性肝病（non-alcoholic fatty liver disease，NAFLD）是一种与胰岛素抵抗（insulin resistance，IR）和遗传易感密切相关的代谢应激性肝损伤，包括非酒精性肝脂肪变性（non-alcoholic hepatic steatosis）、非酒精性脂肪性肝炎（non-alcoholic steatohepatitis，NASH）。NAFLD 是以肝脏脂肪过量积聚（肝脂肪变）为特征的疾病，NASH 是 NAFLD 的一个亚型，为肝脂肪变性与肝损伤和炎症共存（脂肪性肝炎）。NAFLD 主要分为原发性和继发性两大类，原发性 NAFLD 与胰岛素抵抗和遗传易感性相关；而继发性 NAFLD 则是由药物、广泛小肠切除、内分泌疾病等病因所致的脂肪肝。此外，NAFLD 与一些少见的脂质代谢病和存在严重胰岛素抵抗的罕见综合征有关。NAFLD 目前被认为是全球最常见的慢性肝病，全球平均患病率为 25%。在西方国家预计到 2030 年，NAFLD 将成为肝移植最常见的适应证；我国患病率为 6%～27%。NAFLD 患病率的上升与中心性肥胖、（T2DM）、代谢综合征（metabolic syndrome，MS）患病率的上升相一致。随着肥胖和 MS 的流行，NAFLD 已成为我国慢性肝病和肝功能指标异常的首要原因。本病属中医学“胁痛”“肝癖”“积聚”范畴。《灵枢 • 五邪》：“邪在肝，则两胁中痛……恶血在内。”可见在《黄帝内经》的成书时期，人们已经认识到胁痛的病因有外感、内伤的不同，寒、热、气滞、瘀血都可导致胁痛。中医学认为，饮食过饱，或喜膏粱厚味，或恣饮酒浆，使胃伤脾损，运化失常，湿热中阻，肝失条达；或过饥失养，脾胃虚弱，气血不足，肝气横侮，致使脘胁闷胀，纳呆欲呕，或发黄疸等。恼怒伤肝，肝气失畅，郁久血瘀，则胁痛积成。脾虚失运，痰湿聚生，气机失畅；或肾虚肝失所养，则气痰交阻，久而痰瘀内结，使痛胀积聚。

二、发病机制

目前认为，胰岛素抵抗是导致 NAFLD 的基础代谢障碍。胰岛素不能有效抑制激素敏感的脂肪酶，使得由脂肪分解的游离脂肪酸大量转入肝脏，同时胰岛素水平升高和胰岛素抵抗共同导致甘油三酯在肝内继续合成，以上两种来源的甘油三酯增多均引起肝细胞内的脂质堆积。NAFLD 危害较小，不一定渐进为 NASH。一般认为 NASH 由 NAFLD 发展而来的机制主要包括“二次打击”或“多重打击”学说。“二次打击”学说认为，NAFLD 是初次打击的产物；而第二次打击是反应性氧化代谢产物增多，形成脂质过氧化产物，导致损伤肝细胞内磷脂膜氧化，溶酶体自噬异常，凋亡信号通路活化；内质网应激，炎症因子通路活化，促进脂肪变性。“多重打击”学说认为，遗传因素（家族聚集、种族、adiponutrin 酶突变）和环境因素（胰岛素抵抗、肠道菌群紊乱、脂肪细胞因子失调、氧化应激等）共同导致 NASH 的发生和进展。大多数 NAFLD 和少数 NASH 并不会进展为肝纤维化，但是在氧化应激超载的情况下，肝星状细胞激活，导致细胞外基质增多并堆积，进一步影响肝脏代谢，形成纤维化。

三、临 床 表 现

NAFLD起病隐匿，发病缓慢，常无症状。少数患者可有乏力、肝区隐痛或上腹胀痛等非特异症状。严重脂肪性肝炎可出现黄疸、食欲减退、恶心、呕吐等症状。30%～100%的患者存在肥胖，50%患者有肝大，表面光滑，边缘圆钝，质地正常，无明显压痛。终末期 NASH 是隐源性肝硬化的常见原因。失代偿期的肝硬化患者临床表现与其他原因所致的肝硬化相似，可出现黄疸、腹水、出血、贫血、肝掌、蜘蛛痣等肝功能不全和门静脉高压表现（详见本章第六节）。少数继发肝硬化的 NASH 患者还可能并发肝细胞癌，表现为肝大和肝区疼痛。肝脂肪变性除了损伤肝脏外，还能加重和（或）诱导胰岛素抵抗，影响 T2DM 患者的血糖控制，且可预测 MS、心血管疾病以及高血压的发病。

四、辅 助 检 查

（一）实验室检查

血清转氨酶上升 2～5 倍常见于 NASH 患者，但不反映 NAFLD 的严重程度。30%的 NAFLD 患者 ALP、γ-GT 可升高 2～3 倍。肝硬化和肝衰竭时，可出现血清白蛋白和凝血酶原时间异常，常早于血清胆红素的升高。30%～50%的 NASH 患者存在血糖增高或糖耐量异常。20%～80%的患者存在高脂血症。近来，细胞角蛋白（CK18）片段作为诊断 NASH 的新型标志物被广泛研究；CK18 是一个前景良好的指标，但其单独应用时诊断性能并不理想，因易受肝纤维化的影响。

（二）影像学检查

影像学检查是临床非创伤性诊断脂肪肝的主要检查手段。不能区分单纯性脂肪肝与 NASH，且糖原积聚、水肿、炎症可影响脂肪肝的影像学表现。通常超声（US）、CT 和常规 MRI 仅在脂肪变性＞30%时敏感。US 表现为肝脏近场回声弥漫性增强（“明亮肝”），回声强于肾脏；肝内管道结构显示不清；肝脏远场回声逐渐衰减。CT 诊断主要依据为弥漫性肝脏密度降低或肝脏与脾脏的 CT 值之比≤1。根据肝/脾 CT 值可大致判断脂肪肝的程度：0.7＜比值≤1.0 为轻度；0.5＜比值≤0.7 为中度；比值≤0.5 者为重度。MRI 主要用于鉴别超声与 CT 上难以区分的局灶性脂肪肝、弥漫性脂肪肝伴正常肝岛与肝脏肿瘤。MRI 波谱分析、二维磁共振成像是目前无创性诊断研究的热点。

（三）病理学检查

肝组织活检是诊断 NAFLD/NASH 的金标准，病理特征为肝腺泡 3 区大泡性或以大泡为主的混合性肝细胞脂肪变，伴或不伴有肝细胞气球样变、小叶内混合性炎症细胞浸润以及窦周纤维化。肝脂肪变性是诊断 NAFLD 的必要条件，窦周纤维化是 NASH 的特征之一。与成人不同，儿童 NASH 汇管区病变（炎症和纤维化）通常较小叶内严重。

目前推荐 NAFLD 的病理学诊断和临床疗效评估，参照美国国立卫生研究院 NASH 临床研究网病理工作指南，常规进行 NAFLD 活动度积分（NAFLD activity score，NAS）评分和纤维化分期。该系统对脂肪变性（0～3 分）、小叶炎症（0～3 分）、气球样变（0～2 分）进行半定量计分，NAS>4 分可诊断为 NASH；<3 分可排除 NASH。肝纤维化分期（0～4 期）：0 期，无纤维化；1 期，肝腺泡 3 区轻、中度窦周纤维化或仅有门脉周围纤维化；2 期，腺泡 3 区窦周纤维化合并门脉周围纤维化；3 期，桥接纤维化；4 期，高度可疑或确诊肝硬化，包括 NASH 合并肝硬化、脂肪性肝硬化以及隐源性肝硬化（因为肝脂肪变性和炎症随着肝纤维化进展而减轻）。

五、诊断与鉴别诊断

（一）诊断

明确 NAFLD 的诊断需符合以下三项条件：①无饮酒史或饮酒折合乙醇量<每周 140g（女性<每周 70g）；②除外病毒性肝炎、药物性肝病、全胃肠外营养、肝豆状核变性、自身免疫性肝病等可导致脂肪肝的特定疾病；③肝活检组织学改变符合脂肪性肝病的病理学诊断标准。如无法获取组织学标本，符合以下条件也可诊断：肝脏影像学表现符合弥漫性脂肪肝的诊断标准且无其他原因可供解释；有 MS 相关组分的患者出现不明原因的肝功能异常持续半年以上；减肥和改善胰岛素抵抗后，肝功能异常和影像学脂肪肝改善甚至恢复正常者可诊断 NAFLD。

（二）鉴别诊断

1. 酒精性肝病

酒精性肝病和 NAFLD 在组织学特征、临床特点和实验室检查方面存在一定的重叠。故而应重视病史、体检信息的采集。

2. 其他慢性肝炎

NASH 需与慢性病毒性肝炎（特别是丙型肝炎）、自身免疫性肝炎、早期 Wilson 病等可导致脂肪肝的肝病相鉴别。NASH 肝细胞损害、炎症和纤维化主要位于肝小叶内，且病变以肝腺泡 3 区为重；其他疾病的肝组织学改变主要位于门脉周围等特征、病史资料，以及肝炎病毒标志、自身抗体和铜蓝蛋白等检测有助于相关疾病的明确诊断。

3. 其他原因导致的脂肪肝

还需除外药物、全胃肠外营养、炎性肠病、甲状腺功能减退、库欣综合征、β脂蛋白缺乏症以及一些与胰岛素抵抗有关的综合征导致脂肪肝的特殊情况。

六、西医治疗与预防

治疗 NAFLD 的首要目标为减重和改善胰岛素抵抗，预防和治疗 MS、T2DM 及其相关并发症，避免 NASH 和慢加急性肝衰竭；阻止进展成为肝硬化和肝癌。治疗 NASH 的目标是脂肪性肝炎和纤维化程度都显著改善，至少要达到减轻肝纤维化而脂肪性肝炎不加剧，或者

NASH 缓解而纤维化程度不加重。

（一）改变不良生活方式

健康饮食和加强锻炼是改变不良生活方式的主要途径。保持适量脂肪和糖类的平衡膳食，限制含糖饮料、糕点和深加工精致食品，增加全谷类食物及膳食纤维的摄入。一日三餐定时适量，严格控制晚餐的热量和晚餐后进食行为。避免久坐少动。建议每天坚持中等量有氧运动 30 分钟，每周 5 次；或每天高强度有氧运动 20 分钟，每周 3 次；同时做 8～10 组阻抗训练，每周 2 次。1 年内减重 3%～5%可以改善 MS 组分和逆转单纯性脂肪肝，体重下降 7%～10%能显著降低血清转氨酶水平并改善 NASH，但是体重下降 10%以上并维持 1 年才能逆转肝纤维化。

（二）药物治疗

经 3～6 个月生活方式干预仍未能有效控制体重和代谢危险因素的 NAFLD 患者，根据指南进行药物干预治疗。

1. 控制 MS

1）身体质量指数（BMI）≥30kg/m^2 的成人和 BMI≥27kg/m^2 伴有高血压、T2DM、血脂紊乱等合并症的成人可以考虑应用奥利司他等药物减肥。

2）合并高血压者需服用血管紧张素Ⅱ受体拮抗剂（ACEI）。

3）他汀类降脂药物可安全用于 NAFLD 和 NASH 患者，降低血清低密度脂蛋白胆固醇（LDL-C）水平以防治心血管事件，使用过程中经常出现无症状性、孤立性血清 ALT 增高，即使不减量或停药亦可恢复正常。肝衰竭或肝硬化失代偿禁用。

4）二甲双胍对 NASH 并无治疗作用，但其可以改善胰岛素抵抗、降低血糖和辅助减肥，建议用于 NAFLD 患者 T2DM 的预防和治疗。

5）人胰高血糖素样肽-1（GLP-1）类似物利拉鲁肽不仅具备多重降糖机制，而且有减肥和改善胰岛素抵抗的作用，适合用于肥胖的 T2DM 患者的治疗。

6）吡格列酮虽然可以改善 NASH 患者血清生物化学指标和肝脏组织学病变，但该药在我国患者中长期应用的疗效和安全性尚待明确，建议仅用于合并 T2DM 的 NASH 患者的治疗。

2. 护肝治疗

鉴于改变生活方式和应用针对 MS 的药物甚至减肥手术难以使 NASH 特别是肝纤维化逆转，为此有必要应用保肝药物保护肝细胞、抗氧化、抗炎，甚至抗肝纤维化。常用保肝类药物水飞蓟素（宾）、双环醇、多烯磷脂酰胆碱、甘草酸二铵、还原型谷胱甘肽、*S*-腺苷甲硫氨酸、熊去氧胆酸等针对肝脏损伤的治疗安全性良好，部分药物在药物性肝损伤、胆汁淤积性肝病等患者中已取得相对确切的疗效，但这些药物对 NASH 和肝纤维化的治疗效果仍需进一步的临床试验证实。建议根据肝脏损伤类型、程度以及药物效能和价格选择 1 种保肝药物，疗程需要 1 年以上。对于血清 ALT 高于正常值上限的患者，口服某种保肝药物 6 个月，如果血清转氨酶仍无明显下降，则可改用其他保肝药物。目前尚无有效药物可推荐用于 NASH 患者预防肝硬化和肝细胞癌（HCC）。

（三）减肥手术

减肥手术又称代谢手术，不仅能最大程度地减肥和长期维持理想体质量，而且可以有效控制代谢紊乱，甚至逆转 T2DM 和 MS。重度肥胖（BMI≥40kg/m^2）及中度肥胖（BMI 35.0～39.9kg/m^2）但非手术治疗不能有效控制血糖的 T2DM 患者都应考虑减肥手术。轻度肥胖（BMI 30.0～34.9kg/m^2）患者如果非手术治疗不能有效控制代谢性和心血管危险因素，也可以考虑减肥手术。明确的失代偿期肝硬化患者为减肥手术的禁忌证。

（四）肝脏移植手术

对于 NASH 相关终末期肝病和部分隐源性肝硬化肝功能失代偿患者，应考虑接受肝移植治疗。需注意肝移植术后 NAFLD 复发率高达 50%，并且有较高的心血管并发症的发病风险。为此，需重视 NASH 患者肝移植等待期的评估和管理，以最大程度为肝移植创造条件。肝移植术后仍须有效控制体重和防治糖脂代谢紊乱，从而最大程度地降低肝移植术后并发症的发生率。

（五）其他

对于 NAFLD 特别是 NASH 患者，应避免极低热量饮食减肥，避免使用可能有肝毒性的中西药物，慎用保健品，避免饮酒，饮酒可能会增加肝癌的发病风险。咖啡和饮茶可能有助于 NAFLD 患者康复。此外，还需早期发现并有效处理睡眠呼吸暂停综合征、甲状腺功能减退症、小肠细菌过度生长等可加剧肝脏损伤的并存疾病。

七、中医中药治疗与康复

（一）中医辨证要点

NAFLD 的中医辨证要点可参照本章第一节病毒性肝炎。

（二）中医证治分型

1. 湿浊内停证

右胁肋胀满，形体肥胖，周身困重，倦怠，胸脘痞闷，头晕，恶心，舌淡红，苔白腻，脉弦滑。

治法：祛湿化浊。

主方：胃苓汤。

常用药：苍术、陈皮、厚朴、甘草、泽泻、猪苓、赤茯苓、白术、肉桂。

加减：形体肥胖、周身困重等湿浊明显者，加绞股蓝、焦山楂；胸脘痞闷者，加藿香、佩兰。

2. 肝郁脾虚证

右胁肋胀满或走窜作痛，每因烦恼郁怒诱发，伴腹胀，便溏，腹痛欲泻，乏力，胸闷，善太息，舌淡边有齿痕，苔薄白或腻，脉弦或弦细。

治法：疏肝健脾。

主方：逍遥散。

常用药：当归、白芍、柴胡、茯苓、白术、炙甘草、生姜、薄荷。

加减：腹胀明显者，加枳壳、大腹皮；乏力气短者，加黄芪、党参。

3. 湿热蕴结证

右胁肋胀痛，伴恶心，呕吐，黄疸，胸脘痞满，周身困重，纳呆，舌质红，苔黄腻，脉濡数或滑数。

治法：清热化湿。

主方：三仁汤合茵陈五苓散。

常用药：苦杏仁、滑石、通草、白蔻仁、竹叶、厚朴、薏苡仁、半夏、茵陈、茯苓、泽泻、猪苓、桂枝、白术。

加减：恶心呕吐者，加枳实、姜半夏、竹茹；黄疸明显者，加虎杖；胸脘痞满、周身困重等湿邪较重者，加车前草、通草、苍术。

4. 痰瘀互结证

右胁下痞块或右胁肋刺痛伴纳呆，胸脘痞闷，面色晦暗，舌淡暗有瘀斑，苔腻，脉弦滑或涩。

治法：活血化瘀，祛痰散结。

主方：膈下逐瘀汤合二陈汤。

常用药：桃仁、牡丹皮、赤芍、乌药、延胡索、炙甘草、川芎、当归、五灵脂、红花、枳壳、香附、陈皮、半夏、茯苓、乌梅、生姜。

加减：右胁肋刺痛者，加川楝子；面色晦暗等瘀血明显者，加莪术、郁金。

5. 脾肾两虚证

右胁下隐痛伴乏力，腰膝酸软，夜尿频多，大便溏泄，舌淡，苔白，脉沉弱。

治法：补益脾肾。

主方：四君子汤合金匮肾气丸。

常用药：人参、茯苓、白术、炙甘草、熟地黄、山萸肉、山药、茯苓、泽泻、牡丹皮。

加减：腰膝酸软、头晕乏力者，加黄芪、续断、杜仲；畏寒肢冷者，加附子、肉桂；夜尿频多者，加金樱子、海螵蛸；大便溏泄者，加炒扁豆、炒薏苡仁。

（三）康复治疗

1. 针刺治疗

取丰隆、足三里、三阴交、阳陵泉、内关、肝俞、足三里、关元、合谷、肾俞，以1.5寸毫针刺入。

2. 耳穴疗法

常用穴位：神门、胃、大肠、肝、胆、脾、肾、内分泌、皮质下。用王不留行籽敷贴，每天 4 次，三餐及睡前各 1 次，每次敷贴单侧耳穴，每周交替敷贴 1 次。

3. 穴位注射

足三里（双侧）注射用硫普罗宁。常规消毒穴位，用 7 号针直刺入穴位，进针约 2/3，有针感时提插回抽无血后注入药液，此时患者有酸胀感。每次 2ml，每周 3 次，疗程 3 个月。

第五节　自身免疫性肝病

自身免疫性肝病（autoimmune liver disease，AILD）是一类病因尚不明确，具有自身免疫基础的非化脓性炎症性肝病。自身免疫性肝病的各种疾病，在自身免疫的攻击对象、免疫应答类型和临床表现等方面均有各自的特点。根据主要受累的肝细胞类型不同，自身免疫性肝病临床可分为原发性胆汁性肝硬化（primary biliary cirrhosis，PBC）、自身免疫性肝炎（autoimmune hepatitis，AIH）、原发性硬化性胆管炎（primary sclerosing cholangitis，PSC）等。

一、原发性胆汁性肝硬化

本病又称原发性胆汁性胆管炎，是一种慢性自身免疫性胆汁淤积性肝病，多数患者临床病程进展缓慢，主要表现为乏力和皮肤瘙痒；其病理特点为进行性、非化脓性、破坏性肝内小胆管炎，最终可发展至肝硬化、肝衰竭，是肝移植的主要适应证之一。血清抗线粒体抗体（anti-mitochondrial antibody，AMA）阳性，特别是 AMA-M_2 亚型阳性对本病诊断具有很高的敏感性和特异性。几十年来，熊脱氧胆酸（ursodeoxycholic acid，UDCA）仍是唯一可用于治疗 PBC 的安全有效的药物。中医古籍中并无原发性胆汁性肝硬化病名的记载，现代医家治疗此病多从黄疸论之，历代医家对黄疸亦有不同的认识。《丹溪心法》曰“黄疸乃脾胃积有湿热所致，当究其所因，分利为先”，指出在黄疸的诸多致病因素中，湿邪最为重要，所谓“无湿不发黄”；《伤寒论》指出“瘀热在里，身必发黄”；《景岳全书》亦指出“阳黄证多以脾湿不流，郁热所致，必须清火邪，利小水，火清则溺自清，溺清则黄自退”。《景岳全书》认为阴黄证若出现气血衰败，宜温补脾肾，使“血气复则黄必尽退”，并辟四君、理中、六味等治脾胃诸方治黄疸之大法，将茯苓、白术、神曲、半夏等入脾胃之药广泛用于黄疸论治中。由此可见，湿、热、瘀及体虚是黄疸发生的主要因素，其病位在肝、胆、脾、胃、肾，病机以虚实夹杂为主。

（一）流行病学与发病机制

本病好发于 40～60 岁中年女性，女男比例约为 9∶1；全球性分布，不受种族和地区限制，北美和北欧国家发病率最高。随着对本病的认识不断加深以及 AMA 检测的逐渐普及，我国 PBC 患病率呈现快速上升趋势。

本病的病因仍不清楚，以选择性破坏肝内胆管上皮细胞和肉芽肿形成为特点，大多数患者均有针对非器官、非种属特异的存在于线粒体内膜的自身抗原的特异性自身抗体和自身反应性 T 细胞反应。此外，本病常合并其他器官特异性自身免疫性疾病，因此被认为是一种器官特异性的自身免疫性疾病。

（二）临床表现

PBC 的病程大致分为四个阶段：临床前期，AMA 阳性，但生物化学指标无明显异常；无症状期，表现生物化学指标异常，但无明显临床症状；症状期，出现乏力、皮肤瘙痒等临床症状；失代偿期，出现上消化道出血、腹水、肝性脑病等肝硬化的临床表现。

1. 乏力与瘙痒

乏力是 PBC 最常见的症状，无特异性。一经出现，常持续存在。瘙痒为最早期症状，与胆汁淤积程度无关。

2. 胆汁淤积

表现为黄疸，脂溶性维生素吸收障碍引发骨病、夜盲、神经系统损害和凝血酶原活力降低。胆固醇排泄障碍导致高脂血症。

3. 脂肪泻

胆酸向小肠排泌异常、胰腺外分泌功能不全、细菌过度生长等。

4. 肝硬化表现

脾大、脾功能亢进，静脉曲张破裂出血及腹水等（详见本章第六节）。

5. 可伴有其他自身免疫性疾病

其他如甲状腺炎、硬皮病、红斑狼疮、风湿性关节炎、炎性肠病等。

（三）辅助检查

1. 实验室检查

1）大多数患者 ALP、γ-GT 升高；ALT 和 AST 通常为正常或轻至中度升高；胆红素及总胆固醇含量随疾病的进展逐渐升高；血清胆汁酸可高于（10～20）×ULN 或者更高。

2）AMA 具特异性，尤其 AMA-M2 亚型。抗核抗体（ANA）在 AMA 阴性时可作为诊断的重要标志；抗 Sp100、抗 Gp210、抗 P62、抗核板素 B 受体阳性是诊断 PBC 的有益补充。血清 IgM 升高是 PBC 的实验室特征之一（IgM 升高亦可见于其他多种疾病，包括自身免疫性疾病、感染性疾病等，因此缺乏诊断特异性）。

2. 影像学检查

首选超声，其次为 CT（详见本章第六节肝硬化）；MRCP 对 PBC 诊断无确诊价值，主要用以排除肝外胆道梗阻性疾病。

（四）病理学检查

根据组织学的特征，本病分为Ⅰ～Ⅳ期。Ⅰ期（胆管炎期）：炎症病变限于汇管区叶间胆管与中隔胆管，病变呈局灶性。病变特征为小胆管周围有明显炎症坏死，淋巴细胞、嗜酸性粒细胞浸润，致使汇管区扩大，肝实质细胞未被累及。Ⅱ期（汇管区周围炎期）：炎症从汇管区向汇管区周围肝实质细胞延伸，引起碎屑状坏死，称为界面性肝炎。Ⅲ期（进行性纤维化期）：汇管区及其周围以及肝实质细胞区间，均可见淋巴细胞浸润，其最主要特征是肝纤维化/瘢痕形成，但无再生结节。Ⅳ期（肝硬化期）：特征为纤维隔及再生结节，提示已进展至肝硬化。肝活组织检查对诊断并非必需，但是，对于 AMA 阴性者，或者转氨酶异常升高者，需行肝穿刺活组织病理学检查，以除外 AIH、NASH 等疾病。

（五）诊断与鉴别诊断

1. 诊断标准

满足以下三项标准中的两项即可诊断：生化标志物 ALP 水平明显升高［ALP＞（2～3）×ULN］；血清 AMA 和（或）AMA-M2 分别≥1∶40 或阳性；肝组织学叶间胆管或界板胆管非化脓性胆管炎和（或）胆管破坏或消失，或伴有肉芽肿形成。

2. 鉴别诊断

（1）肝外胆汁淤积性疾病

如结石、狭窄、肿瘤，影像学检查对鉴别诊断有重要价值；AMA 极少阳性；肝活检组织学检查显示汇管区水肿、小胆管增生，中性粒细胞而非淋巴细胞浸润。

（2）肝内胆汁淤积性疾病

如原发性硬化性胆管炎、自身免疫性肝炎、自身免疫性胆管炎、丙型肝炎、药物性肝损伤、肝结节病、特发性成人胆管减少症等，结合实验室检查及病理有助于鉴别。

（3）其他

骨肿瘤患者、快速发育的少年以及孕妇，其血清 ALP 水平可能升高，宜注意鉴别。反复泌尿系感染者，其病原微生物抗原如果与人体胆管上皮细胞存在共同抗原，可引起交叉免疫反应，可见 AMA-M2 阳性。

（六）西医治疗

1. 基础治疗

UDCA 是唯一被国际指南均推荐用于治疗 PBC 的药物。推荐剂量为 13～15mg/（kg·d），分次或一次顿服。UDCA 治疗可改善 PBC 患者的生物化学指标，应长期服用；停药或大幅度减量可导致生物化学指标反弹和临床疾病进展。UDCA 生物学应答的标准采用巴黎Ⅱ标准：长期持续治疗 1 年，ALP 及 AST≤1.5×ULN，TB 正常。

2. 对 UDCA 生物化学应答欠佳的 PBC 的治疗

约 66%的患者对 UDCA 单药治疗“不完全反应”，即 ALP 不能降至正常和（或）发展为肝硬化。对 UDCA 生物化学应答欠佳者需要排除原因，包括剂量不够或未坚持服药或合并其他自身免疫性肝病等。目前尚无统一的治疗方案，英国胃肠病学会 PBC 治疗和管理指南中提到将奥贝胆酸（OCA）作为 UDCA 应答欠佳的二线治疗药物。我国目前已有多项研究探索了对应答欠佳患者的治疗方法，目前布地奈德、贝特类降脂药及 OCA 在临床研究中显示出一定的疗效，可考虑用于这一类患者的治疗，但其长期疗效仍需进一步验证。

3. 其他免疫抑制剂

鉴于 PBC 的发病机制可能与自身免疫有关，故有多项临床试验探索了免疫抑制剂治疗本病的疗效，常用药物如肾上腺皮质激素（泼尼松、泼尼松龙）、硫唑嘌呤、甲氨蝶呤、环孢素 A 等。但目前为止，疗效均不够理想。有些因毒副作用限制了继续使用。新型免疫抑制剂尚需进一步的临床研究。

4. 肝移植

肝移植是治疗终末期 PBC 唯一有效的方式。PBC 患者经肝移植后，生存期较其他慢性肝病长。有下列情况之一者应列为肝移植的适应证：①TB＞255μmol/L，或呈进行性上升，每 1～2 个月上升 17μmol/L 者；②难治性腹水，尿钠排出＜10mmol/d 者；③反复发作性脑病，常规治疗难以纠正者；④血清白蛋白＜28g/L，凝血酶原时间延长超过正常对照 6 秒以上，注射维生素 K 不能纠正者；⑤营养不良、进行性骨病、慢性严重疲乏失去工作能力并影响生活质量者。

5. 其他

考来烯胺用于皮肤瘙痒；莫达非尼可能有助于缓解乏力；骨质疏松建议补充钙及维生素 D；对于维生素 A、E、K 缺乏的患者，应根据病情及实验室指标给予适当的补充。合并干燥综合征治疗措施包括停止吸烟、饮酒，避免引起口干的药物，勤漱口、避免口腔念珠菌的感染。对于干眼症的患者首选人工泪液。环孢素眼膏可明显增加泪液的产生量；患者合并有甲状腺疾病应检测甲状腺功能并定期监测；门静脉高压症的处理同其他类型的肝硬化。

（七）中医辨证论治

1. 中医辨证要点

（1）辨缓急

臌胀虽然病程较长，但在缓慢病变过程中又有缓急之分。若臌胀在半个月至 1 个月之间不断进展为缓中之急，多为阳证、实证；若臌胀迁延数月，则为缓中之缓，多属阴证、虚证。

（2）辨虚实的主次

臌胀虽属虚中夹实，虚实并见，但虚实在不同阶段各有侧重。一般说来，臌胀初起，新感外邪，腹满胀痛，腹水壅盛，腹皮青筋暴露显著时，多以实证为主；臌胀久延，外邪已除，腹水已消，病势趋缓，见肝、脾、肾亏虚者，多以虚证为主。

（3）辨气滞、血瘀、水停的主次

以腹部胀满，按压腹部，按之即陷，随手而起，如按气囊，鼓之如鼓等症为主者，多以气滞为主；腹胀大，内有积块疼痛，外有腹壁青筋暴露，面、颈、胸部出现红丝赤缕者，多以血瘀为主；腹部胀大，状如蛙腹，按之如囊裹水，或见腹部坚满，腹皮绷急，叩之呈浊音者，多以水停为主。

2. 中医证治分型

（1）肝胆湿热证

多见目黄，身黄，尿黄，纳差，恶心，呕吐，口干口苦，右胁肋胀痛，舌红，苔黄腻，脉弦数。

治法：清热利湿。

主方：加味茵陈蒿汤加减。

常用药：当归、白芍、葛根、赤芍、丹参、生黄芪、钩藤、夏枯草、茯苓、白术。

（2）肝郁脾虚证

胁肋胀痛，乏力身软，精神萎靡，纳差，腹胀，舌质淡红，苔薄白，脉弦弱。

治法：疏肝健脾。

主方：逍遥散加减。

常用药：北柴胡、当归、白芍、白术、茯苓、薄荷、甘草等。

（3）肝肾阴虚证

可见胁肋隐痛，纳差，神疲，腰膝酸软，口干咽燥，心中烦热，面色晦暗，消瘦，舌红少苔，脉细数。此型多见肝硬化。

治法：滋补肝肾。

主方：一贯煎加减。

常用药：生地黄、白芍、丹参、何首乌、麦冬、百合、黄芪、葛根、大黄、乌梅、金银花等。

（4）气滞血瘀证

可见肝掌，蜘蛛痣，肝脾大，右胁肋痛，腹胀，口渴不欲饮，面暗消瘦，体倦乏力，纳差，舌质紫红或有紫斑，脉涩。

治法：活血化瘀，行气止痛。

主方：一贯煎加减。

常用药：黄芪、生地黄、当归、赤芍、川芎、垂盆草等。

3. 康复治疗

（1）BILT 治疗仪

在中医辨证论治内服药或中药穴位敷贴的基础上，加用 BILT 治疗仪局部照射肝区，每次 30 分钟，每日 1 次，1 个月为 1 个疗程，治疗 2 个疗程，可明显改善患者胁痛、腹胀、黄疸、乏力等症状，有助于改善肝功能和肝纤维化等指标。

（2）中药离子导入

在中医辨证论治内服药的基础上，通过导入仪导入中药药液（浸有中药药液的纱布垫放在导入仪电极板，置于章门、期门、肝俞以适当强度），每次 30 分钟，每日 1 次，1 个月为 1 个疗程，可明显改善患者的胁痛、腹胀、黄疸、乏力等症状，有助于改善肝功能，提高总有效率。

PBC 预后差异很大，有症状者平均生存期为 10～15 年。存在食管静脉曲张者，3 年生存率仅为 60%。对 UDCA 无应答、老年、血清总胆红素进行性增高、肝脏合成功能下降等皆是其预后不佳的相关因素。

二、自身免疫性肝炎

本病是一种由针对肝细胞的自身免疫反应所介导的肝脏实质炎症，以血清自身抗体阳性、高 IgG 和（或）γ-球蛋白血症、肝组织学上存在界面性肝炎为特点。女性易患，男女比例约为

1∶4，大部分患者年龄>40 岁。该病有遗传易感性，发病机制与自身抗原和自身反应性 T 细胞、成熟 T 细胞亚群与分泌 IL-17 的 Th17 细胞平衡的免疫调控异常有关。自身免疫性肝炎（AIH）常共存其他肝外自身免疫性疾病，对激素与免疫抑制疗法有效。AIH 在中医学中没有相应的病名。根据其临床表现可散见于“黄疸”“胁痛”等病证记载中。黄疸的发生大多认为与湿热有关，如《金匮要略·黄疸病脉证并治》有“黄疸所得，从湿得之”的记载。《医学津梁·黄疸》亦云：“疸者，湿热所成，湿气不能发泄，则郁蒸而生热，热气不得宣畅，则固结而生湿，湿得热而益深，热因湿而益炽。”AIH 的胁痛多由肝气郁结、肝火内炽或瘀血阻络等引起。如《灵枢·五邪》说：“邪在肝，则两胁中痛。”《金匮翼·胁痛统论》曰：“肝郁胁痛者，悲哀恼怒，郁伤肝气。”《医学津梁·胁痛》曰：“……内伤乎血，积于肝分，则胁痛作矣。”总之，AIH 病位在肝、胆、脾、肾，推测其病机主要为禀赋不足或劳伤脾胃，以致脾胃运化失常，湿邪内生，湿从热化，湿热蕴结，累及肝胆，熏蒸胆汁外溢皮肤入血则身目发黄；阻滞气机则胁肋疼痛；迫血妄行则齿衄、蜘蛛痣；结为癥积则肝脾大；久病及肾，阴虚火旺则低热不退。即内有脾虚肝郁、肝肾阴虚，外有湿热、瘀血为患，虚实夹杂，缠绵难愈。

（一）临床表现及分型

1. 临床表现

大多数起病隐匿，一般表现为慢性肝病。常见表现包括嗜睡、疲劳、肝区疼痛、体重减轻等。查体可见肝大、脾大、腹水等体征，偶见周围性水肿。约 1/3 的患者因肝硬化表现及并发症就诊，例如食管-胃底静脉曲张破裂出血引起的呕血、黑便为首发症状的患者。常合并其他器官或系统性自身免疫性疾病。病情呈波动性或间歇性发作，约 1/4 的患者表现为急性发作，可进展至急性肝衰竭。

2. 分型

AIH-1 型：最常见，占 90%，抗核抗体（ANA）、抗平滑肌抗体（SMA）或抗可溶性肝抗原/肝胰抗原（抗-SLA/LP）阳性；与人类白细胞抗原（HLA）-DR3、DR4 和 DR13 相关。AIH-1 型可发生于任何年龄，治疗失败者较罕见，但停药后易复发，大多数需长期免疫抑制治疗。

AIH-2 型：占 10%，抗肝肾微粒体抗体 1 型（抗-LKM1）及少数为抗-LKM3 和抗肝细胞溶质型抗原 1 型抗体（抗-LC1）阳性；与 HLA-DR3 和 DR7 相关。通常发生于儿童或年轻人，起病急、进展快，对免疫抑制治疗应答效果欠佳者常见，停药后易复发，一般需长期维持治疗。

（二）病理

AIH 的病理学非常重要，可明确诊断，精确评价肝病分级和分期。明确有无与其他自身免疫性肝病（如 PBC 和 PSC）的重叠存在。特征性表现包括：界面性肝炎，由于汇管区炎症导致与汇管区或纤维间隔相邻的肝细胞坏死，表现为界面处肝细胞呈单个或小簇状坏死、脱落，导致小叶界面呈“虫蚀”状改变；淋巴细胞/浆细胞浸润；“玫瑰花环”样改变，指由数个水样变性的肝细胞形成的假腺样结构，中心有时可见扩张的毛细胆管，形似玫瑰花环；穿入现象，指淋巴细胞（主要为 $CD8^{+}$T 细胞）进入肝细胞胞质的组织学表现；小叶中央坏死等。

肝细胞的持续坏死刺激胶原结缔组织的增生及肝细胞再生结节的形成，可表现为进展性纤维化、肝硬化。在肝损害的各个阶段，肝内胆管及毛细胆管损伤、扭曲、受压都可造成胆汁排泄障碍，继而出现胆汁淤积的病理学特征。以上形态学表现都非 AIH 所特有，慢性病毒性肝炎、药物性肝炎都可以出现。

（三）辅助检查

1. 肝功能

胆红素和转氨酶水平异常，可在（1～50）×ULN 之间变化，ALT 升高的程度并不能真实地反映 AIH 组织学上的严重程度。且应注意γ-球蛋白水平的升高。

2. 免疫学检查

血清免疫球蛋白：IgG 升高，其中 IgG4 是 IgG 的 4 个亚群之一，血清 IgG4≥正常值（135mg/dl）可作为 IgG4 相关疾病的血清学诊断标准之一。自身抗体诊断 AIH 敏感性尚可，但特异性不佳。具体见 AIH 分型。

（四）诊断与鉴别诊断

任何年龄、性别患者，不明原因肝功能异常和（或）肝硬化，均应考虑 AIH 的可能。2008 年国际自身免疫性肝炎小组（IAIHG）提出了 AIH 简化诊断积分系统（表 5-3）。

表 5-3 AIH 简化诊断积分系统

参数	标准	分数
抗体：ANA	≥1∶40	1 分
ANA 或 ASMA*	≥1∶80	2 分
抗 LKM-1*	阳性	2 分
抗 SLA*	阳性	2 分
免疫球蛋白水平	＞ULN	1 分
IgG	＞ULN 的 1.1 倍	2 分
组织学检查	符合 AIH	1 分
形态学特征	符合典型 AIH	2 分
病毒性疾病		
排除病毒性肝炎	病毒标志阴性	2 分

=6 分，可能；≥7 分，确诊 AIH。ULN：正常值上限。*指几项同时出现时按 2 分计算。AIH 与其他病因导致的肝炎有明确的区别，需要仔细鉴别，如病毒性肝炎、药物性肝炎、非酒精性脂肪性肝病、Wilson 病等。

（五）西医治疗

1. 治疗目标

获得肝组织学缓解、防止肝纤维化的发展和肝衰竭的发生，提高患者的生存期和生存质量。临床上可行的治疗目标是获得完全生化缓解和肝组织学缓解，即血清转氨酶（ALT/AST）和 IgG/γ-球蛋白水平均恢复正常，肝内组织学正常、无任何炎症活动。

2. 适应证

转氨酶＞10×ULN（伴出凝血异常，INR＞1.5）；转氨酶＞3×ULN，IgG＞1.5×ULN；肝

组织学存在重度界面性肝炎、桥接性坏死、多小叶坏死或塌陷性坏死、中央静脉周围炎等。相对适应证：乏力、黄疸及关节疼痛明显者；转氨酶＜3×ULN，IgG＜1.5×ULN者，组织学轻、中度界面性肝炎者。无指征者包括无活动性肝硬化，对激素或免疫抑制剂不耐受者。

3. 药物选择

泼尼松（龙）初始剂量30～40mg/d，4～6周逐渐减量至15mg/d，并以5～7.5mg/d维持；硫唑嘌呤以50mg/d维持治疗（图5-3）。维持治疗阶段可完全停用泼尼松（龙），仅以硫唑嘌呤单药维持。需注意糖皮质激素减量应遵循个体化原则，生化、IgG改善明显可较快减量，疗效不明显可原剂量维持2～4周。伴有黄疸者先以糖皮质激素改善病情，待胆红素显著下降后再考虑加用硫唑嘌呤联合治疗。对于合并血细胞减少特别是巯基嘌呤甲基转移酶（TMPT）功能缺陷、妊娠或拟妊娠及并发恶性肿瘤的患者可用泼尼松（龙）单药治疗。泼尼松（龙）初始剂量为40～60mg/d，4周内逐渐减至15～20mg/d。

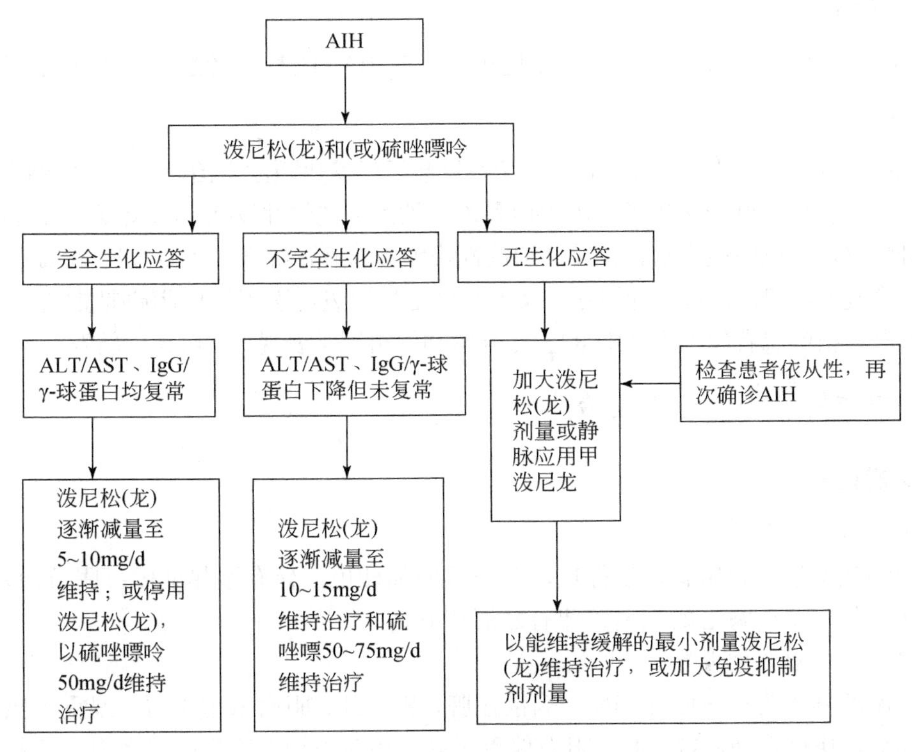

图5-3 AIH的治疗

一般应维持3年以上，或获得生化缓解后至少2年以上。获得完全生化应答，肝内组织学正常、无任何炎症活动表现（即使轻度界面性肝炎存在也预示停药后可能复发）方可考虑停药。停药后出现ALT、AST＞3×ULN，伴IgG和γ-球蛋白升高考虑复发。治疗建议泼尼松（龙）和硫唑嘌呤联用，用硫唑嘌呤维持；不能耐受硫唑嘌呤者，可用小剂量泼尼松（龙）（≤10mg/d）长期维持治疗；2次以上复发者建议以最小剂量长期维持治疗。如果应答不完全应首先明确诊断的正确性和患者的依从性。如确诊AIH，建议泼尼松（龙）或硫唑嘌呤调整至适合剂量以长期维持治疗，使此类患者处于无症状、实验室指标稳定的状态。

4. 不良反应及其处理

长期药物维持治疗，需要注意不良反应。糖皮质激素常见不良反应为库欣体征（满月脸、痤疮、水牛背、向心性肥胖等）；骨质疏松导致脊柱压缩性骨折和股骨头缺血性坏死等骨病；并与 T2DM、白内障、高血压、感染（包括已有的结核发生恶化）、精神疾病的发生有关。尽量采用联合治疗方案，尽量减少糖皮质激素剂量，并最终过渡至硫唑嘌呤单药维持治疗方案。治疗前做基线骨密度检测并每年监测随访。规律负重锻炼；补充碳酸钙 D_3，1 片，每日 2 次，口服；骨化三醇胶丸，1 粒，每日 2 次，口服；适时给予骨活性制剂，如阿仑膦酸钠片（10mg/d）。硫唑嘌呤常见不良反应为血细胞减少（尤其是前 3 个月需密切监测血常规变化）、肝内胆汁淤积、静脉闭塞性疾病、胰腺炎、严重恶心呕吐、皮疹等。此时如 WBC 快速下降或 $<3.5\times10^9$/L，需紧急停用硫唑嘌呤，不良反应一般均可在减量或停用硫唑嘌呤后改善。对于 WBC $<3.5\times10^9$/L 或 PLT $<50\times10^9$/L 者（尤其注意肝硬化者）、恶性肿瘤患者不推荐使用硫唑嘌呤。

5. 替代药物

替代药物包括布地奈德（不宜在肝硬化患者中应用）、吗替麦考酚酯、环孢素、他克莫司。

6. 肝移植

适应证：经内科综合处理疗效不佳者；急性肝衰竭经糖皮质激素治疗 1 周后病情无明显改善甚至恶化者；失代偿期肝硬化患者，出现内科治疗效果不佳的并发症，如反复食管-胃底静脉曲张出血、肝性脑病、顽固性腹水、自发性细菌性腹膜炎和肝肾综合征等。大约 20%的 AIH 患者在肝移植后会复发，建议在抗排异治疗方案的基础上加用泼尼松（龙）或硫唑嘌呤；然而，因其他病因进行肝移植的患者如出现 AIH 的生化异常和肝组织学表现，需考虑“新发”AIH 的可能。

（六）中医辨证论治与康复治疗

1. 中医辨证要点

（1）辨阳黄与阴黄

阳黄由湿热所致，起病急，病程短，黄色鲜明如橘色，伴有湿热证候；阴黄由寒湿所致，起病缓，病程长，黄色晦暗如烟熏，伴有寒湿诸候。

（2）辨阳黄中湿热的偏重

热重于湿的病机为湿热而热偏盛，病位在脾、胃、肝、胆而偏重于胃；湿重于热的病机是湿热而湿偏盛，病位在脾、胃、肝、胆而偏重于脾。相对来说，热重于湿者以黄色鲜明、身热口渴、口苦便秘、舌苔黄腻、脉弦数为特点；湿重于热者则以黄色不如热重者鲜明、口不渴、头身困重、纳呆便溏、舌苔厚腻微黄、脉濡缓为特征。

（3）辨急黄与一般阳黄

急黄为湿热夹时邪疫毒，热入营血，内陷心包所致。在证候上，急黄与一般阳黄不同，急黄起病急骤，黄疸迅速加深，其色如金，并现壮热神昏、吐血、衄血等危重证候，预后较差。

2. 中医证治分型

（1）肝胆湿热证

身目发黄，皮肤瘙痒，口干口苦，胸闷纳呆，疲乏无力，恶心厌油腻，小便短赤，大便干燥，舌质红，苔黄腻，脉弦滑数。本证多见于 AIH 病情活动期。

治法：清利湿热，利胆退黄。

主方：茵陈蒿汤合小柴胡汤加减。

常用药：茵陈、栀子、大黄（后下）、柴胡、黄芩、半夏、虎杖、牡丹皮、茯苓、蒲公英、白花蛇舌草等。

（2）肝郁脾虚证

胁肋胀痛，走窜不定，胸闷喜太息，性情急躁或抑郁，大便时干时溏，月经不调，或见胃脘痞闷，症状可因情志波动而增减，舌质淡，苔薄白或白腻，脉弦滑或弦细。

治法：疏肝解郁，健脾益气。

主方：逍遥散。

常用药：柴胡、薄荷、当归、白芍、白术、茯苓、山药、薏苡仁、茵陈、郁金、陈皮、白花蛇舌草、炙甘草。

加减：气郁化热加黄芩、牡丹皮；大便溏泻较重者加炒薏苡仁、白扁豆；胃脘胀痛加枳壳、八月札。

（3）气虚血瘀证

神疲乏力，气短倦怠，食欲不振，肝区疼痛，大便溏软，脉弦细或涩，舌淡暗或有瘀斑、瘀点。

治法：益气活血。

主方：补中益气汤合桃红四物汤加减。

常用药：生黄芪、白术、陈皮、党参、当归、升麻、柴胡、甘草、桃仁、红花、赤芍、生山楂、丹参、茜草、鸡血藤、川芎等。

（4）血瘀肝脾证

面色晦暗，肝区刺痛，胸闷太息，性急易怒，或见颈胸部或手背蜘蛛痣、肝掌，肝脾大，口干不欲饮水，失眠多梦，妇女闭经，舌质红绛或有瘀斑、瘀点，少苔，脉弦细数或细涩。

治法：活血化瘀，软坚消癥。

主方：血府逐瘀汤合三甲汤加减。

常用药：当归、川芎、赤芍、桃仁、红花、柴胡、枳壳、牛膝、牡丹皮、丹参、香附、五灵脂、茜草、炙鳖甲（先煎）、生牡蛎（先煎）、炙甘草。

加减：乏力加生黄芪、女贞子。

（5）肝肾阴虚证

胁肋隐痛，低热不退，口干咽燥，腰膝酸软，两眼干涩，视物模糊，头晕目眩，耳鸣健忘，五心烦热，失眠多梦，舌红苔少，脉细数。

治法：滋补肝肾，养阴清热。

主方：一贯煎或六味地黄丸加减。

常用药：北沙参、麦冬、生地黄、当归、枸杞子、山萸肉、山药、柴胡、白芍、牡丹皮、女贞子、旱莲草。

加减：入睡难者加酸枣仁、首乌藤；盗汗明显者加用秦艽、地骨皮。

（6）脾肾阳虚证

畏寒肢冷，身目萎黄，神疲乏力，纳差食少，腰腹或小腹冷痛，面浮肢肿，甚者出现腹水，小便不利或清长，大便稀溏，或五更泄泻，舌淡胖大或齿痕，苔白或白腻，脉沉细或弱。

治法：温补脾肾，利水消肿。

主方：茵陈术附汤合金匮肾气丸加减。

常用药：茵陈、制附子、炒白术、干姜、甘草、肉桂、熟地黄、山萸肉、山药、茯苓、泽泻、牡丹皮等。

3. 康复治疗

在中医辨证论治内服药或中药穴位敷贴的基础上，加用BILT治疗仪局部照射肝区，每日1次，每次30分钟，1个月为1个疗程，治疗2个疗程，可明显改善患者胁痛、腹胀、黄疸、乏力等症状，有助于改善肝功能和肝纤维化等指标。

三、原发性硬化性胆管炎

原发性硬化性胆管炎（PSC）是一种不明原因的肝内、外胆管炎症和纤维化导致的以多灶性胆管狭窄、胆汁淤积为特征的自身免疫性肝病。小胆管型PSC是指具有胆汁淤积生化表现和典型PSC组织学改变，但胆道成像无明显异常发现的PSC。该病多见于40～50岁，男性多见，男女比例为2∶1，儿童少见。PSC从诊断到死亡或肝移植的平均生存期为10～22年。与溃疡性结肠炎（UC）同时存在的人群中，男性比例接近60%～70%。北欧国家报道的PSC发病率最高，为（0.91～1.3）/100 000，并可能有逐年增高的趋势。小胆管型PSC发病率约为0.15/10万。本病归于传统中医学“胁痛”“腹胀”“黄疸”等范畴。中医学认为，肝与胆相表里，有经脉相通。胆的病变往往与肝密切相关，胆病可以及肝，肝病可以及胆。由于感受时邪疫毒，蕴结于中焦，脾胃运化失常，湿热交蒸于肝胆，肝失疏泄，胆液不循常道，浸淫肌肤；或饮食伤脾胃，致运化功能失职，湿浊内生，郁而化热，熏蒸肝胆，胆汁外溢；或脾胃素虚，运化失司，肝失所养，疏泄失职，而致胆液不能循常道而出现黄疸、腹胀。肝胆受损之后气机不利，肝气郁结，气滞则行血不力，血瘀于肝胆络脉则出现胁痛。“积之所成，正气不足”，气虚是本病的内因，因而乏力。《黄帝内经》曰：“诸痒为虚，血不荣肌腠，所以痒也。”

（一）发病机制

PSC的发病机制尚不完全清楚，可能与遗传背景及环境等因素相互作用所导致的异常自身免疫反应有关。目前明确的是PSC与IBD强烈相关，胆管上皮细胞为主要受损靶细胞。但目前尚未发现确切的自身抗体，对免疫抑制治疗无效。

（二）临床表现

大多数起病隐匿，47%～56%的患者表现为右上腹疼痛、瘙痒、疲劳、黄疸、发热和体重减轻。部分患者仅在体检时因发现ALP升高而发现，或因UC进行肝功能筛查时发现，出现慢性胆汁淤积者大多数已有胆道狭窄或肝硬化。PBC患者可伴有与免疫相关的疾病，如甲状腺炎、红斑狼疮、风湿性关节炎、腹膜后纤维化等。

（三）辅助检查

1. 实验室检查

约 75%的患者肝脏生化指标异常，ALP、γ-GT 升高，无明确临界值。28%～40%的患者血清胆红素升高，提示预后不良。免疫学γ-球蛋白、IgG 或 IgM 升高。各种自身抗体一般为低滴度阳性但无诊断价值，目前无特异性自身抗体。

2. 影像学检查

磁共振胰胆管水成像（MRCP）：是 PSC 首选的影像学检查，表现为局限性或弥漫性胆管狭窄，其间胆管正常或继发性轻度扩张。典型者呈“串珠”状改变，显著狭窄的胆管在 MRCP 上显影不佳，表现为胆管多处不连续或呈“虚线”状。病变较重时可出现狭窄段融合，小胆管闭塞导致肝内胆管分支减少，其余较大胆管狭窄、僵硬似“枯树枝”状，称“剪枝征”。肝外胆管病变主要表现为胆管粗细不均，边缘毛糙欠光滑。ERCP 既往被认为是诊断 PSC 的“金标准”，因其为有创检查，可能导致出血、穿孔及术后胰腺炎等严重的并发症，逐渐被 MRCP 代替。腹部超声有助于鉴别诊断，常作为肝胆道疾病的首选方法。

3. 病理组织学检查

PSC 的诊断主要依赖影像学，当怀疑有 IgG4 相关硬化性胆管炎（IgG4-SC）、PSC 重叠综合征、小胆管型 PSC 或不明原因的胆汁淤积时，应考虑肝穿刺活组织检查。PSC 的典型病理表现为胆管周围纤维组织增生，呈同心圆性、洋葱皮样纤维化，但通常很难发现。其他病理特征包括慢性门静脉炎性改变、胆管增生、胆管扩张和不同程度的肝纤维化、肝硬化。组织学上 PSC 分为 4 期：Ⅰ期，门静脉炎症；Ⅱ期，门静脉周围纤维化；Ⅲ期，胆管缺失和桥接纤维化；Ⅳ期，肝硬化期。

（四）诊断与鉴别诊断

1. 诊断

PSC 缺乏特异性的诊断标准，目前诊断主要基于以下几点：患者存在胆汁淤积的临床表现及 ALP、γ-GT 等生化指标异常；具备 PSC 典型的影像学特征；除外其他因素引起的胆汁淤积。胆道成像无阳性发现，而其他原因不能解释的 PSC 疑诊者，需肝穿刺活组织检查进一步确诊，除外小胆管型 PSC。

2. 鉴别诊断

（1）继发性硬化性胆管炎

临床特征与 PSC 相似，但病因明确。如胆总管结石、胆道手术创伤、反复发作的化脓性胆管炎、肿瘤性疾病（胆总管癌、肝细胞癌侵及胆管、壶腹部癌、胆总管旁淋巴结转移压迫）、胰腺疾病（胰腺癌、胰腺囊肿和慢性胰腺炎）、肝胆管寄生虫等。

（2）IgG4 相关性胆管炎（IgG4-SC，IAC）

PSC 和 IgG4-SC 皆属于胆汁淤积性肝病，临床表现、影像表现等有诸多相似、相近之处。但 IgG4-SC 多见于老年人（平均年龄为 62 岁）；血清 IgG4≥2300μmol/L（135mg/dl），可作为血清学诊断标准之一；较少合并炎性肠病；皮质类固醇激素对控制 IgG4-SC 病程进展有较好的效果。

（五）西医治疗

1. 药物治疗

UDCA 可以改善 PSC 肝脏生化学异常，但目前没有证据表明其可以改善预后，且高剂量 UDCA 可能有害；如妊娠，需超过 3 个月才能使用。其他伴随症状的治疗详见本节 PBC 治疗。

2. 内镜治疗

ERCP 适用于肝外胆管及肝内大胆管的显性狭窄，可减轻皮肤瘙痒和胆管炎等并发症，并可对胆管癌进行早期诊断，改善生存状况。内镜下胆道球囊扩张是胆道狭窄最基础的内镜治疗方法。对于经球囊扩张治疗和胆汁引流效果欠佳的患者可考虑胆管支架置入术。鉴于 ERCP 术后胆管炎发生率高达 36%，建议术前预防性使用抗生素。对于 PBC 合并肝硬化和（或）门静脉高压者，应进行静脉曲张的筛查和并发症的处理（见第六节肝硬化内镜治疗）。

3. 其他

如果 ERCP 操作失败或无法行 ERCP，可行经皮肝穿刺胆道引流术（percutaneous transhepatic cholangial drainage，PTCD）；姑息性手术适用于非肝硬化的 PSC 患者，以及肝门或肝外胆管显著狭窄、有明显胆汁淤积或复发性胆管炎、不能经内镜或经皮扩张者。对于进展至终末期的 PSC 患者，肝移植为唯一有效的治疗方法。

（六）中医辨证论治与康复治疗

1. 中医辨证要点

参照本节自身免疫性肝炎。

2. 中医证治分型

（1）湿热蕴结证

身目发黄，头重身困，嗜卧乏力，胁胀痛，身痒，不思饮食，舌苔黄腻，脉弦滑。

治法：清热除湿，疏肝利胆。

主方：茵陈蒿汤合大柴胡汤加减。

常用药：柴胡、黄芩、清半夏、枳实、白芍、茵陈、菖蒲、白蔻仁、川朴、苍术、金钱草。

（2）胆郁脾虚证

身目发黄时间较长，右胁胀痛，食欲不振，肢体倦怠乏力，心悸气短，食少腹胀，瘙痒，舌淡苔黄，脉弦。

治法：疏肝利胆，补气化瘀。

主方：逍遥散。

常用药：柴胡、茵陈、黄芩、白芍、郁金、枳壳、木香、川厚朴、金钱草、白术、黄芪、三棱、莪术、丹参、生姜、大枣等。

（3）脾肾阳虚证

黄疸晦暗不泽，痞满食少，神疲畏寒，倦怠乏力，腹胀便溏，舌淡苔白，脉濡细或沉迟。

治法：健脾补肾，利胆化瘀。

常用药：茵陈、附子、干姜、白术、党参、巴戟天、淫羊藿、肉桂、郁金、柴胡、莪术、三棱等。

3. 康复治疗

同前。

第六节 肝 硬 化

一、概 述

肝硬化是各种慢性肝病进展至终末期的表现，以肝脏弥漫性纤维化、假小叶形成、肝内外血管增殖为病理特征；代偿期肝硬化无特征性临床症状，失代偿期肝硬化以门静脉高压和肝功能严重损伤为特征，患者常因并发腹水、消化道出血、脓毒症、肝性脑病、肝肾综合征和癌变等导致多脏器功能衰竭而死亡。肝硬化属于中医证候“胁痛”“腹胀”“癥积”“臌胀”“单腹胀”“蜘蛛鼓”“肝水”等范畴。早在汉代张仲景所著《金匮要略·水气病脉证治》中即有“心水”“肝水”“肺水”“脾水”“肾水”的记载，其中对肝水的描述为：“其腹大，不能自转侧，胁下腹痛，时时津液微生，小便续通。”《医宗金鉴·卷四十一》曰：“腹胀身热，阳盛胀也。若吐、衄、泄血则亡阴矣。”描述臌胀病可出现神志异常及出血等严重并发症。本病的病因，中医学认为与情志郁结、饮酒过多、感染虫毒以及黄疸、胁痛迁延不愈有关。其病在肝、脾、肾。病机特点是肝、脾、肾三脏功能受损，气、血、水代谢失常。

二、病 因

各种慢性肝病终末期均可引起肝硬化，常见病因如下。

病毒性肝炎（乙型、丙型、丁型慢性肝炎）是我国肝硬化的主要病因（见本章第一节）；酒精性肝病为欧美国家肝硬化的常见病因（见本章第三节）；NAFLD 引起的肝硬化逐年增多（见本章第四节）；自身免疫性肝病；遗传、代谢性疾病（肝豆状核变性，血色病，肝淀粉样变，遗传性高胆红素血症，α_1-抗胰蛋白酶缺乏症，肝性卟啉病等）；药物或化学毒物中毒（如氯丙嗪、异烟肼、甲基多巴、甲氨蝶呤、双醋酚丁、硫唑嘌呤、环磷酰胺等）；寄生虫感染（血吸虫病、华支睾吸虫病等），由于虫卵在门静脉分支中堆积，造成嗜酸性粒细胞浸润，纤维组织增生，窦前区门静脉高压，最终导致肝硬化；Budd-Chiari 综合征和右心衰竭等循环障碍疾病，由于肝窦长期淤血、缺氧，肝小叶中心区肝细胞坏死、纤维化，演变成为肝硬化；长期营养不良者；不能明确病因的肝硬化，如印度儿童型肝硬化，隐源性肝硬化。

多数肝硬化只有一个病因，少数可有多个病因，如乙型肝炎、丙型肝炎重叠感染，慢性病毒性肝炎患者合并酒精性肝病等。此外，肥胖、胰岛素抵抗、某些药物等因素可以促进肝硬化的发展。

三、病理及发病机制

肝硬化的病理特点是肝细胞坏死，小叶结构塌陷，肝弥漫性纤维化，肝细胞结节（假小叶）形成，肝内纤维间隔出现新生血管改变肝内血管结构，增加血管阻力，增加门静脉压力。肝硬化发病机制复杂，主要为致病因素作用于肝脏，肝窦的星状细胞（hepatic stellate cell，HSC）被库普弗细胞和免疫细胞产生的细胞因子激活，转化为成纤维细胞，产生大量胶原（可增加为正常时的 3～10 倍）和炎症因子。细胞外基质（extracellular matrix，ECM）成分合成增加、降解减少，同时其成分发生变化、分布改变；并在血管内皮生长因子（VEGF）等的调控下，肝窦最终发生毛细血管化。肝窦内物质转运受阻，扰乱肝细胞功能，导致肝细胞的合成功能障碍。肝内阻力增加影响门静脉血流动力学，造成肝细胞缺氧和营养供给障碍，加重肝细胞坏死，而坏死后的再生以及肝内纤维组织弥漫增生，导致正常肝小叶结构的破坏，增生的肝细胞取代正常门管区，并被增生的纤维组织重新分割，形成假小叶。肝实质结构的破坏引起了肝内血液分流，肝硬化时约 1/3 的肝血液分流，加重了肝细胞的营养障碍。缺氧引起的 VEGF 增加促进了新生血管的形成，也增加了分流。纤维隔血管交通吻合支的产生和再生结节压迫以及增生的结缔组织牵拉门静脉、肝静脉分支，造成血管扭曲、闭塞，使肝内血液循环进一步障碍，假小叶的肝细胞没有正常的血流供应系统，可再发生坏死和纤维组织增生。如此病变不断进展，肝脏逐渐变形、变硬，功能进一步减退，形成肝硬化。以上病变也是出现硬化的肝脏进一步发生肝功能不全和门静脉高压的基础。

四、临 床 表 现

起病常隐匿，早期可无特异性症状、体征，根据病程进展可分为代偿期和失代偿期，另有国外指南将肝硬化分成五期，1 期和 2 期相当于代偿期，3 期、4 期和 5 期相当于失代偿期。

（一）代偿期肝硬化

大部分患者无症状或有轻微症状，可有食欲减退、乏力、消化不良、腹泻等非特异性症状。包括临床 1 期（无静脉曲张、无腹水）和临床 2 期（无腹水，内镜检查有食管静脉曲张，无出血）。临床表现同慢性肝炎，鉴别常需依赖肝脏病理。

（二）失代偿期肝硬化

出现腹水是肝硬化患者进入失代偿期的标志。此期包括临床 3 期（有腹水，伴或不伴食管静脉曲张，无出血）、4 期（食管静脉出血，伴或不伴腹水）和 5 期（出现脓毒血症或肝肾综合征等）。常见症状与体征如下。

1. 肝功能不全

（1）乏力与营养不良

出现肝病面容。

（2）消化系统症状

消化系统症状有食欲减退、乏力、腹胀、腹痛、腹泻等。主要与门静脉高压症时胃肠、胆囊、胰腺淤血水肿，肠道菌群失调，致病菌繁殖并生成大量内毒素，胆盐合成及分泌减少，胰腺功能减退，胰腺外分泌减少，影响脂肪、蛋白质的消化和吸收有关。

（3）发热

可因代谢产物降解不全，成为致热原引发不规则低热（<38.5℃）；也可并发感染（如胆系感染、泌尿系感染、呼吸系统感染、自发性腹膜炎）引发高热、寒战。

（4）出血及贫血

出血与凝血机制障碍有关：①肝脏合成凝血因子减少；②血小板因脾亢发生质与量的改变；③毛细血管脆性增加；④弥散性血管内凝血（DIC）、原发性纤溶及循环中抗凝物质增加。贫血除失血与缺铁外，与以下因素相关：①叶酸缺乏；②因红细胞形态及脆性增加引起的溶血；③脾功能亢进，红细胞破坏增加。

（5）内分泌失调

多种激素经肝脏转化、降解、代谢减少，出现相关的临床表现。雌激素灭活不全引发男性性功能减退、乳房发育，女性闭经、不孕，肝掌，蜘蛛痣等。其他包括肾上腺皮质激素合成减少，促黑素增加，导致皮肤色素沉着，面色黑黄；抗利尿激素增加，水钠潴留，腹水形成；甲状腺激素减少，尤其是 T_3 减少，T_4 可增加，后期 T_4 也减少；高胰岛素血症和外周性胰岛素抵抗引发血糖异常。

（6）黄疸、肝臭

由于肝细胞摄取、结合及排泄胆红素的功能发生障碍，故以肝细胞性黄疸为主，如并发肝内胆汁淤积或肝外梗阻时，可出现阻塞性黄疸。肝功能严重受损时含硫氨基酸在肠道细菌酶的作用下生成的硫化物无法经肝脏代谢，经体循环从肺中呼出，预示可发生肝性脑病。

（7）低蛋白血症

肝脏合成白蛋白减少，消耗增加，引起全身水肿，以双下肢为主，严重者可导致阴囊、会阴部水肿及腹水。

2. 门静脉高压

（1）脾大、脾功能亢进

肝硬化门静脉高压导致脾内血流输出减少，内脏高动力循环导致脾脏血流输入增加，致使脾脏淤血肿大，查体可触及肿大的脾脏，一般为中度脾大。脾功能亢进导致血细胞破坏增加，外周血白细胞、红细胞及血小板计数减少。

（2）侧支循环的开放

侧支循环的开放是门静脉高压症的特征性表现，常见的侧支循环如下。①食管-胃底静脉曲张（EGV）：可因黏膜炎症、粗糙或刺激性食物、胃液反流、腹压骤增等因素，诱发曲张静脉破裂出血。②腹壁和脐周静脉曲张：出生后闭合的脐静脉与脐旁静脉在门静脉高压时重新开放及增殖，分别进入上、下腔静脉；脐周腹壁浅静脉血流方向多呈放射状流向脐上及脐下。③痔静脉曲张：门静脉系统的痔上静脉与下腔静脉系统的痔中、痔下静脉吻合扩张形成痔静脉曲张，破裂时引起便血，部分患者因此发现肝硬化。④腹膜后吻合支静脉曲张：腹膜后静脉与下腔静脉之间有许多细小分支，称之为 Retizius 静脉。门静脉高压导致其增多曲张，从而缓解门静脉高压。⑤脾肾分流：门静脉属支脾静脉、胃静脉等可与左肾静脉沟通，形成脾肾分流。

（3）腹水

腹水是肝硬化由代偿转化为失代偿的重要标志之一，腹水的形成与肝窦静水压升高，低蛋白血症，有效循环血量减少，引发肾素-血管紧张素-醛固酮系统（RAAS）激活，醛固酮分泌增加，抗利尿激素灭活减少，最终导致钠水潴留有关。长期大量腹水，腹内压明显升高，致使在腹壁脐部形成脐疝，脐疝突出，上有曲张静脉，容易因摩擦发生溃疡与感染。肝硬化腹水出现脐疝者，预后亦差。腹水大多数情况是漏出液，少数情况可为渗出液；也可出现乳糜性腹水和血性腹水，甚至少数患者发生胸腔积液。肝硬化乳糜性腹水：外观呈乳白色，腹水的甘油三酯水平超过 200mg/dl（11.11mmol/L）支持诊断，小于 50mg/dl 则可排除诊断。血性腹水定义为腹水红细胞计数＞50 000/mm^3。肝硬化患者出现血性腹水，首先应排除肿瘤、结核等其他原因引起的感染、凝血功能障碍、腹膜静脉曲张破裂等，外观从洗肉水样变为静脉血样。胸腔积液需排除结核等其他原因。肝硬化患者合并胸腔积液多见于右侧，严重者可有双侧胸腔积液，少数患者单独合并左侧胸腔积液。

3. 常见的体征

肝病面容、肝掌及蜘蛛痣；腮腺肿大：呈无痛性与可逆性，常可为首发症状，触诊时柔软、无压痛且不固定。肝脏失代偿改善时，肿大的腮腺亦随之缩小。疾病早期，可触及肿大的肝脏，质地坚实而硬，边缘锐利，表面粗糙不平或有结节感；随着疾病的发展，肝体积缩小，不能触及，叩诊时其在锁骨中线的上下径缩小。腹水时可有腹部膨隆，呈球形腹，大量穿刺抽液后形成蛙腹，移动性浊音阳性，大量腹水时可出现液波震颤等体征。低蛋白血症可导致双下肢凹陷性水肿；当合并出血倾向时，可见皮下出血，下肢肿胀严重，出血和水肿吸收后，下肢皮肤色素沉着。

五、并　发　症

（一）消化道出血

消化道出血是肝硬化较为常见和严重的并发症，平均死亡率高达 32%。食管-胃底静脉曲张破裂出血是最常见的原因，表现为呕血、黑便，严重者出现失血性休克，危及生命。另外，门静脉高压，胃黏膜静脉回流缓慢，屏障功能受损，导致门静脉高压性胃病及胃、十二指肠溃疡可并发消化道出血。门静脉高压性肠病、内痔等是肝硬化患者下消化道出血的重要病因。

（二）感染

肝脏廓清、净化血液与免疫防御的作用减弱，肠道菌群紊乱与过度生长和移位，易发生自发性细菌性腹膜炎（spontaneous bacterial peritonitis，SBP）和胆道、肠道、呼吸道、泌尿道感染。在腹腔内无感染源的情况下，腹水自发性感染导致 SBP，肝硬化患者肠道细菌过度生长和肠壁通透性增加，肠壁局部免疫防御能力下降，使肠腔内细菌发生移位，经过肠系膜淋巴结进入循环系统产生菌血症，患者单核-吞噬细胞系统活性减弱，以及腹水中调理素、免疫球蛋白、补体及白蛋白下降，导致腹水感染。

肝硬化患者胆石症的发生率增加，约为 30%。可能的原因包括肝硬化时胆汁酸减少、脾大慢性溶血、雌激素灭活下降、对 CCK 的抑制作用等。胆囊结石及胆总管结石所致胆道梗阻时，因库普弗细胞减少，细胞免疫功能降低，容易发生胆系感染，出现腹痛、发热和黄疸（见第六章第一节）。

（三）电解质紊乱

以低钠、低钾、低氯血症常见，一方面由于摄入减少或排泄增多（利尿、大量放腹水、腹泻及继发性醛固酮增多），另一方面，细胞膜 Na^{+}-K^{+}-ATP 酶活性由于细胞能量代谢障碍减弱，不能维护细胞内外钠、钾梯度，钠内流和钾外溢并排泄于体外。体内总钠是增加的，但因高动力循环及水潴留大于钠潴留，故表现为稀释性低血钠，低于 120mmol/L 时，可出现神经-精神症状，预后极差；低钾、低氯血症常引起代谢性碱中毒，是导致肝性脑病的常见诱因；此外低钙、低镁血症亦较常见。

（四）肝性脑病

肝性脑病（hepatic encephalopathy，HE）为肝硬化最常见的死因，是指以代谢紊乱为基础，中枢神经系统功能失调的综合征，常在消化道出血、感染、电解质及酸碱平衡紊乱、大量放腹水、过度利尿、进食蛋白质过多、便秘、经颈静脉肝内门-体静脉分流术（TIPS）和使用催眠药等镇静类药物等诱因作用下发作，表现为情绪和性格改变、计算力和定向力下降、嗜睡，甚至昏迷，少数患者可出现癫痫发作。初发者预后好，反复发作者，预后不佳。West-Haven 分级标准根据临床表现轻重分为 0～4 级：0 级和 1 级称为隐匿性肝性脑病（covert HE，CHE）；2～4 级因为有明显的临床症状，称为显性肝性脑病（overt HE，OHE）。

（五）原发性肝癌

详见本章第七节。

（六）肝肾综合征

肝硬化终末期的并发症，合并腹水患者由于门静脉压力升高，内脏血管扩张导致循环功能障碍，即内脏血管舒张和心输出量减少引起的肾灌注不足是肝肾综合征（HRS）发生的主要原因；近年学者认为，循环中炎症介质的水平增加也起重要作用。临床上表现为在顽固性腹水的基础上出现少尿、无尿以及恶心等氮质血症。临床分两型：Ⅰ型，进展性肾功能损害，2 周内肌酐成倍上升；Ⅱ型，肾功能缓慢进展性损害。

（七）肝肺综合征

肺部因血流动力学改变，可出现肺功能异常，动脉氧分压降低、肺通气灌流比失衡，临床上出现不同程度的低氧血症。

（八）门静脉血栓形成及海绵样变性

门静脉血栓指门静脉主干及其属支和（或）分支内的血栓。在肝硬化门静脉高压者中门静脉血栓形成（portal vein thrombosis，PVT）的发生率为 5%～10%。实际发生率可能更高。43%为稳定型，血栓缓慢形成，无明显临床症状；38%出现食管静脉或门静脉高压性胃病出血；18%可出现剧烈腹痛，常见于急性门静脉高压综合征引起的肠缺血和肠梗阻，其中70%出现小肠梗死。

（九）肝硬化性心肌病

没有其他已知的心脏疾病的肝硬化患者，在应激情况下（行创伤性措施，如外科手术/TIPS），心脏收缩反应损害和（或）舒张功能不全以及电生理异常（如Q-T间期延长），会发生心功能不全甚至猝死。

六、辅助检查

（一）实验室检查

失代偿期可发生轻重不等的贫血，有感染时白细胞可升高，脾功能亢进者白细胞和血小板均减少。肝功能可见转氨酶升高，γ-GT及ALP多数患者升高，胆碱酯酶（CHE）及血清白蛋白下降；白蛋白与球蛋白比例（A/G）降低或倒置；失代偿期可出现结合胆红素和总胆红素升高。凝血酶原时间明显延长，PT%下降。胆汁淤积者尿胆红素阳性，尿胆原阴性；肝细胞黄疸，尿胆原也增加；乙肝肝硬化合并乙肝相关性肾炎时尿蛋白阳性。合并消化道出血时便隐血试验阳性。代偿期患者血中胆固醇正常或偏低，PBC和NAFLD患者升高；失代偿期总胆固醇特别是胆固醇酯明显降低。血氨的测定对肝性脑病有辅助诊断的价值。血清电解质测定可出现不同程度的低钠血症、低钾血症和低氯血症、低钙血症等。肝硬化活动时，AFP可升高，合并原发性肝癌时明显升高或持续不降。

定量肝功能试验：吲哚菁绿试验（ICG）检测肝细胞对染料清除的情况以反映肝细胞储备功能，是临床初筛肝病患者较有价值和实用的试验。

（二）影像学检查

US、CT和MRI检查表现相似，可见肝表面不光滑或凹凸不平，肝叶比例失调，多呈右叶萎缩和左叶、尾叶增大。此外，还有脾大、门静脉扩张和腹水等影像学改变。三种影像学均有助于肝硬化结节和肝癌的鉴别，其中MRI优于CT。多普勒超声可发现门脉侧支开放、门静脉血流速率降低、门静脉血栓和门静脉血反流等改变。磁共振血管成像（MRA）可代替血管造影显示门静脉血管变化和门静脉血栓。用于门静脉高压病因的鉴别以及肝移植前对门静脉血管的评估。

（三）特殊检查

1. 内镜检查

按照食管静脉曲张的形态及出血危险的程度可分为轻度、中度、重度三级。轻度（G1）：曲张静脉呈直线形或略有迂曲，无红色征。中度（G2）：曲张静脉呈直线形或略有迂曲，有红色征或食管静脉曲张呈蛇形迂曲隆起但无红色征。重度（G3）：食管静脉曲张呈蛇形迂曲隆起，且有红色征或食管静脉曲张呈串珠状、结节状或瘤样（不论是否有红色征）。胃底静脉曲张通常根据其与食管静脉曲张的关系及其在胃内的位置进行分型。胃底曲张静脉与食管曲张静脉相连者分为三型：1型静脉曲张（GOV1），最常见，表现为连续并沿胃小弯伸展至胃食管交界处以下 2～5cm，这种静脉曲张较直；2 型静脉曲张（GOV2），沿胃底大弯延伸，超过胃食管结合部，通常更长、更迂曲或贲门部呈结节样隆起；3 型静脉曲张（GOV3），既向小弯侧延伸，又向胃底延伸。孤立胃静脉曲张（IGV）分为两型：1 型（IGV1），位于胃底，迂曲交织，呈串珠样、瘤样和结节样等；2 型（IVG2），罕见，常位于胃体、胃窦或者幽门周围。若出现 IGV1 时，需排除脾静脉受压或血栓形成。

2. 肝穿刺活检

病理可见假小叶是肝硬化诊断的金标准，特别是对早期肝硬化确定诊断和明确病因有重要价值。凝血酶原时间延长及有腹水者可经颈静脉、肝静脉做活检，安全、并发症少。

3. 瞬时弹性成像技术（transient elastography，TE）

TE 又称 Fibroscan，通过量化肝硬度值（kPa）诊断慢性肝病肝纤维化。无或Ⅰ级纤维化＜7.3kPa；显著肝纤维化（3～4 级）＞12.4kPa；＞17.5kPa，诊断肝硬化的特异性＞90%。＞20kPa，提示合并显著门静脉高压。

4. 肝静脉压力梯度（hepatic venous pressure gradient，HVPG）

肝静脉楔入压和肝静脉游离压，两者差测定可代表门静脉压力。正常值为 0～5mmHg，食管静脉曲张出血者均＞12mmHg。门静脉压力的测定是评价降门静脉压力药物疗效的金标准。HVPG 为有创检查，费用昂贵，推广应用较困难。

5. 腹水检查

判断渗出液和漏出液。大多数肝硬化腹水为漏出液，继发感染或肝癌时可出现渗出液。腹水检查内容包括：腹水的性质，如颜色、比重、蛋白含量、细胞分类以及腺苷脱氨酶（ADA）、血与腹水 LDH 比值、细菌培养和内毒素测定。血清-腹水白蛋白梯度（serum ascites albumin gradient，SAAG）＞11g/L 提示腹水由肝硬化门静脉高压所致。

七、临床诊断与鉴别诊断

失代偿期肝硬化不难诊断，代偿期肝硬化患者需要结合病史、体征、生化、影像学检查等进行综合分析判断：有明确的病因，查体可见肝硬化体征；门静脉高压的典型表现（脾大、腹水、门体侧支循环的建立和开放）；肝硬化的影像学改变或存在食管-胃底静脉曲张；实验室检查支持肝脏储备功能受损的诊断。具备以上任意 4 条可确诊，具备 3 条为疑诊，需结合肝组织活检。完整的诊断包括病因、肝功能 Child-Pugh 分级（详见本章第一节）以及并发症等。

鉴别诊断包括：腹水应与 Budd-Chiari 综合征、慢性肝小静脉闭塞病、缩窄性心包炎等循环障碍所致的腹水相鉴别；脾大者应与血液系统疾病相鉴别；肝大者应与原发性肝癌相鉴别。此外，腹水还应与肝囊肿、肝血管瘤、结缔组织病、血液病、循环障碍性肝病、结节性病变、淋巴瘤以及肝淀粉样变性等相鉴别。

八、西 医 治 疗

肝硬化诊断明确后，应尽早开始综合治疗。重视病因治疗，同时抗炎抗肝纤维化，积极防治并发症，随访中应动态评估病情。

（一）一般治疗

肝硬化患者营养疗法可以降低病残率及死亡率。应给予高质量蛋白质、高维生素、易消化的食物及新鲜的蔬菜水果。摄入热量为 35～40kcal/（kg·d），其中糖类占 45%～65%，蛋白质 1～1.5g/（kg·d），如果不能经口摄入，可按上述热量和热氮比要求给予肠外营养。

（二）病因治疗

1. 抗病毒治疗

乙型肝炎及丙型肝炎抗病毒治疗详见本章第一节。

2. 抗纤维化药物

针对病因的治疗能够逆转和减轻肝纤维化。常用的抗炎保肝药物可通过抑制炎症反应，解毒，调节免疫，清除活性氧和自由基，调节能量代谢及改善肝细胞膜的稳定性、完整性、流动性等途径，达到减轻肝组织损害、促进肝细胞修复和再生、减轻肝内胆汁淤积、改善肝功能的目的。

3. 其他

酒精性肝硬化需缓慢戒酒，肝豆状核变性需驱铜治疗，非酒精性脂肪性肝病针对代谢综合征进行治疗，原发性胆汁性肝硬化可使用熊去氧胆酸治疗等。

（三）腹水的治疗

肝硬化腹水的治疗目的是减少腹水以及预防复发及感染。应测定体重、血清电解质、肾功能及 24 小时尿钠、尿钾排出量，以指导治疗。具体方案包括限制盐的摄入（4～6g/d），合理应用螺内酯、呋塞米等利尿药（呋塞米和螺内酯按照 2∶5 的比例依据尿量调整）。对于难治性腹水可腹腔穿刺放腹水同时补充人血白蛋白［1000ml/（8～10）g］，效果不佳者可考虑 TIPS 降低门静脉压力或肝移植术治疗。

（四）并发症的治疗

1. 食管-胃底静脉曲张破裂出血

食管-胃底静脉曲张破裂出血（EGVB）是肝硬化的严重并发症和主要死因，应予以积极抢救。治疗原则为扩容、止血、降低门静脉压力（详见消化道出血章节）。①密切监测生命体征及出血情况，保持气道通畅、迅速建立静脉通道和扩容；禁食水、可补充凝血因子，必要时输血。②药物治疗：可用特利加压素、生长抑素及其类似物或垂体后叶素降低门静脉压力。应用质子泵抑制剂提高胃液 pH 促进止血。短期应用抗生素（三代头孢菌素或喹诺酮类，疗程 5～7 天）不仅预防出血后感染，还有助于止血。③其他治疗：EGVB 药物治疗效果欠佳且无条件进行内镜止血时可考虑三腔二囊管（压迫总时间不宜超过 24 小时，否则易导致黏膜糜烂）；食管静脉曲张可行急诊内镜下曲张静脉套扎（endoscopic esophageal varix ligation，EVL），胃底静脉曲张可行硬化剂或组织黏合剂注射治疗，近年国内学者提出了内镜下食管胃静脉曲张精准断流术（endoscopic selective varices devascularization，ESVD）、超声内镜引导的硬化治疗等方法治疗曲张静脉且获得了较好效果，但需要进一步临床观察研究其有效性及安全性。④因再出血的发生率约为70%，死亡率为30%～50%，因此二级预防尤为重要，包括非选择性β受体阻滞剂（普萘洛尔、纳多洛尔、替莫洛尔）、内镜治疗、外科断流术、TIPS以及肝移植术。

2. 自发性细菌性腹膜炎

自发性细菌性腹膜炎（SBP）主要致病菌为革兰氏阴性菌（70%）。腹水细胞数＞500/mm^{3}或中性粒细胞＞250/mm^3，可诊断SBP，应立即行经验性治疗（抗生素首选头孢噻肟或头孢曲松静脉滴注）；获得病原学检测及药敏结果后，尽快转化为目标性抗感染治疗。病原学检测结果阴性者，根据其经验性治疗的效果和病情进展情况，采取进一步检测或调整用药。在用药后48小时再行腹水检查，如中性粒细胞数减少一半，可认为抗生素治疗有效，疗程5～10天，同时注意防治继发真菌感染。腹水蛋白＜10g/L、已发生过一次SBP以及食管静脉破裂出血者是复发性SBP的高危患者，应口服环丙沙星400mg/d进行预防。SBP最严重的并发症是肝肾综合征。一旦诊断SBP立即给予白蛋白1.5g/（kg·d）输注，48小时后改为1g/（kg·d），可预防肝肾综合征，提高生存率。

3. 肝肾综合征

治疗原则是增加动脉有效血容量和降低门静脉压力，在积极改善肝功能前提下，可采取以下措施：①去除诱因，诸如感染、出血、电解质紊乱、不适当的放腹水、利尿等；②避免使用损害肾功能的药物；③输注白蛋白1g/（kg·24h），以后20～40g/24h，持续5～10天，使血肌酐（Cr）＜132.6μmol/L；④血管活性药物特利加压素0.5～2mg静脉注射（缓慢静脉推注1小时或用输液泵），12小时1次，通过收缩内脏血管，提高有效循环血容量，增加肾血流量，增加肾小球滤过率，阻断肾素-血管紧张素-醛固酮系统激活，降低肾血管阻力。也可用去甲肾上腺素（0.5～3mg/h）或米多君（2.5～3.75mg/d）加奥曲肽（300～600μg/d）代替特利加压素；⑤TIPS有一定帮助，应用对象为血清胆红素＜51μmol/L、Child-Pugh＜12分、无心肺疾病和肝性脑病者；⑥对可能发生肝肾综合征的高危患者（如稀释性低钠血症、低血压、低尿钠患者）在发生肝肾综合征前行肝移植。

4. 肝性脑病

（1）寻找并消除诱因

及时控制感染和上消化道出血并清除积血，避免快速大量利尿和放腹水，纠正水、电解质和酸碱平衡失调，缓解便秘，慎用麻醉、镇静催眠药物等，异丙嗪、氯苯那敏（扑尔敏）等抗组胺药有时可作为镇静药替代药。

（2）减少氨的吸收

乳果糖可降低结肠pH，酸化肠道，从而减少氨的吸收；其轻泻作用有助于肠内含氮毒性物质的排出；肠道酸化后，促进乳酸杆菌等有益菌大量繁殖，抑制产氨细菌生长，氨生成减少。

（3）抑制肠道细菌生长

利福昔明-α（800～1200mg/d），分次口服，可有效抑制肠道细菌生长，耐受性好，起效快。对Ⅰ～Ⅲ期肝性脑病有良好的疗效，并可预防肝性脑病复发。含有双歧杆菌、乳酸杆菌等的微生态制剂可起到维护肠道正常菌群、抑制有害菌群、减少毒素吸收的作用。

（4）促进氨的转化和代谢

L-鸟氨酸-L-天冬氨酸（OA）中的鸟氨酸能增加氨基甲酰磷酸合成酶和鸟氨酸氨基甲酰转移酶活性，其本身也是鸟氨酸循环的重要物质，可促进尿素的合成。天冬氨酸可提高谷氨酰胺合成酶的活性，促进脑、肝、肾利用和消耗氨以合成谷氨酸和谷氨酰胺而降低血氨，减轻脑水肿。

5. 门静脉血栓形成（portal vein thrombosis，PVT）

治疗目标为开通闭塞的门静脉，避免急性血栓进展为慢性血栓，防止血栓蔓延。抗凝治疗的主要适应证为急性症状性 PVT、等待肝移植、合并肠系膜静脉血栓形成。抗凝前应充分评估出血风险（内镜及血液学检查）。低分子量肝素及口服抗凝药物对于代偿期肝硬化伴 PVT 患者相对安全有效。抗凝前对高危的静脉曲张者应给予β受体阻滞剂或 EVL 以预防出血。用药 3 个月内影像学评估门静脉的通畅性以决定能否继续抗凝治疗。对于抗凝效果欠佳、存在抗凝禁忌证、合并食管-胃底静脉曲张出血常规内科止血效果不佳、急性症状性 PVT 合并食管-胃底静脉曲张出血者可考虑 TIPS 治疗。

6. 原发性肝癌

见本章第七节。

九、中医辨证论治及康复治疗

（一）中医辨证要点

肝硬化的中医辨证要点可参照原发性胆汁性肝硬化。

（二）中医证治分型

1. 气滞水停证

腹大坚满，叩之如鼓伴两胁胀满，胁痛走窜不定，饮食减少，食后作胀，嗳气不适，小便短少，舌质淡红，苔白腻，脉弦。

治法：疏肝理气，行水散满。

主方：柴胡疏肝散合胃苓汤。

常用药：柴胡、枳壳、芍药、甘草、香附、川芎、茯苓、苍术、陈皮、白术、官桂、厚朴、泽泻、猪苓、生姜、大枣。

加减：腹胀明显者，加大腹皮、莱菔子、木香；两胁胀满疼痛者，加郁金、延胡索、苏木。

2. 脾虚水停证

腹大胀满，按之如囊裹水伴乏力，食欲不振，面色萎黄，颜面、下肢浮肿，小便短少，大便溏薄，舌苔白滑或白腻，脉缓。

治法：温中健脾，行气利水。

主方：四君子汤合实脾饮。

常用药：人参、白术、茯苓、炙甘草、附子、干姜、厚朴、木香、草果、槟榔、木瓜、生姜、大枣。

加减：湿浊中阻，恶心呕吐者，加陈皮、竹茹；肢体沉困，小便短少者，加车前子、泽泻。

3. 湿热水停证

腹大坚满，脘腹撑急伴腹痛拒按，身目发黄，口干，口苦，渴不欲饮，小便短黄，大便秘结或溏垢。舌质红，苔黄腻，脉弦滑或数。

治法：清热利湿，攻下逐水。

主方：中消分满丸合茵陈蒿汤。

常用药：厚朴、枳实、黄芩、黄连、知母、法半夏、陈皮、茯苓、猪苓、泽泻、砂仁、干姜、姜黄、人参、白术、甘草。

加减：小便赤涩不利者，加滑石、通草；下肢浮肿明显者，加车前草、赤小豆。

4. 血瘀水停证

腹大如鼓，腹壁青筋暴露，胁肋刺痛，固定不移，面色暗黑，面颈胸臂有丝状血痣，肌肤甲错，渴不欲饮。舌质紫红或有瘀斑，苔白润，脉细涩。

治法：活血化瘀，行气利水。

主方：调营饮或膈下逐瘀汤。

常用药：川芎、赤芍、大黄、莪术、延胡索、当归、瞿麦、槟榔、葶苈子、赤茯苓、桑白皮、大腹皮、陈皮、官桂、细辛、甘草、五灵脂、桃仁、牡丹皮、乌药、香附、红花、枳壳。

加减：胁下痞块，刺痛明显者，加丹参、鳖甲；腹水顽固不消，可加益母草、泽兰、水红花子。

5. 脾肾阳虚水停证

腹大胀满，形似蛙腹，腹胀早轻暮重，形寒肢冷，面色㿠白，肢体浮肿，腰膝酸软，腹中冷痛。舌质淡胖，或有齿痕，苔薄白润，脉沉弦。

治法：温补脾肾，化气利水。

主方：附子理中丸合五苓散。

常用药：制附片、干姜、人参、白术、甘草、桂枝、茯苓、泽泻、猪苓等。

加减：大便溏泻者，加山药、扁豆、砂仁；腹中冷痛者，加乌药、小茴香、荔枝核。

6. 肝肾阴虚水停证

腹大胀急，腰膝酸软，目睛干涩，面色晦暗，牙龈出血，口燥咽干，五心烦热。舌质红绛少津，苔少或花剥，脉弦细数。

治法：滋养肝肾，化浊利水。

主方：一贯煎合猪苓汤。

常用药：沙参、麦冬、当归、生地黄、枸杞子、川楝子、猪苓、茯苓、泽泻、阿胶、滑石。

加减：鼻衄、齿衄，阴虚内热者，加女贞子、旱莲草、茜草、仙鹤草。

（三）康复治疗

1. 中药敷脐

神阙穴是五脏六腑之本，冲脉循行之地，元气归藏之根，利用中药敷脐疗法辅助治疗肝硬化腹水，有着单纯口服中药所不及的优势。敷脐中药可选用甘遂、炒牵牛子、沉香、木香、肉桂、附子等研末以醋（或蜂蜜）调，加冰片外敷于神阙穴，4～6 小时后取下，每日 1 次。

2. 中药灌肠

中药灌肠可以改善肠道环境，减少肠源性毒素的产生与吸收，促进腹水吸收。一般以健脾调肠，化湿解毒为主，也可配合通利泻水药物。中药灌肠可选用大黄、郁金、金钱草、赤芍等。

3. 心理健康

调畅情志，保持心情舒畅。慢性肝病患者病程长，病情重，患者往往伴有情绪低落、悲观失望，长时间承受较大心理压力可能会导致肝病患者病情复发或加剧。因此，患者保持积极乐观的精神状态，有利于疾病的康复。

4. 生活起居有规律

保证充足的睡眠，保持大便通畅。疾病恢复期应注意休息，可适当做一些慢节奏的体育活动，增强体质，但应避免劳累，防止感染。

5. 饮食调摄

肝硬化患者饮食以清淡、易消化、营养丰富为原则，宜少食多餐，并补充足量的维生素。合并肝性脑病发作时严格限制蛋白质的摄入，而在肝性脑病缓解后由少量开始逐渐增加蛋白质的摄入。

6. 辨证食疗

寒湿困脾证宜温中化湿，忌食生冷油腻之品，可选赤豆苡仁红枣汤；湿热蕴结证，饮食宜清淡，忌辛辣之品，可选西瓜、藕及冬瓜赤豆汤等；脾肾阳虚证饮食以温热为宜，忌生冷瓜果，可选鲤鱼赤小豆汤；肝肾阴虚证，适量进食新鲜水果，可用山药、枸杞子炖甲鱼。

第七节　原发性肝癌

一、概　　述

原发性肝癌（primary hepatic carcinoma，PHC）主要包括肝细胞癌（hepatocellular carcinoma，HCC）、肝内胆管细胞癌（intrahepatic cholangiocarcinoma，ICC）和混合型（HCC-ICC）3 种

不同病理学类型，三者的发病机制、生物学行为、组织学形态不同，其中 HCC 占 85%～90%。肝癌是常见的恶性肿瘤之一，全球恶性肿瘤发病率排第 6 位，恶性肿瘤死因排第 2 位。在我国常见恶性肿瘤排第 4 位，肿瘤致死病因排第 2 位。尽管目前已经对 HCC 患者提供有效的监测和治疗方案，但是总体生存仍然不尽如人意，复发转移率居高不下，日渐成为全球重大的健康问题。肝癌的发病与慢性肝炎相关，尤其是病毒性肝炎，HBV 感染是最常见的感染因素，占 HCC 的 52.3%；HCV 感染位居危险因素的第 2 位，占 HCC 的 20%；肝硬化是最重要的附加危险因素，尤其是非肝炎所致的肝硬化合并肝癌的风险明显升高；其他因素包括黄曲霉毒素（AFT）、饮水等环境因素、血色病及某些先天性疾病，如α_1-抗胰蛋白酶缺乏症。中医学文献中描述肝癌的症状与体征的记载较多，其归属于“臌胀”“黄疸”“积聚”“癥瘕”“暴症”等范畴。《灵枢·水胀》曰：“腹胀身皆大，大与肤胀等也，色苍黄，腹筋起，此其候也。”描述了臌胀的主要特征。中医的脏腑学说认为肝为刚脏，主疏泄，喜条达而恶抑郁，肝藏血，其生理特点为体阴而用阳。肝病时则疏泄无权，肝气郁结，肝血失养，导致元气伤，肝阴耗；肝气郁结犯脾，则脾气虚；肝阴耗损及肾，则肾水亏。

二、病　理　学

（一）分型

根据组织学来源，原发性肝癌分为 HCC、ICC 和 HCC-ICC。HCC 起源于肝细胞；ICC 起源于胆管上皮细胞；HCC-ICC 具有 HCC 和 ICC 两种结构，或呈过渡形态，既不完全像 HCC，又不完全像 ICC。我国制定的 PHC 病理分型可分为四型、包括弥漫型、块状型、结节型和小癌型。弥漫型指癌组织或癌小结节弥漫分布于左右肝叶，多见于重型肝硬化后期。块状型癌块直径＞5cm，如＞10cm 者为巨块型，此型又分为三个亚型，即单块状型、融合块状型、多块状型。结节型指癌结节最大直径＜5cm，此型又分为三个亚型，即单结节型、融合结节型和多结节型。小癌型指单个癌结节最大直径≤3cm，或多个癌结节不超过两个，相邻两个癌结节直径之和≤3cm。另外，瘤体最大直径相加≤1cm 为微小癌。

（二）转移途径

PHC 最早可在肝内转移，易侵犯门静脉及其分支，脱落后在肝内形成多发转移灶。最常见的血行转移部位为肺，也可出现胸、肾、肾上腺和骨等处的血行转移。淋巴转移以肝门淋巴结最常见，也可转移至胰、脾、主动脉旁及锁骨上淋巴结。肝表面的癌细胞若脱落尚可种植在腹膜、横膈、盆腔等处，即种植转移，引起血性腹水、胸腔积液，女性还可转移至卵巢。

三、临床表现

肝癌早期，无典型症状，一旦出现典型症状，已达中、晚期，典型表现如下。

（一）腹痛

肝癌位于右季肋区或上腹部，少数可位于左季肋区或下腹部，呈持续性钝痛或胀痛，与肝包膜的牵拉有关。肿瘤侵犯膈神经时，可因呼吸、咳嗽而加剧；侵犯胆道系统致胆道梗阻可发生胆绞痛；肝破裂出血可出现急腹症的剧痛。腹膜有癌瘤种植转移时，亦可出现腹膜刺激征，但疼痛较缓和。

（二）肝大及上腹包块

肝大且表面不规则或呈结节状；肝脏质地坚硬，典型者呈石块般坚硬，发生坏死或出血时，局部可变软，可有波动感；临床上还常可观察到肿大的肝脏使膈肌抬高的征象。部分患者无典型症状，因触及上腹部包块始来就诊。肝脏触诊可有压痛。

（三）黄疸

黄疸常是肝内胆管细胞癌的首见症状；HCC 出现黄疸，则是晚期的临床表现。主因癌瘤转移至肝内外胆管或肝门淋巴结压迫肝管，引起阻塞性黄疸；或肿瘤广泛浸润小胆管，逐渐累及主要胆管使之阻塞或可因胆管旁肿瘤坏死，恶性组织脱落进入胆管，而阻塞胆道。此外，癌瘤广泛浸润及弥散性分布，破坏残存的肝细胞，引发肝细胞性黄疸。

（四）消化道症状

消化道症状有食欲减退、恶心、呕吐、腹胀、腹泻或便秘，尤以食欲减退与腹胀更常见。

（五）全身症状

发热、乏力及进行性消瘦可能是首发症状。发热可因合并感染，也可是肿瘤自身原因所致，表现为原因不明的持续性低或中度发热，甚至高热，与肿瘤细胞释放致热原物质，或肿瘤组织坏死物质激活单核细胞和巨噬细胞产生致热原，作用于体温调节中枢相关。乏力呈进行性加重，继之伴有消瘦，严重者导致恶病质。

（六）肝硬化表现

见本章第六节。

（七）伴癌综合征

肿瘤自身或代谢异常产生的一些小分子多肽类物质进入血流并作用于远处器官或组织，产生相应的临床表现，称为伴癌综合征。表现为自发性低血糖、红细胞增多症，其他罕见的有高钙血症、高脂血症、甲状腺功能亢进、类癌综合征等。伴癌综合征可先于 PHC 局部症状出现。

四、并　发　症

（一）上消化道出血

肝癌常伴随肝硬化而存在门静脉高压，并且因门静脉癌栓而加重门静脉高压，引发食管-胃底静脉曲张裂破出血（见本章第六节）。若癌细胞侵犯胆管可致胆道出血。少数患者可因胃肠黏膜糜烂、溃疡和凝血功能障碍而广泛出血。

（二）肝性脑病

肝性脑病往往是肝癌终末期的表现（详见本章第六节）。

（三）肝癌结节破裂出血

癌灶晚期坏死液化可以发生自发破裂，也可因外力而破裂，为肝癌最紧急而严重的并发症。癌结节破裂可以局限于肝包膜下，引起急骤疼痛，肝脏迅速增大，局部可触及软包块，若破溃入腹腔则引起急性腹痛和腹膜刺激征。少量出血可表现为血性腹水，大量出血则可导致失血性休克甚至死亡。

五、辅 助 检 查

（一）实验室检查

1. 甲胎蛋白

甲胎蛋白（alpha fetoprotein，AFP）是诊断 HCC 的特异性标志物，广泛用于 PHC 的普查、诊断、评定治疗效果及预测复发。AFP＞400ng/ml，且持续 4 周或 AFP 在 200ng/ml 持续 8 周并不断升高者，在排除其他（如生殖腺胚胎瘤和妊娠等）因素后，结合一项影像学检查阳性，可做出临床的诊断。活动性肝病时，血清 AFP 亦可升高，系为肝细胞修复再生引起。ICC 及少数 HCC 患者，其血清 AFP 阴性（＜20ng/ml），此时的诊断，应借助于其他肿瘤标志物及影像学检查。

2. 其他肝癌标志物

血清 AFP 异质体（AFP-L3）、异常凝血酶原（PIVKA-II）、酸性同工铁蛋白（HIF）、转铁蛋白受体（TFR）、血浆游离微小核糖核酸（microRNA）等可用于 AFP 阴性 HCC 的诊断和鉴别诊断。

（二）影像学检查

1. 超声检查

超声检查（ultrasonography，US）是临床最常用的肝脏影像学检查方法，具有操作简便、无创、方便易行、价格低廉等优势。多普勒超声及超声造影检查可观察病灶内血供，明确病灶的性质、与肝内重要血管的毗邻关系，引导肝穿刺活检及介入治疗。超声联合影像导航技术可进行肝癌的精准定位，并同时进行微创消融治疗。术中超声造影检查能更敏感地显示肝内直径约为 5mm 的肝癌，是手术治疗的精准辅助手段。

2. CT 和 MRI

动态增强 CT 及 MRI 扫描更为客观及敏感，为明确诊断的首选影像学检查方法。典型的 PHC 动态增强 CT/MRI 显示病变动脉期明显强化；在静脉期或延迟期，病变密度或信号明显低于周围组织，呈“快进快出”的强化方式；不典型的表现可三期不强化，需要与其他肝脏良性疾病相鉴别。

3. 数字减影血管造影

数字减影血管造影（digital substraction angiography，DSA）可以明确显示肝脏小病灶及其血供情况，了解肝内播散的子结节情况及有无血管侵犯，是其他检查不能确诊肝癌的重要补充手段。DSA 是一种有创检查，更多用于肝癌局部治疗（TACE）及急性肝癌结节破裂出血的治疗等。

4. 核医学影像学检查

正电子发射计算机断层成像（PET-CT）、发射单光子计算机断层扫描（SPECT-CT）、正电子发射计算机断层磁共振成像（PET-MRI）可以提高肝癌诊断的准确率和灵敏度。发射单光子计算机断层扫描仪（ECT）全身骨显像较 X 线和 CT 检查提前 3～6 个月发现骨转移癌。

（三）穿刺活检

肝穿刺活检可以获得明确的病理学诊断，是诊断 PHC 的金标准。对于缺乏典型肝癌影像学特征的肝占位性病变，可考虑进行穿刺活检，有助于指导治疗和判断预后；但是对于准备行肝癌切除术或肝移植的患者不建议行术前肝病灶穿刺活检，否则会增加肿瘤播散的风险。

六、诊　断

（一）诊断流程

参照我国的原发性肝癌诊疗规范（2019 版），PHC 诊断流程如下（图 5-4）。

1）有 HBV 和（或）HCV 感染或肝硬化者，肝脏结节直径≤2cm 者，动态增强 MRI、动态增强 CT、超声造影或肝细胞特异性对比剂钆塞酸二钠（Gd-EOB-DTPA）增强 MRI 4 项检查中至少有 2 项显示肝癌典型特征，则可做出肝癌的临床诊断；直径＞2cm 者，则上述 4 种影像学检查中只要有 1 项典型的肝癌特征，即可临床确诊。

2）有 HBV 和（或）HCV 感染或肝硬化者，肝脏结节直径≤2cm，若上述 4 种影像学检查中无或只有 1 项检查有典型的肝癌特征，可行肝病灶穿刺活检或每 2～3 个月的影像学检查随访并结合血清 AFP 水平以明确诊断；直径＞2cm 的肝脏结节，上述 4 种影像学检查无典型的肝癌特征，则需进行肝病灶穿刺活检以明确诊断。

3）有 HBV 和（或）HCV 感染或肝硬化者，血 AFP 升高（血清 AFP≥400μg/L 持续 1 个月或≥200μg/L 持续 2 个月，并能排除其他原因引起的 AFP 升高，包括妊娠、生殖系胚胎源性肿瘤、活动性肝病及继发性肝癌等），特别是持续升高，应进行影像学检查以明确肝癌诊断。

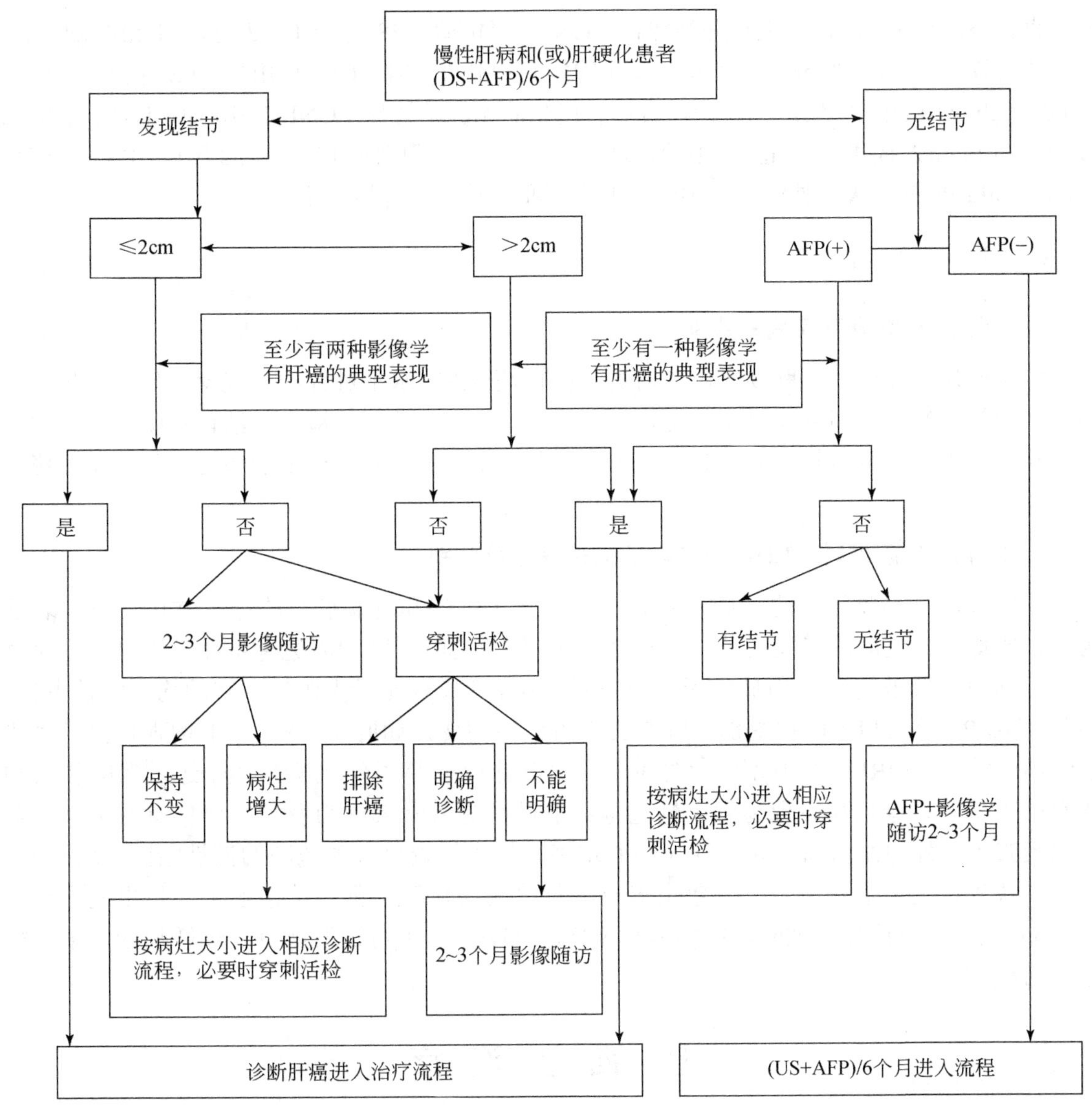

图 5-4 肝癌诊断流程

引自《原发性肝癌诊疗规范（2019 版）》

（二）分期

肝癌的分期对于预后评估、合理治疗方案的选择至关重要。WHO 和欧美、日本等均制定分期标准，如巴塞罗那分期（BCLC）、TNM、JSH、APASL 等。我国结合具体国情及实践积累，依据患者的一般情况、肿瘤情况及肝功能情况，建立中国肝癌的分期方案（China liver cancer staging，CNLC），共分为四期（Ⅰ～Ⅳ期）。CNLC Ⅰa 期，体力活动状态（performance status，PS）评分 0～2 分，Child-Pugh A/B 级，单个肿瘤直径≤5cm，无血管侵犯和肝外转移；Ⅰb 期，PS 评分 0～2 分，Child-Pugh A/B 级，单个肿瘤直径>5cm，或 2～3 个肿瘤、最大直径≤3cm，无血管侵犯和肝外转移。CNLC Ⅱa 期，PS 评分 0～2 分，Child-Pugh A/B 级，2～3 个肿瘤、最大直径>3cm，无血管侵犯和肝外转移；CNLC Ⅱb 期，PS 评分 0～2 分，Child-Pugh A/B 级，肿瘤数目≥4 个、肿瘤直径不论，无血管侵犯和肝外转移。CNLC Ⅲ期，PS 评分 0～2 分，Child-Pugh A/B 级，肿瘤情况不论，有血管侵犯而无肝外转移；CNLC Ⅲb 期，PS 评分 0～2 分，Child-Pugh A/B 级，肿瘤情况不论，血管侵犯不论，有肝外转移。CNLC Ⅳ期，PS 评分 3～4 分，Child-Pugh C 级，肿瘤情况不论，血管侵犯不论，肝外转移不论。

（三）鉴别诊断

1. 与血清 AFP 升高疾病的鉴别

慢性肝病，如肝炎、肝硬化，应对患者的血清 AFP 水平进行动态观察。妊娠、生殖腺或胚胎型等肿瘤，鉴别主要通过病史、体检、腹盆腔超声和 CT 检查。消化系统肿瘤、胃肠以及胰腺的腺癌也可引起血清 AFP 升高，称为肝样腺癌。应详细了解病史、体检结合影像学检查。

2. 血清 AFP 阴性时，PHC 应该与下列疾病进行鉴别

继发性肝癌多见于消化道肿瘤转移，还常见于肺癌和乳腺癌，临床上常以原发癌表现为主，影像学常见肝脏多发占位，典型者可见“牛眼征”（肿物周边有晕环，中央缺乏血供而呈低回声或低密度）。肝肉瘤常无肝病背景，影像学检查显示为血供丰富的均质实性占位，不易与 AFP 阴性的 HCC 相鉴别。肝脏良性占位性病变，如肝血管瘤，CT 增强扫描呈“快进慢出”特点，MRI 可见典型的“灯泡征”；肝腺瘤患者多有口服避孕药史，^{99m}Tc 核素扫描有助于鉴别，延迟相表现为强阳性显像；肝脓肿患者常表现为发热，可伴有右上腹压痛及肌紧张等，外周血白细胞和中性粒细胞增多，超声检查可发现脓肿的液性暗区，增强 CT 可见肿块周边的炎症反应带；肝包虫多有流行牧区居住及与狗、羊接触史，包虫皮内试验（Casoni 试验）为特异性试验，阳性率达 90%～95%，由于可诱发严重的过敏反应，不宜行穿刺活检。

七、西医治疗

肝癌治疗包括肝切除术、肝移植术、局部消融治疗、经导管动脉栓塞化疗（TACE）、放射治疗、中医中药治疗等，需要多学科针对具体患者共同制定治疗方案，强调 MDT 模式，考虑地区差异合理选择治疗方法，尽可能使患者获得最佳预后。

（一）肝癌切除术

1）Child-Pugh A 级、吲哚菁绿 15 分钟滞留率（ICGR-15）<30%、剩余肝脏体积须占标准肝脏体积的 40%以上（肝硬化患者）或 30%以上（无肝硬化患者）为手术切除的必要条件。

2）肝脏储备功能良好的Ⅰ期和Ⅱa 期肝癌是手术切除的首选适应证。

3）Ⅱb 期患者手术切除效果并不优于 TACE，但若肿瘤局限于同一段或同侧半肝，即使肿瘤数目>3 枚，手术切除也可能获益更大。

4）Ⅲa 期肝癌，如有以下情况也可考虑手术切除：如肿瘤数目>3 枚，但肿瘤局限在同一段或同侧半肝者，可同时行术中射频消融处理切除范围外的病灶；合并门静脉分支癌栓者，若肿瘤局限于半肝且预期术中癌栓可完整切除或取净，可考虑切除肿瘤同时经门静脉取栓，需术后结合 TACE、门静脉化疗或其他全身治疗措施；合并胆管癌栓且伴有阻塞性黄疸，肝内病灶亦可切除者；伴有肝门部淋巴结转移者，切除肿瘤的同时行淋巴结清扫术或术后外放射治疗；周围脏器受侵犯，但可一并切除者。

（二）肝移植

肝移植是肝癌根治性治疗手段之一，适用于肝功能失代偿、不能手术切除及局部消融的早期肝癌患者。现阶段肝移植的适应证推荐采用美国加州大学旧金山分校标准：单个肿瘤直径≤6.5cm；肿瘤数目≤3 个，其中最大肿瘤直径≤4.5cm，且肿瘤直径总和≤8.0cm，无大血管侵犯的肝癌患者。肝癌肝移植术后早期撤除或无激素方案、减少肝移植后早期钙调磷酸酶抑制剂的用量、采用哺乳动物雷帕霉素靶蛋白（mTOR）抑制剂的免疫抑制方案（如雷帕霉素、依维莫司）等可能有助于减少肿瘤复发，提高生存率。术后一旦肿瘤复发转移，则病情进展迅速，多学科综合治疗可延长患者生存期。

（三）局部消融

局部消融包括射频消融（radiofrequency ablation，RFA）、微波消融（microwave ablation，MWA）、经皮无水乙醇注射治疗（percutaneous ethanol injection，PEI）、冷冻治疗、高强度超声聚焦消融（high intensity focused ultrasound ablation，HIFU）、激光消融、不可逆电穿孔（irreversible electroporation，IRE）等。局部消融治疗适用于 CNLC Ⅰa 期及部分Ⅰb 期肝癌，即单个肿瘤、直径≤5cm，或肿瘤结节不超过 3 个、最大肿瘤直径≤3cm，无血管、胆管和邻近器官侵犯以及远处转移，肝功能分级 Child-Pugh A/B 级者。对于不能手术切除的直径为 3～7cm 的单发肿瘤或多发肿瘤，可联合 TACE。RFA 对于不能手术切除的早期肝癌患者，可获得根治性的疗效，推荐将其作为一线治疗。PEI 适用于直径≤3cm，癌灶贴近肝门、胆囊及胃肠道组织，不适于热消融治疗的器官等高危部位。消融治疗后约 1 个月，复查动态增强 CT 或 MRI，或者超声造影，以评价消融效果。

（四）TACE 治疗

1. TACE 适应证

1）Ⅱb、Ⅲa 和部分Ⅲb 期，肝功能 Child-Pugh A 级或 B 级，PS 评分 0～2 分。

2）可以手术切除，但由于其他原因（如高龄、严重肝硬化等）不能或不愿接受手术治疗的Ⅰb、Ⅱa 期者。

3）门静脉主干未完全阻塞，或虽完全阻塞但门静脉代偿性侧支血管丰富或通过门静脉支架置入可以复通门静脉血流的肝癌。

4）肝动脉-门脉静脉分流造成门静脉高压出血的肝癌。

5）肝癌切除术后，DSA 可以早期发现残癌或复发灶，并给予 TACE 治疗。

2. TACE 禁忌证

1）肝功能 Child-Pugh C 级。

2）无法纠正的凝血功能障碍。

3）门静脉主干完全被癌栓栓塞，且侧支血管形成少。

4）合并活动性肝炎或严重感染且不能同时治疗者。

5）肿瘤远处广泛转移，估计生存时间＜3 个月者。

6）恶病质或多器官衰竭者。

7）肿瘤占全肝体积的比例≥70%（如果肝功能基本正常，可考虑采用少量碘油乳剂和颗粒性栓塞剂分次栓塞）。

8）外周血白细胞和血小板显著减少，白细胞＜3.0×10^9/L，血小板＜50×10^9/L（非绝对禁忌，如脾功能亢进者，排除化疗性骨髓抑制）。

9）肾功能障碍：血肌酐＞2mg/dl 或者血肌酐清除率＜30ml/min。

术后常见不良反应主要表现为发热、疼痛、恶心和呕吐等（持续 5～7 天）。如经过 4～5 次 TACE 治疗后，肿瘤仍继续进展，应考虑换用或联合其他治疗方法，如外科手术、局部消融和系统治疗以及放疗等。

（五）放射治疗

放射治疗分为外放疗和内放疗。外放疗利用放疗设备产生的射线（光子或粒子）从体外对肿瘤进行照射，适用于伴有门静脉/下腔静脉癌栓或肝外转移的Ⅲ期肝癌患者，多属于姑息性放疗，有一部分患者肿瘤缩小或降期，可获得手术切除的机会。内放疗：利用放射性核素，经机体管道或通过针道置入瘤内。放疗技术包括肝癌立体定向放疗（SBRT）、三维适形或调强放疗、图像引导放疗（IGRT）等，IGRT 优于三维适形放疗或调强放疗，SBRT 必须在图像引导放疗下进行。Ⅰa 期和部分Ⅰb 期肝癌患者如无手术切除或局部消融治疗适应证或不愿接受有创治疗，也可考虑采用肝癌 SBRT 作为替代治疗手段；Ⅱ期和Ⅲa 期患者 TACE 联合外放疗可改善局部控制率、延长生存时间，可适当采用；Ⅲb 期肝癌部分寡转移灶者可行 SBRT 放疗，延长生存时间，外放疗也可减轻淋巴结、肺、骨、脑或肾上腺转移所致的疼痛、梗阻或出血等症状；部分肿瘤放疗后缩小或降期可获得手术切除的机会，外放疗也可用于肝癌肝移植术前桥接治疗或窄切缘切除术后辅助治疗。

（六）系统治疗

对于晚期肝癌患者有效的系统治疗可以减轻肿瘤负荷，改善肿瘤相关症状，提高生活质量，延长生存时间。适应证：合并有血管侵犯或肝外转移的Ⅲ期肝癌患者；虽为局部病变但不适合 TACE 或手术切除的肝癌患者；合并门静脉主干或下腔静脉瘤栓者；多次 TACE 后肝血管阻塞和（或）TACE 治疗后进展的患者。一线治疗药物包括索拉非尼、仑伐替尼和系统化疗药物（FOLFOX4 方案）。索拉非尼用于肝功能 Child-Pugh A 级、B 级的患者；仑伐替尼适用于不可切除的 CNLC Ⅱb、Ⅲa、Ⅲb 期，肝功能 Child-Pugh A 级的肝癌患者；FOLFOX4 方案整体反应率、疾病控制率、无进展生存时间、总生存时间方面，均优于传统化疗药物阿霉素，且耐受性和安全性较好。二线治疗药物有瑞戈非尼、纳武利尤单抗和帕博利珠单抗。瑞戈非尼用于既往接受过索拉非尼治疗的Ⅱb 期和Ⅲ期肝癌患者，纳武利尤单抗和帕博利珠单抗用于既往索拉非尼治疗后进展或无法耐受索拉非尼的肝癌患者。

八、中医辨证论治及康复治疗

（一）中医辨证要点

1. 辨虚实

患者本虚标实极为明显，本虚表现为乏力倦怠、形体逐渐消瘦、面色萎黄、气短懒言等；而右胁部有坚硬肿块而拒按，甚至伴黄疸、脘腹胀满而闷、腹胀大等属标实的表现。

2. 辨危候

晚期可见昏迷、吐血、便血、腹水、胸腔积液等危候。

（二）中医证治分型

1. 肝郁气滞证

胁肋胀满疼痛，情志抑郁不舒，或喜叹息，或急躁易怒，以舌淡红苔薄白、脉弦或弦细多见。

治法：疏肝解郁，理气消癥。

主方：柴胡疏肝散加减。

常用药：柴胡、枳壳、八月札、川楝子、芍药、甘草、香附、川芎、茯苓、苍术、陈皮、白术、白花蛇舌草、半枝莲、蜈蚣、七叶一枝花。

2. 肝血瘀阻证

胁肋肿块刺痛拒按，面色晦暗，肝大，可见肝掌、蜘蛛痣，女子经行腹痛，经水色暗有块或经期延迟，舌暗红或有瘀斑，舌底静脉增粗，脉弦细或涩。

治法：活血化瘀，泻肝消癥。

主方：膈下逐瘀汤加减。

常用药：桃仁、牡丹皮、大黄、乌药、香附、红花、枳壳、丹参、鳖甲、莪术、三棱、赤芍、郁金、柴胡、白花蛇舌草、半枝莲、重楼、蜈蚣、七叶一枝花。

3. 脾气虚证

腹大坚满，脘腹撑急伴腹痛拒按，身目发黄，口干，口苦，渴不欲饮，小便短黄，大便秘结或溏垢，舌质红，苔黄腻，脉弦滑或数。

治法：益气健脾消癥。

主方：香砂六君子汤加减。

常用药：人参、黄芪、白术、茯苓、甘草、木香、砂仁、七叶一枝花、半枝莲、蜈蚣。

4. 肝胆湿热证

腹大如鼓，腹壁青筋暴露，胁肋刺痛，固定不移，面色暗黑，面颈胸臂有丝状血痣，肌肤甲错，渴不欲饮。舌质紫红或有瘀斑，苔白润，脉细涩。

治法：清肝解毒，祛瘀消癥。

主方：茵陈蒿汤加减。

常用药：茵陈、栀子、大黄、白花蛇舌草、半枝莲、重楼、蜈蚣、板蓝根、七叶一枝花等。

5. 肝肾阴虚证

胁肋隐痛，腰膝酸软，头晕目眩，耳鸣如蝉，少寐多梦或失眠，形体消瘦，午后潮热或盗汗，男子可有遗精，女子可有经少或经闭，舌红少津，脉细或细数。

治法：滋肾涵水，益气育阴。

主方：滋水清肝饮加减。

常用药：熟地黄、生地黄、牡丹皮、当归、白芍、酸枣仁、山萸肉、茯苓、山药、柴胡、栀子、泽泻、半枝莲、蜈蚣、七叶一枝花、五味子等。

（三）康复治疗

穴位注射：双侧足三里穴各注射 50mg 维生素 B_1 注射液，依照肌内注射的治疗模式对穴位封闭注射，每日 1 次。

第八节　肝　脓　肿

一、概　　述

肝脓肿（liver abscess）指肝实质内单发或多发的脓性物积聚灶，大多是细菌性、阿米巴性或混合性脓肿，是消化系统常见严重疾病。肝脓肿发病率无性别、种族和地域差异，50～70 岁高发，糖尿病是高危因素。肝脓肿属于中医学“肝痈”“胁痛”的范畴。中医学认为，过食膏粱厚味，辛热炙火，或因情志抑郁，温热疫毒蕴结于里，可致肝失疏泄，络脉瘀阻，热毒熏蒸，肝失所养，最终血败肉腐久酿成脓。传统医学论著记载本病多因感受外来疫毒，或嗜食肥甘厚味而生热生湿，或七情内郁化火成毒所致。机体感受外来毒邪，卫气奋起抵御，正邪相争加之脓毒较剧则发为高热；邪毒在肝，阻遏气机，加之病久成瘀，而致气血运行不畅、肝胆疏泄失司出现右胁疼痛；食饮不节，过食肥甘，湿聚热郁，湿热熏蒸肝胆使胆汁外溢而发为黄疸，正如肝为藏血之脏，气为用，邪毒在体内瘀积日久还可耗伤气血，气不条达，血不畅而致机体疏布功能失调出现周身乏力；由于肝木克脾土而影响脾胃的运化，因此则出现食欲不振。

二、发 病 机 制

肝脓肿的病原体包括细菌、寄生虫和真菌等，约 80%的肝脓肿为细菌性肝脓肿，多数合并厌氧菌感染。化脓性细菌通过胆道、门静脉或肝动脉等途径侵入肝脏形成化脓性感染。大量毒素经肝脏丰富的血运进入血液循环系统，引发脓毒性反应，多数起病急骤。而阿米巴性肝脓肿由溶组织内阿米巴滋养体引起，是肠道阿米巴感染的常见并发症。阿米巴滋养体经肠道病变处经血流入肝脏，肝脏局部组织坏死形成肝脓肿。糖尿病患者易发肝脓肿，因为糖尿病患者的葡萄糖降解率减少，为白细胞提供能量功能受抑制，中性粒细胞趋化功能缺陷，杀菌活性减弱。蛋白合成减少，分解加速，降低细胞免疫及体液免疫功能。长期高血糖有利于细菌繁殖。

三、临 床 表 现

细菌性肝脓肿多起病急骤，多有寒战、发热，肝大、肝区痛和肝脏压痛，患者往往可伴有食欲减退、恶心及呕吐等。阿米巴性肝脓肿起病多缓慢，急性者少见，常由酗酒、暴饮暴食、营养障碍或其他疾病使抵抗力下降而诱发。未得到控制的肝脓肿向邻近器官破溃可导致严重并发症，右侧顶部病变可累及右侧肺部及胸膜，形成脓胸、肺脓肿或支气管-胸膜瘘，并伴咳嗽、胸痛、咯血或呼吸困难等；极少数尚可破溃至心包，引起心脏压 塞症状；严重的革兰氏阴性细菌感染时，可引起感染性休克；脓毒血症时，可致中毒性心肌炎及肝肾功能损害。患者可出现黄疸，多为轻度；若肝细胞广泛坏死或脓肿因胆道疾病所致者则黄疸较深。

四、辅 助 检 查

（一）实验室检查

细菌性肝脓肿血常规示白细胞总数明显增高，核左移，且有中毒颗粒。半数患者有轻重不等的贫血，血沉明显加快。肝功能受损程度轻重不一，其中多为 ALP、γ-GT 增高，少数患者出现轻重不一的黄疸、转氨酶增高等。阿米巴性肝脓肿血常规示白细胞总数及中性粒细胞数多正常；暴发型或伴有细菌感染时可升高，可伴有贫血及血沉加快。肝功能一般变化不大。血清免疫学检查阿米巴抗体阳性率达 90%以上。但不能区分是否为活动性感染，需结合其他证据。致病菌有时可从脓液和（或）血液培养中得以证实，但阳性率并不高；部分阿米巴性肝脓肿患者粪便中可找到病原体。

（二）影像学检查

US 可见肝内出现典型的液性暗区，其诊断率可高达 85%～96%。但早期肝脓肿因脓肿尚未形成或脓液浓稠等，US 图像不典型，难以和肝癌相鉴别。US 由于无损伤性、可多次重复检查，在治疗时可准确定位并引导穿刺引流，因此是目前诊断及治疗肝脓肿的重要手段。CT 诊断肝脓肿的准确率可达 92.5%，可检出直径小于 1cm 的病灶，主要表现为低密度占位性病变，密度多不均匀，可呈单发或多发，其边界多较清晰，平扫时多可发现，但需要与肝癌相鉴别，必要时需增强 CT 扫描。MRI 与 US、CT 等检查价值大致相同，MRI 可对直径 2cm 以下的小脓肿做出诊断。

五、诊断及鉴别诊断

（一）诊断

感染性疾病（尤其是胆道感染、菌血症者）出现高热、肝区疼痛及肝区叩击痛、肝大并触痛者，应高度怀疑。结合腹部 US、CT 和 MRI 诊断多不困难。US、CT 可检出直径＞2cm 的脓肿病灶，而 MRI 可检出直径＜2cm 的脓肿病灶。肝穿刺抽得脓液即可确诊。

（二）鉴别诊断

1. 膈下脓肿

多继发于化脓性腹膜炎或上腹部大手术后，全身反应如寒战、发热等和局部体征不如肝脓肿明显，右下胸壁压痛明显，常可放射至右肩，深吸气时尤重。US、CT 等影像学检查有助于判断脓肿位置及可能来源。

2. 原发性肝癌

巨块型肝癌中心坏死液化，继发感染时临床表现与细菌性肝脓肿相近，但前者一般情况较差，肿大肝表面不平有结节感或可触及较硬的包块，血清 AFP 及脓肿穿刺病理学检查有重要鉴别意义。

3. 胆石症

多有右上腹绞痛，急性发作时可有发热、寒战、恶心、呕吐，合并胆道梗阻时可有黄疸。右上腹局限性肌紧张，墨菲（Murphy）征阳性。超声及 MRCP 可有胆管结石或胆囊结石、胆囊增大、胆管增宽等表现。

六、西 医 治 疗

（一）药物治疗

1. 细菌性肝脓肿

需尽早使用抗生素治疗。对于脓肿直径≤3cm 及散在小脓肿、脓肿早期且尚未完全液化、局部中毒症状轻者，选择应用能覆盖革兰氏阳性及阴性细菌的大剂量广谱抗生素，而该病多合并有厌氧菌感染，应加用抗厌氧菌药物。遵循足量、全程的用药原则，防止耐药菌株的产生。同时对合并糖尿病的患者应及时药物控制血糖。

2. 阿米巴性肝脓肿

一般首选甲硝唑，药效高而安全，对肠内肠外阿米巴感染均有效，且兼有抗厌氧菌作用。第三代喹诺酮等药物的抗阿米巴作用不亚于甲硝唑，且兼有广谱抗菌作用，对甲硝唑疗效不佳者或合并有细菌感染者可选用。抗阿米巴药物不宜同时应用，以免增加不良反应，但可轮换使用。

（二）介入治疗

随着影像学技术的广泛应用，US 或 CT 引导下经皮肝穿刺抽脓或置管引流术已作为治疗肝脓肿的重要手段。阿米巴性肝脓肿的穿刺排脓一般应在服用抗阿米巴药物 3～5 天进行。介入治疗指征：药物治疗效果不佳；脓肿液化明显，脓肿壁已形成；脓肿直径＞3cm 且直径＜5cm，经反复穿刺抽脓即可获得理想疗效；对于直径≥5cm，脓液多且不易抽净的建议行置管引流；对于脓腔≥10cm，有学者建议在 US 引导下从不同部位向同一脓腔分别置入 2 根引流管以便充分引流。随着介入超声技术和操作器械的发展，EUS 引导下细菌性肝脓肿引流治疗已成为一种新的选择，其优势在于可以到达经皮穿刺方式不易处理的部位（如肝尾状叶和肝左叶腹腔面脓肿）。

（三）外科手术治疗

虽经皮肝穿刺抽脓或置管引流术已成为主流，但少数患者仍需外科手术治疗。手术指征：脓液浓稠，经皮肝穿刺抽脓或引流效果不佳；脓肿直径≥5cm 并合并中毒症状重者；脓肿破溃引起外科并发症或有破溃可能者；特殊位置肝脓肿，脓肿位置过深不宜穿刺者；左叶肝脓肿有向心包穿破风险者；或穿刺时有污染腹腔的可能；伴有胆道系统疾病需手术治疗者。手术方法有闭式引流、切开引流、肝叶切除或肝部分切除。随着微创外科的进步，腹腔镜治疗可有效地处理多房性细菌性肝脓肿及对脓肿破裂后行腹腔灌洗引流。

七、中医辨证论治与康复

（一）中医辨证要点

肝脓肿的中医辨证要点可参照本章第一节病毒性肝炎。

（二）中医证治分型

1. 肝郁胆热证

多为早期表现，畏寒发热，胸肋疼痛拒按，口干口苦，脉弦而数，舌红苔薄白或微黄。
治法：疏肝理气，清热解毒。
主方：方用柴芩汤合金铃子散加减。
常用药：柴胡、黄芩、牛蒡子、栀子、赤芍、郁金、蒲公英、金银花、红藤、败酱草、玄胡、川楝子。

2. 火毒蕴盛证

多为肝脓肿中期化脓阶段，表现为高热口渴，便秘溲赤，右肋肿痛明显，脉弦数或洪数。
治法：泻火解毒，佐以透脓。
主方：柴芩汤合黄连解毒汤加减。

常用药：柴胡、黄芩、山栀、赤芍、薏苡仁、黄连、黄柏、枳实、川厚朴、生大黄、金银花、地丁草、败酱草、红藤。

3. 正虚毒恋证

多为肝脓肿后期，表现为神疲乏力，面色萎黄，消瘦纳少，口干舌红，苔少或薄白，脉弦数或细数。

治法：补虚托毒，活血散肿。

主方：透脓散。

常用药：黄芪、川芎、炮穿山甲、天花粉、赤芍、桃仁、败酱草、虎杖、薏苡仁。

阴虚加沙参、生地黄、麦冬、鳖甲；脾虚去天花粉、桃仁，加白术、茯苓、山药。

（三）康复治疗

调畅情志，保持心情舒畅。有利于疾病的康复。

参考文献

方肇勤，李永健，管冬元，等，2003. 原发性肝癌中医辨证标准的建议［J］. 上海中医药杂志，（5）：11-13.

李军祥，陈誩，王允亮，2017. 非酒精性脂肪性肝病中西医结合诊疗共识意见（2017 年）［J］. 中国中西医结合消化杂志，25：805-811.

李军祥，陈誩，姚树坤，2017. 肝纤维化中西医结合诊疗共识意见（2017 年）［J］. 中国中西医结合消化杂志，25：895-900.

林果为，王吉耀，葛均波，2017. 实用内科学［M］. 15 版. 北京：人民卫生出版社，4806-4845.

凌昌全，刘庆，李东涛，等，2005. 原发性肝癌常见中医基本证候定性诊断规范的研究［J］. 中西医结合学报，（2）：95-98.

瞬时弹性成像技术（TE）临床应用共识专家委员会，2015. 瞬时弹性成像技术（TE）临床应用专家共识（2015 年）［J］. 中国肝脏病杂志（电子版），7：12-18.

王家駹，李绍白，2013. 肝脏病学［M］. 3 版. 北京：人民卫生出版社，2089-2444.

徐小元，丁惠国，李文刚，2017. 肝硬化腹水及相关并发症的诊疗指南［J］. 中华肝脏病杂志，25：664-677.

叶春华，黄静，范永升，2013. 范永升教授诊治自身免疫性肝炎心得［J］. 中华中医药杂志，28：1749-1751.

于成文，卢秉久，2011. 中医药辨证治疗酒精性肝病浅析［J］. 实用中医内科杂志，25：60.

于乐成，茅益民，陈成伟，2015. 药物性肝损伤诊治指南［J］. 中华肝脏病杂志，20：257-274.

张俊桥，2010. 中医辨证治疗慢性病毒性肝炎［J］. 中国中医急症，19：1630-1631.

张声生，李军祥，2017. 非酒精性脂肪性肝病中医诊疗专家共识意见（2017）［J］. 中医杂志，58：1706-1710.

张声生，王宪波，江宇泳，2017. 肝硬化腹水中医诊疗专家共识意见（2017）［J］. 临床肝胆病杂志，33：1621-1626.

张学军，张绍梅，2009. 中西医结合治疗原发性硬化性胆管炎［J］. 中国实用医药，4：217-218.

中华人民共和国国家卫生健康委员会医政医管局，2020. 原发性肝癌诊疗规范（2019 年版）［J］. 中华消化外科杂志，（1）：1-20.

中华医学会肝病学分会，2019. 肝硬化诊治指南［J］. 中华肝脏病杂志，（11）：846-865.

中华医学会肝病学分会，中华医学会消化病学分会，中华医学会感染病学分会，2016. 原发性胆汁性肝硬化（又名原发性胆汁性胆管炎）诊断和治疗共识（2015）［J］. 中华肝脏病杂志，24：5-13.

中华医学会肝病学分会脂肪肝和酒精性肝病学组，厉有名，2010. 酒精性肝病诊疗指南（2010年修订版）[J]. 中华肝脏病杂志，(3)：167-170.

中华医学会肝病学分会脂肪肝和酒精性肝病学组，中国医师协会脂肪性肝病专家委员会，2018. 非酒精性脂肪性肝病防治指南（2018更新版）[J]. 中华肝脏病杂志，26：195-203.

中华医学会消化病学分会肝胆疾病学组，2020. 肝硬化门静脉血栓管理专家共识（2020年，上海）[J]. 中华消化杂志，40：721-730.

中华中医药学会肝胆病专业委员会，中国民族医药学会肝病专业委员会. 2019. 慢性乙型肝炎中医诊疗指南（2018年版）[J]. 中西医结合肝病杂志，29：97-102.

European Association for Study of Liver，2015. EASL-ALEH clinical practice guidelines：non-invasive tests for evaluation of liver disease severity and prognosis [J]. Journal of Hepatology，63：237-264.

HOOFNAGLE J H，BJÖRNSSON E S，2019. Drug-induced liver injury—types and phenotypes [J]. The New England journal of medicine，381：264-273.

NEVENS F，ANDREONE P，MAZZELLA G，et al，2016. A placebo-controlled trial of obeticholic acid in primary biliary cholangitis [J]. The new England journal of medicine，375：631-643.

THURSZ M，GUAL A，LACKNER C，et al，2018. EASL clinical practice guidelines：management of alcohol-related liver disease [J]. Journal of hepatology，69：154-181.

YOUNOSSI Z M，KOENIG A B，ABDELATIF D，et al，2016. Global epidemiology of nonalcoholic fatty liver disease—Meta-analytic assessment of prevalence，incidence，and outcomes [J]. Hepatology，64：73-84.

（刘敬杨 刘 定 张 弓 马 骁）

第六章

胆道疾病

第一节 胆 石 症

一、胆囊结石与胆囊炎

（一）概述

胆囊结石是临床最为常见疾病之一，西方国家发病率高达 5%～15%，我国和日本等亚洲国家发病率相对较低。目前，尚无全国性的胆囊结石流行病学资料。国内文献报道成人结石患病率为 2.3%～6.5%。女性胆囊结石患病率高于男性，男女比为 1∶（1.07～1.69）。我国胆囊结石患病率随年龄增长而上升。胆囊结石也是引起急慢性胆囊炎主要的原因。胆囊炎属中医学“胆胀”“胁痛”等病范畴。《灵枢·经脉》曰：“胆胀者，胁下痛胀，口中苦，善太息。”其指出了肝胆及其经络的病变都能引起胁痛。其病位在肝、胆，与脾、胃、肾关系密切。其基本病机是气郁和湿热痰瘀阻滞肝胆，致疏泄失常。胆囊结石属中医学“胁痛”“黄疸”等范畴。胆为中清之腑，以通降下行为顺，肝与胆互为表里，责司疏泄，且与脾胃关系密切。以上诸因，均能造成肝胆失疏，郁而化热，脾失健运，酿生湿热，致使胆腑通降失常，胆汁排泄不畅，终成砂石。如病情进一步发展，热蕴成毒，造成胆腑血败肉腐，蕴而成脓，乃成肝胆脓毒之证。

（二）病因及发病机制

1. 胆囊的功能

胆囊主要的功能是储存、浓缩和分泌胆汁。胆汁的主要成分包括水、胆固醇、磷脂、胆汁酸、胆红素、电解质和蛋白质、黏蛋白等；其中 85%～95%是水。空腹状态下，肝脏产生并分泌的胆汁部分储存在胆囊中，胆囊壁重吸收水和电解质，使胆汁浓缩，其中胆盐、胆红素和胆固醇的浓度升高 10 倍以上。进食后，食物刺激以及胆囊收缩素（CCK）、促胃液素和生长抑素的调节下，胆囊收缩将胆汁分泌入十二指肠。正常情况下，胆囊本身具有排空功能，清除胆汁中的微晶体、淤积物和砾状物，防止胆固醇结晶的产生。胆固醇结石的形成可能就是胆汁成分、胆固醇结晶以及胆囊收缩功能三个方面共同作用的结果。

2. 胆囊结石的形成和急慢性胆囊炎

胆囊结石根据成分分为胆固醇结石、胆色素结石和混合性结石，目前认为胆固醇结石形成的三个主要因素是胆汁成分的变化、胆固醇晶体成核和胆囊功能受损。胆固醇不溶于水，需要胆汁中的胆汁酸盐和磷脂溶解；当胆汁中胆汁酸减少或类型改变（脱氧胆酸盐比例升高），将会促成胆固醇结晶。胆囊黏蛋白和 IgG 促进胆固醇结晶成核，而载脂蛋白、熊去氧胆酸和阿司匹林则抑制成核。胆囊排空功能下降使结晶排出减少，最终形成胆结石。影响上述过程的因素包括遗传因素、肥胖、高脂饮食、雌激素、肝硬化、感染、糖尿病和其他因素（回肠切除、胃切除、长期应用考来烯胺、肠外营养）。胆色素结石分为黑色素类和棕色素类（褐色素），胆色素结石的成因不明确，其胆固醇含量＜30%，主要由胆红素多聚体、钙盐组成。黑色素结石以磷酸钙盐、碳酸钙盐为主，不含胆固醇；棕色素结石以胆红素钙盐和棕榈酸钙盐为主，含少量胆固醇。黑色素结石可存在于胆囊和胆总管，与慢性溶血、肝硬化导致胆红素增多和回肠克罗恩病导致胆汁酸重吸收减少，引起胆红素重吸收增加有关。棕色素结石多在胆总管内形成，90%含有细菌，与胆红素二葡糖甘酸被细菌β-葡萄糖苷酶分解有关，造成间接胆红素形成沉淀物。我国北方地区胆道寄生虫（华支睾吸虫和蛔虫）感染也是其中病因之一。胆囊结石成分及特点见表 6-1。

表 6-1 胆囊结石成分及特点

	胆固醇结石	黑色素结石	褐色素结石
好发部位	胆囊、胆总管	胆囊、胆总管	胆总管
组成成分	胆固醇	胆红素聚合物	胆红素钙盐
投射线率	85%	40%	100%
伴随疾病	肥胖、高脂血症	溶血、肝硬化	胆管炎、胆道梗阻

实际上大多数胆囊结石并无症状，仅在体检中无意发现；每年仅有 2%～3%的患者存在慢性胆囊炎，出现胆绞痛症状，而急性胆囊炎的发生率低至每年 0.2%。90%～95%的急性和慢性胆囊炎由胆囊结石引发，5%～10%由其他因素引发，包括病原体（细菌、寄生虫和病毒）感染、胆囊排空障碍（分娩、肠外营养）、胆囊缺血（手术、烧伤）和胆汁酸代谢障碍（胆盐和胰液慢性刺激）等。结石性胆囊炎多由于结石梗阻胆囊管，潴留的胆汁对胆囊壁造成毒性刺激和压力持续升高影响血运；并且继发细菌感染后，进一步造成胆囊壁炎症，甚至坏死和坏疽。

（三）临床表现

1. 症状与体征

腹痛是胆囊结石和急慢性胆囊炎最典型的症状。因进食脂肪性食物诱发，好发于夜间或清晨，主要发生于右上腹部及上腹部，可向右肩胛区放射，胆绞痛通常持续 30 分钟至 4 小时，一般 6 小时内可缓解，但间隔数日或数月可反复发作。急性胆囊炎腹痛持续时间大于 6 小时，常常需要使用镇痛药物缓解，查体可有 Murphy 征阳性或右上腹包块，当炎症累及腹膜后出现躯体性疼痛并出现腹膜刺激征。急慢性胆囊炎出现腹痛后，30%～50%患者可在第一年内复发。慢性胆囊炎通常伴发恶心，并无呕吐；急性胆囊炎发作，结石嵌顿胆囊管时，可出现频发呕吐。发热也是急性胆囊炎的常见症状，尤其是胆囊周围脓肿，产气性胆囊炎发生时，常常伴发高热，并且老年人症状不典型者，可仅有发热的症状。胆囊炎一般情况下不伴随黄疸，当胆囊颈或胆囊管结石嵌顿导致胆总管部分梗阻（Mirrizzi 综合征）或继发胆总管结石后，会出现不同程度的黄疸表现。

2. 急性胆囊炎分级

根据 2018 年东京指南（Tokyo Guidelines 2018，TG18）急性胆囊炎共分为三级。Ⅲ级急性胆囊炎最为严重，为重症急性胆囊炎，出现下述任意一项即可诊断：①心血管功能障碍［需要≥5μg/（kg·min）的多巴胺或任意剂量的去甲肾上腺素维持的低血压］；②神经系统障碍（意识障碍）；③呼吸功能不全［动脉血氧分压（PaO_2）/吸入气氧分压（FiO_2）＜300］；④肾功能不全［少尿，血清肌酐＞176.8μmol/L（2.0mg/dl）］；⑤肝功能不全［凝血功能的国际标准化比值（INR）＞1.5］；⑥造血系统功能不全（血小板计数＜100×10^9/L）。Ⅱ级急性胆囊炎为中度胆囊炎，出现以下任意一项即可诊断：①白细胞计数升高（＞18×10^9/L）；②症状出现时间＞72 小时；③可触及右上腹包块，且伴有压痛；④显著的局部炎症（坏疽性胆囊炎、胆囊周围脓肿、肝脓肿、胆汁性腹膜炎、产气性胆囊炎等）。Ⅰ级胆囊炎为轻型胆囊炎，不可归属于Ⅱ级或Ⅲ级的急性胆囊炎可归为此类。

3. 并发症

胆囊结石除引发不同严重程度的急性胆囊炎，包括坏疽性、气肿性胆囊炎，胆囊周围脓肿和穿孔外，还可并发胰腺炎、肝脓肿、胆总管结石和胆管炎、上行性肝炎、门静脉炎和胆管癌等。

（四）辅助检查

1. 实验室检查

急性胆囊炎发作，常出现血白细胞升高和核左移，CRP 升高；如出现肝酶和胆红素升高，则需要考虑是 Mirrizzi 综合征或合并其他并发症（肝脓肿、胆管炎或胆囊癌等）；如出现血淀粉酶和脂肪酶升高，则考虑合并胆源性胰腺炎可能。

2. 影像学检查

（1）腹部超声

腹部超声具有简便、侵袭性低及使用性广泛的特点，胆囊结石诊断准确率可达 95%以上，是急性胆囊炎初筛的首选检查，灵敏度为 97%，特异度为 95%。急性胆囊炎的典型表现：胆囊壁厚（＞5mm）；超声 Murphy 征阳性（超声探头压迫胆囊区引发疼痛）；胆囊肿大（长轴达 8cm，短轴达 4cm）；胆囊周围渗液；浆膜下水肿；胆囊壁内有气体；黏膜脱落。慢性胆囊炎的表现：胆囊壁增厚（≥3mm）、毛糙；胆囊结石（胆囊内强回声及后方声影）；胆囊内胆汁淤积物（层状分布的点状低回声，后方无声影）。

（2）磁共振胰胆管成像（MRCP）

MRCP 能够显出胆道系统的结构，在鉴别急性胆囊炎病因等方面有着重要的意义，作为超声难以诊断病例的第二选择。胆囊壁增厚，胆囊体积增大，可见胆石或残留的部分碎片，胆囊周围的积液以及周围脂肪组织的线性阴影。

（3）CT/MRI

CT 检查能良好地显示胆囊壁增厚，但不能显示 X 线检查阴性的结石，对慢性胆囊炎的诊断价值与腹部超声相似。MRI 检查在评估胆囊壁纤维化、胆囊壁缺血、胆囊周围组织水肿、胆囊周围脂肪堆积等方面均优于 CT 检查，主要用于鉴别急性和慢性胆囊炎，针对坏疽性胆囊炎、气肿性胆囊炎等特殊类型胆囊炎，推荐首选腹部 CT、增强 CT 或 MRI 等检查。

（五）诊断与鉴别诊断

根据局部及全身症状与体征，结合影像学检查做出诊断，流程如下。

1. 局部表现

包括：①Murphy 征；②右上腹疼痛、压痛或包块。

2. 全身表现

包括：①发热；②CRP 升高；③白细胞计数升高。

3. 影像学发现急性胆囊炎证据（见上文）

当存在Ⅲ级任意一项及Ⅱ级任意一项证据时，考虑为疑似病例。当Ⅲ级有任意一项、Ⅱ级有任意一项及三项均存在时，可确诊为急性胆囊炎。

虽然胆石症常合并急性胆囊炎，但是应排除其他内脏疾病，包括上消化道、结肠、肾脏和胰腺的疾病，一些腹腔外疾病，如心绞痛、降主动脉瘤、脊髓神经痛、胸膜炎、心包炎及不常见的代谢性疾病（如遗传性血管性水肿、急性间歇性卟啉病等）。

（六）西医治疗

1. 药物治疗

急性胆囊炎需要禁食，予以补液纠正水、盐、电解质平衡紊乱，抗生素抗感染以及镇痛药物对症处理。Ⅰ级急性胆囊炎可不进行胆汁培养及血培养，其他类型的急性胆囊炎需要进行胆汁培养，尤其是术中发现胆囊穿孔者。Ⅰ级胆囊炎应用抗生素的目的是预防，以防止感染加重。对Ⅱ级和Ⅲ级胆囊炎，应用抗生素的目的是控制全身炎症反应综合征的发展。胆囊内细菌与肠道的相似，主要为厌氧菌。大肠埃希菌、粪链球菌和克雷伯菌属是最常见的急性胆道感染的病原体，常合并感染；可用头孢曲松、氨苄西林-舒巴坦、哌拉西林-他唑巴坦、左氧氟沙星等广谱抗生素治疗。对于症状较轻的患者，抗菌药物可在 6 小时内给予，而对于发生感染性休克者，抗菌药物应在 1 小时内给予。

慢性结石性胆囊炎可考虑胰酶制剂缓解消化不良症状；胆绞痛者，可使用钙通道阻滞剂（匹维溴铵）缓解症状，其作用于奥迪括约肌表面的钙离子通道，从而缓解奥迪括约肌痉挛，改善胆道系统的压力梯度；也可应选用非甾体抗炎药（如双氯芬酸、吲哚美辛）、解痉药（如山莨菪碱）以及阿片类药物（如叔丁啡）治疗胆绞痛。另外，也可用 UDCA，其适合 X 线阴性（透放射线结石）胆固醇结石溶石治疗。UDCA 是一种亲水的二羟胆汁酸，能抑制肝脏胆固醇的合成，显著降低胆汁中胆固醇及胆固醇酯和胆固醇的饱和指数，有利于结石中胆固醇逐渐溶解。推荐 UDCA 剂量≥10mg/（kg • d），应连续服用 6 个月以上。

2. 胆囊引流

确诊Ⅲ级急性胆囊炎伴黄疸［总胆红素≥35.4μmol/L（2.0mg/dl）］，脑神经损伤或呼吸功能障碍的患者立即行手术治疗，这类患者的死亡率明显增高，此时应先行胆汁引流术以减轻炎症再行手术。胆囊引流的方法：①经皮经肝胆囊穿刺引流术（percutaneous transhepatic gallbladder drainage，PTGBD）；②经皮经肝胆囊抽吸术（percutaneous transhepatic gallbladder aspiration，PTGBA）；③内镜下胆囊引流：包括 ERCP 引导下内镜经乳头胆囊引流（ETGBD）和 EUS 引导下胆囊引流（EUS-GBD）。PTGBD 创伤小、不良反应发生率低，且操作较简单，适用范围较广，因此作为胆囊引流的首选方法。服用阿司匹林并不是 PTGBD 的禁忌证，但服用氯吡格雷者，需停药 5 天，并改用肝素，同时 PT-INR＜1.5 时再行 PTGBD。若患者同时服用抗血小板和抗凝药物，或患有严重的凝血疾病、血小板减少症，PTGBD 则为禁忌证，可改用 ETGBD 和 EUS-GBD，ETGBD 分为内镜鼻胆囊引流术（endoscopic naso-gallbladder drainage，ENGBD）和胆囊支架置入术（endoscopic gallbladder stenting，EGBS）。

3. 胆囊切除术

胆囊切除术是Ⅰ级和Ⅱ级急性胆囊炎的患者以及反复发作胆绞痛的胆囊结石患者的主要治疗方案。推荐通过查尔森合并症指数（Charlson Comorbidity Index，CCI）和美国麻醉医师协会（ASA）分级（ASA-PS）标准进行评估，如果患者能耐受手术（CCI≤5，ASA-PS≤2），无论发病多久，均应尽早手术治疗。但是，如下情况应视为不能耐受手术：Ⅰ级和Ⅱ级急性胆囊炎患者，CCI≥6 和 ASA-PS≥3 同时出现时；Ⅲ级急性胆囊炎患者，当合并神经系统、呼吸系统不全或伴随黄疸（总胆红素≥35.4μmol/L 或 2mg/dl）时；无论哪种分类的患者，CCI≥4 和 ASA-PS≥3。手术方式主要有腹腔镜下胆囊切除术和开放性胆囊切除术，由于腹腔镜的痛苦和创伤小，以及住院和恢复时间短，并且随着腹腔镜技术的普及，其已经完全取代了开放手术；目前 95%的患者均可以采用腹腔镜手术，极少部分患者因为 BMI 较大，腹腔粘连严重等因素转开腹手术。胆囊切除术技术成熟，围手术期死亡率仅为 0～0.3%，并发症约为 5%，包括胆道损伤、胆瘘、术后出血和切口感染。

（七）中医辨证论治与康复治疗

1. 中医辨证要点

（1）辨外感、内伤

外感胁痛由湿热外邪侵袭肝胆，肝胆失于疏泄条达而致，伴有恶寒、发热等表证，且起病急骤，同时可出现恶心呕吐，目睛发黄，苔黄腻等肝胆湿热症状；内伤胁痛则由肝郁气滞，瘀血内阻，或肝阴不足所引起，不伴恶寒、发热等表证，且起病缓慢，病程较长。

（2）辨在气在血

一般说来，气滞以胀痛为主，且游走不定，时轻时重，症状的轻重每与情绪变化有关；血瘀以刺痛为主，且痛处固定不移，疼痛持续不已，局部拒按，入夜尤甚，或胁下有积块。

（3）辨虚实

实证由肝郁气滞，瘀血阻络，外感湿热之邪所致，起病急，病程短，疼痛剧烈而拒按，脉实有力；虚证由肝阴不足，络脉失养所引起，常因劳累而诱发，起病缓，病程长，疼痛隐隐，悠悠不休而喜按，脉虚无力。

2. 中医证治分型

（1）急性胆囊炎

可分为2个证型，具备主症2项和次症2项，参考舌脉即可诊断。

1）胆腑郁热证

主症：①上腹持续灼痛或绞痛；②胁痛阵发性加剧，甚则痛引肩背。

次症：①晨起口苦；②时有恶心；③饭后呕吐；④身目黄染；⑤持续低热；⑥小便短赤；⑦大便秘结。

舌脉：舌质红，苔黄或厚腻；脉滑数。

治法：清热利湿，行气利胆。

主方：大柴胡汤。

常用药：柴胡、黄芩、芍药、半夏、生姜、枳实、大枣、大黄。

2）热毒炽盛证

主症：①持续高热；②右胁疼痛剧烈、拒按。

次症：①身目发黄，黄色鲜明；②大便秘结；③小便短赤；④烦躁不安。

舌脉：舌质红绛，舌苔黄燥；脉弦数。

治法：清热解毒，通腑泻火。

主方：茵陈蒿汤合黄连解毒汤。

常用药：茵陈、栀子、大黄、黄连、黄柏、黄芩。

（2）慢性胆囊炎

可分为7个证型，具备主症①＋另1项主症和次症2项，参考舌脉即可诊断。

1）肝胆气滞证

主症：①右胁胀痛；②心烦易怒。

次症：①厌油腻；②时有恶心；③饭后呕吐；④脘腹满闷；⑤嗳气。

舌脉：舌质淡红，舌苔薄白或腻；脉弦。

治法：疏肝利胆，理气解郁。

主方：柴胡疏肝散。

常用药：陈皮、柴胡、川芎、香附、枳壳、芍药、甘草。

加减：疼痛明显者，加延胡索、郁金、木香；腹部胀满者，加厚朴、草豆蔻；口苦心烦，加黄芩、栀子；恶心呕吐者，加赭石、炒莱菔子；伴胆石者，加鸡内金、金钱草、海金沙。

2）肝胆湿热证

主症：①胁肋胀痛；②晨起口苦；③口干欲饮。

次症：①身目发黄；②身重困倦；③脘腹胀满；④咽喉干涩；⑤小便短黄；⑥大便不爽或秘结。

舌脉：舌质红，苔黄或厚腻；脉弦滑数。

治法：清热利湿，利胆通腑。

主方：龙胆泻肝汤或大柴胡汤。

常用药：龙胆、黄芩、山栀子、泽泻、木通、车前子、当归、生地黄、柴胡、甘草。

加减：伴胆石者，加鸡内金、金钱草、海金沙；小便黄赤者，加滑石、通草；大便干结者，加大黄、芒硝、牡丹皮。

3）胆热脾寒证

主症：①胁肋胀痛；②恶寒喜暖。

次症：①口干不欲饮；②晨起口苦；③恶心欲呕；④腹部胀满；⑤大便溏泄；⑥肢体疼痛，遇寒加重。

舌脉：舌质淡红，苔薄白腻；脉弦滑。

治法：疏利肝胆，温脾通阳。

主方：柴胡桂枝干姜汤。

常用药：柴胡、桂枝、干姜、天花粉、黄芩、牡蛎、炙甘草。

加减：腹痛较甚者，加川楝子、延胡索；久泄，完谷不化者，加补骨脂、赤石脂；恶心呕吐甚者，加姜半夏、姜竹茹。

4）气滞血瘀证

主症：①右胁胀痛或刺痛；②胸部满闷；③善太息。

次症：①晨起口苦；②咽喉干涩；③右胁疼痛夜间加重；④大便不爽或秘结。

舌脉：舌质紫暗，苔厚腻；脉弦或弦涩。

治法：理气活血，利胆止痛。

主方：血府逐瘀汤。

常用药：桃仁、红花、当归、生地黄、牛膝、川芎、桔梗、赤芍、枳壳、甘草、柴胡。

加减：胁痛明显者，加郁金、延胡索、川楝子；口苦者，加龙胆、黄芩；脘腹胀甚者，加厚朴、木香。

5）肝郁脾虚证

主症：①右胁胀痛；②腹痛欲泻。

次症：①体倦乏力；②腹部胀满；③大便溏薄；④善太息；⑤情志不舒加重；⑥纳食减少。

舌脉：舌质淡胖，苔白；脉弦或弦细。

治法：疏肝健脾，柔肝利胆。

主方：逍遥散。

常用药：柴胡、当归、白芍、炒白术、茯苓、炙甘草、薄荷、煨姜。

加减：右胁胀痛者，加郁金、川楝子、青皮；急躁易怒者，加香附、钩藤；腹胀明显者，加郁金、石菖蒲。

6）肝阴不足证

主症：①右胁部隐痛；②两目干涩。

次症：①头晕目眩；②心烦易怒；③肢体困倦；④纳食减少；⑤失眠多梦。

舌脉：舌质红，苔少；脉弦细。

治法：养阴柔肝，清热利胆。

主方：一贯煎。

常用药：北沙参、麦冬、当归、生地黄、枸杞子、川楝子。

加减：心烦失眠者，加柏子仁、首乌藤、炒酸枣仁；急躁易怒者，加栀子、青皮、珍珠母；右胁胀痛者，加佛手、香橼；头目眩晕者，加钩藤、菊花、白蒺藜。

7）脾胃气虚证

主症：①右胁隐痛；②体倦乏力。

次症：①胃脘胀闷；②纳食减少；③肢体困倦。

舌脉：舌质淡白，苔薄白；脉缓无力。

治法：理气和中，健脾和胃。

主方：香砂六君子汤。

常用药：人参、白术、茯苓、半夏、陈皮、木香、砂仁、炙甘草。

加减：脘腹胀甚者，加枳实、厚朴、槟榔；纳食减少者，加神曲、鸡内金。

3. 康复治疗

（1）饮食调理

胆石症临床发作与饮食不慎有关，常由油腻饮食或饱餐后诱发，因此饮食调控很重要。饮食治疗原则：限制脂肪类食物的摄入，如肥肉、动物内脏、蛋黄、鱼子酱等。饮食规律，重视早餐，肝脏整夜的分泌后，没有早餐饮食的刺激排泄，不利于预防控制胆石症。避免酒等刺激食物和过饱的饮食。味道浓烈的食物会刺激胆管的运动，容易诱发胆石症的发作，如酒，煎、烹炸食物等。过饱饮食会刺激奥迪括约肌的运动，加重胆胰负担，诱发胆石症的发作。多吃一些利胆和富含维生素 A 的食物，如菠菜、青笋、南瓜、莲藕、番茄、胡萝卜等，有一定的利胆溶石作用。

（2）中医特色疗法

1）针灸疗法：常用穴有阳陵泉、胆囊穴、肩井、日月、丘墟、太冲。采用捻转强刺激手法，每隔 3～5 分钟行针 1 次，每次留针时间为 20～30 分钟。也可采用电刺激辨证配穴：肝郁气滞者加太冲以疏肝理气；瘀血阻络者加膈俞以化瘀止痛；肝胆湿热者加行间以疏泄肝胆；肝阴不足者加肝俞、肾俞以补益肝肾。

2）耳穴疗法：常用穴：胰胆、十二指肠、耳背肝区、耳迷根、内分泌、皮质下、交感、神门。

操作方法：一般采用针刺或用王不留行籽，常规消毒后用胶布将王不留行籽固定于耳穴上，每日按 4～6 遍，每次每穴按压 1 分钟。

注意事项：每次贴压单侧耳穴，每次 3 天，两侧交替使用。换贴 10 次为 1 个疗程，一般治疗 3～5 个疗程。

3）药物贴敷疗法：胆囊区（右上腹压痛点）外敷药物（栀子 10g，大黄 10g，冰片 1g，乳香 6g，芒硝 10g，研粉，调匀成糊状），纱布覆盖，每天更换 1 次，5 天为 1 个疗程。

4）穴位埋线疗法：常用穴：鸠尾、中脘、胆囊穴、胆俞、胃俞、足三里、阳陵泉。

操作方法：一般 1 个月埋线 1 次，病情重者 20 天 1 次，5 次为 1 个疗程。

二、胆总管结石和胆管炎

（一）概述

胆总管结石可以是来自胆囊的结石，发生率为 10%～15%，胆囊切除术后患者也会发生胆总管结石，主要为棕色素（或称褐色素）结石，少数原发于胆总管的胆固醇结石是由 *ABCB4* 基因缺乏导致胆汁中磷脂分泌受损而产生的。相对胆囊结石而言，胆总管结石的自然病程目前并未完全认识清楚，而其症状主要决定于结石的位置和细菌的侵袭程度，大多数患者会出现腹痛、恶心呕吐、发热以及黄疸等表现，无症状者少见。较小的结石导致胆管不完全梗阻，黄疸呈波动性，结石可自行排出，黄疸和碱性磷酸酶可恢复，也可并发胆源性胰腺炎；而较大的结石（＞6mm）难以排出，嵌顿导致胆汁流出受阻。正常胆管压力为 10～15cmH_2O，当压力超过 30cmH_2O 时，胆汁停止流动，并且胆汁中的 IgA 分泌受阻，使其抗菌能力下降，胆管梗阻继发感染，会造成胆管炎，严重者可引发感染性休克，甚至危及生命。长期慢性梗阻、胆管扩张、管壁增厚、肝内胆管压力过高、毛细血管扩张、肝细胞坏死、胆管周围纤维结缔组织增生，可发生胆汁淤积性肝硬化，如一级分支完全梗阻，可造成肝脏萎缩。

（二）临床表现

1. 腹痛

位于剑突下或上腹部，多为阵发性绞痛或持续性疼痛伴阵发加剧；主要是由结石嵌顿于胆总管下端或壶腹部，引起胆总管括约肌或奥迪括约肌痉挛所致。腹痛常伴呕吐，触诊可有上腹部压痛。如果腹痛持续不缓解，需要考虑是否发生胆源性胰腺炎（详见第七章）。

2. 寒战和高热

约 2/3 的胆道梗阻患者会继发胆管炎、细菌及毒素经胆管逆行扩散至肝窦及肝静脉，进入血循环引发菌血症和败血症。热型以弛张热为主，体温可高达 39～40℃。

3. 黄疸

阻塞性黄疸表现为皮肤、巩膜和黏膜的黄染，伴有尿色深黄、皮肤瘙痒等。黄疸的程度取决于梗阻的程度、是否继发感染和胆囊有无等因素。胆道完全梗阻至黄疸出现，通常需要 48～72 小时；胆囊切除者，8～24 小时即可发生黄疸。

4. 胆管炎表现

常表现为腹痛、发热和黄疸，称为 Charcot 三联征，然而，约有 70%的患者有上述典型症状；少数患者发病已经出现昏迷和低血压，则称为 Reynolds 五联征，是急性梗阻性化脓性胆管炎的表现，多短期内发生多脏器功能衰竭和 DIC，死亡率极高。

（三）相关检查

1. 实验室检查

胆管炎时血白细胞升高，核左移；血清总胆红素升高和直接胆红素升高，肝功能异常表现以 ALP 和γ-GT 升高为主，而转氨酶升高不显著；尿胆红素升高，尿胆原降低或消失；如果继发胆源性胰腺炎可以出现淀粉酶（AMY）和脂多糖（LPS）升高。胆道梗阻严重者，可出现 CA199 升高，需要与胆管癌相鉴别。

2. 影像学检查

超声仍然是筛查胆道梗阻的首选检查，可以发现胆总管高回声影，间接影像包括肝内外胆管扩张，胆总管超过 1cm 等提示胆管梗阻，但是胆总管下段会因肠管气体影响观察。CT 较超声更为客观，对于不透射线的胆固醇结石诊断阳性率高，但是透射线的胆色素结石，CT 仍然可能会漏诊；增强 CT 有助于鉴别良、恶性胆道梗阻。MRCP 可以明确诊断结石的部位、大小、数量以及梗阻的程度，并且对各种良性或恶性病变诊断率均达 98%，高于彩超或 CT。与 MRCP 相比，超声内镜（EUS）对于微小结石（＜5mm）的诊断敏感性更高。并且研究显示，EUS 与 MRCP 诊断胆总管结石的敏感度（93% vs 85%）和特异度（96% vs 93%）并无差别。但是，EUS 对内镜医生的要求较高，学习曲线差异较大，需要更好的质控和安全评估，限制了其在基层医院的广泛应用。

（四）诊断

根据病史和体格检查、实验室和影像学检查综合判断。对于有胆囊结石和胆绞痛病史者，发现黄疸、急性胆囊炎和急性胰腺炎的患者要怀疑胆总管结石。疑似胆总管结石的患者需要评估肝血清生化学检查，首选彩超作为筛查方式。如无法确诊，可进一步采用 MRCP 或 EUS 评估。如果患者出现发热及血白细胞升高，再合并上述阳性的实验室和影像学检查结果，则需要考虑急性胆管炎。

1. 诊断标准

（1）全身炎症

①发热和（或）寒战：体温＞38℃；②实验室检查：血白细胞＜4×10^9/L 或＞10×10^9/L。

（2）胆汁淤积

①黄疸；②实验室检查示肝功能异常。

（3）影像学检查

①胆道扩张；②影像学发现病因。

疑似：（1）1 项+（2）或（3）1 项；确诊：（1）（2）（3）各 1 项。

2. 分级标准

急性胆管炎按严重程度分为三级。Ⅲ级（严重急性胆管炎）：急性胆管炎合并以下＞1 个器官功能不全可论断。①心血管功能障碍：低血压需要多巴胺≥5μg/（kg·min），或使用去甲肾上腺素；②神经系统功能障碍：意识障碍；③呼吸功能障碍：PaO_2/FiO_2＜300；④肾功能障碍：少尿，血肌酐＞176.8μmol/L；⑤肝功能不全：PT-INR＞1.5；⑥造血功能障碍：血小板＜100×10^9/L。Ⅱ级（中度急性胆管炎）；急性胆管炎合并以下 2 项可诊断。①白细胞计数（＞12×10^9/L，＜4×10^9/L）；②高热（≥39℃）；③年龄≥75 岁；④黄疸（TB≥85.5μmol/L）；⑤低蛋白（＜0.7×ULN）。不符合Ⅱ级和Ⅲ级诊断标准的胆管炎均为Ⅰ级急性胆管炎。

（五）西医治疗

与胆囊结石不同，胆总管结石即使暂时无症状，仍有风险引起胆管炎等严重情况，因此无论有无症状，胆总管结石都应治疗。胆总管结石的治疗主要是 ERCP 和外科手术，Meta 分析研究显示，两者在结石移除率、病死率、并发症的发生率方面无明显差异；应根据患者的病情（结石的大小、部位，既往疾病）、机构的技术条件和操作者的经验综合考虑，选择最有利于患者的治疗方式。急性胆管炎的治疗首先需要评估患者的生命体征，对于Ⅰ级和Ⅱ级患者，应用抗生素治疗和尽早施行胆管引流，ERCP 作为引流首选方案，如存在胆总管结石，建议同期进行内镜十二指肠乳头括约肌切开术（endoscopic sphincterotomy，EST）及胆道取石治疗；对于Ⅲ级患者，病情危重，死亡率高，因此必须尽早给予足够的器官支持治疗以改善器官功能不全，一旦患者能耐受，尽早行 ERCP 或经皮经肝穿刺胆管引流术（PTCD）。

1. 胆管引流

（1）ERCP

ERCP 已成为首选，相比外科胆管探查及 T 管引流术，具有创伤小、风险低、住院时间短及住院费用少等优势，并且同时行胆管引流和取石。ERCP 引流方式主要有包括内镜鼻胆管引流（endoscopic nasobiliary drainage，ENBD）和内镜胆管支架引流（endoscopic biliary stenting，EBS），其中 EBS 又可选择塑料支架引流和金属支架引流，对于胆总管结石导致的急性胆管炎一般选择塑料支架引流，而对于恶性胆管梗阻可选择金属支架引流。鼻胆引流管引流的优势是可以观察胆汁引流量，并且可以冲洗胆管；而支架内引流具有舒适和符合生理需求等优点，并且可以长期放置，塑料支架通畅时间一般为 3～6 个月。对于单纯胆总管结石患者，ERCP 也作为首选治疗方案。ERCP 也存在并发症，包括术后胰腺炎（发生率为 3.5%～9.7%，死亡率为 0.1%～0.7%）、出血（术后数小时至 7～10 天，发生率为 1.3%，死亡率为 0.05%）、穿孔（发生率为 0.6%）和胆囊炎及胆管炎（发生率为 1.4%，死亡率为 0.04%）。

（2）PTCD

可以经超声引导或放射线引导进行穿刺引流，技术相对简单，并发症少，费用更低；但是也存在皮肤感染、胆瘘等风险，并且 PTCD 属于外引流，影响患者的消化功能，生活质量差。如果 ERCP 不成功，PTCD 可以作为一个挽救性的治疗方案。

（3）超声内镜引导的胆管引流术（EUS-BD）

EUS-BD 是近年来提出的新技术，具有创伤小、风险低和引流途径多样化等优势；尤其对于 Billroth Ⅱ吻合术后和 Roux-en-Y 吻合术后的患者，ERCP 操作难度大，成功率低，EUS-BD 可作为替代方案。但对操作者的超声内镜技术要求较高，且尚不完全成熟，因此目前未得到广泛应用。

（4）外科手术

主要应用于胆总管巨大结石，常规 ERCP 无法顺利完成的患者，而对于引流方案，因风险及时长均高于 ERCP，因此东京指南（TG18）已经将其从急性胆管炎的引流方案中剔除，大多数医疗中心也已经很少将其用于急性胆管炎的治疗。

2. 抗生素治疗

单纯胆总管结石：急性胆管炎抗感染治疗的首要目标是控制全身炎症反应综合征（SIRS）

和局部炎症发展，为后期引流做准备。抗菌药物应先根据当地的流行病学经验用药，血培养或胆汁培养明确细菌种类后将抗生素改为敏感药物，即降阶梯用药原则。选择主要针对革兰氏阴性杆菌的广谱抗生素，感染控制后继续应用 4～7 天。对于革兰氏阳性菌（如肠球菌或链球菌）感染，由于其可能造成心内膜炎的特殊性，相应的抗菌药物需延长至 2 周。

（六）中医辨证论治与康复治疗

具备主症 2 项和次症 1 或 2 项，症状不明显者，参考舌脉象和理化检查。

1. 肝郁气滞证

主症：①右胁胀痛，可牵扯至肩背部疼痛不适；②食欲不振；③遇怒加重。

次症：①胸闷嗳气或伴恶心；②口苦咽干；③大便不爽。

舌脉：舌淡红，苔薄白，脉弦涩。

治法：疏肝理气，利胆排石。

主方：柴胡疏肝散。

常用药：伴有口干苦，失眠，苔黄，脉弦数，气郁化火，痰火扰心者加牡丹皮、栀子、黄连；伴胸胁苦满疼痛，叹息，肝气郁结较重者，可加川楝子、香附。

2. 肝胆湿热证

主症：①右胁或上腹部疼痛拒按，多向右肩部放射；②小便黄赤；③便溏或便秘；④恶寒发热；⑤身目发黄。

次症：①口苦口黏口干；②腹胀纳差；③全身困重乏力；④恶心欲吐。

舌脉：舌红苔黄腻，脉弦滑数。

治法：清热祛湿，利胆排石。

主方：大柴胡汤。

常用药：热毒炽盛，黄疸鲜明者加龙胆、栀子；腹胀甚，大便秘结者，大黄用至 20～30g，并加芒硝、莱菔子；小便赤涩不利者加淡竹叶。

3. 肝阴不足证

主症：①右胁隐痛或略有灼热感；②午后低热，或五心烦热；③双目干涩。

次症：①口燥咽干；②少寐多梦；③急躁易怒；④头晕目眩。

舌脉：舌红或有裂纹或见光剥苔，脉弦细数或沉细数。

治法：滋阴清热，利胆排石。

主方：一贯煎。

常用药：咽干、口燥、舌红少津者加天花粉、玄参；阴虚火旺者加知母、黄柏；低热者加青蒿、地骨皮。

4. 瘀血阻滞证

主症：①右胁部刺痛，痛有定处拒按；②入夜痛甚。

次症：①口苦口干；②胸闷纳呆；③大便干结；④面色晦暗。

舌脉：舌质紫暗，或舌边有瘀斑、瘀点；脉弦涩或沉细。

治法：疏肝利胆，活血化瘀。

主方：膈下逐瘀汤。

常用药：瘀血较重者，可加三棱、莪术、虻虫以活血破瘀；疼痛明显者，加乳香、没药、丹参以活血止痛。

5. 热毒内蕴证

主症：①寒战高热；②右胁及脘腹疼痛拒按；③重度黄疸；④尿短赤；⑤大便秘结。

次症：①神昏谵语，呼吸急促；②声音低微，表情淡漠；③四肢厥冷。

舌脉：舌质绛红或紫，舌质干燥，苔腻或灰黑无苔，脉洪数或弦数。

治法：清热解毒，泻火通腑。

主方：大承气汤合茵陈蒿汤。

常用药：黄疸明显者加茵陈蒿、金钱草，用至30～60g；神昏谵语者，倍用大黄。

第二节　奥迪括约肌功能障碍

一、概　　述

奥迪括约肌功能障碍（sphincter of Oddi dysfunction，SOD）是由于奥迪括约肌收缩异常，肝胰壶腹部流出受阻，胆汁、胰液反流引起的功能性疾病。由于缺乏典型的临床症状和特异性的诊断方法，常延误诊断，导致患者反复就医。

二、发病机制及临床表现

奥迪括约肌由胆管括约肌、胰管括约肌和十二指肠壶腹括约肌共同组成，具有节律的周期性运动，发挥调节胆汁和胰液排入十二指肠，促使胆汁进入胆囊储存，以及防止十二指肠液反流进入胆胰管的三大功能，其受化学调节影响较大，胆囊收缩素和肠促胰液素均可以使其舒张。SOD最常见的典型临床症状为上腹部疼痛。根据奥迪括约肌动力异常部位，SOD可分为胆管SOD和胰管SOD两种类型，其中胆管SOD又可分为三种亚型（表6-2）：Ⅰ型，表现为胆源性疼痛、胆管扩张和肝功能异常；Ⅱ型，表现为胆源性疼痛、胆管扩张或肝功能异常；Ⅲ型仅表现为胆源性疼痛。近期的研究证明，乳头括约肌切开术治疗Ⅲ型胆管SOD效果甚微，因此罗马Ⅳ标准不建议继续使用Ⅲ型SOD这一概念。胰管SOD亦分为三种亚型，Ⅰ型，具有胰源性疼痛、胰管扩张和血胰酶异常的表现；Ⅱ型，出现胰源性疼痛、胰管扩张或血胰酶异常的表现；Ⅲ型，仅有胰源性疼痛表现。

表6-2　SOD的Milwaukee分类

胆管型SOD	胰管型SOD
Ⅰ型	Ⅰ型
胆源性腹痛	胰源性腹痛

续表

胆管型 SOD	胰管型 SOD
AST、ALT 或 AKP 升高 2 倍以上	淀粉酶和（或）脂肪酶升高 2 倍以上
胆总管扩张≥12mm	胰管扩张（胰头部>6mm，胰尾部>5mm）
胆管排空时间延长>45 分钟	胰管排空时间延长>9 分钟
Ⅱ型	Ⅱ型
胆源性腹痛	胰源性腹痛
上述 1 项或 2 项检查结果阳性	上述 1 项或 2 项检查结果阳性
Ⅲ型	Ⅲ型
仅有胆源性腹痛	仅有胰源性腹痛

AST：谷草转氨酶；ALT：谷丙转氨酶；AKP：碱性磷酸酶。

三、检 查 方 法

（一）奥迪括约肌测压（sphincter of Oddi manometry，SOM）

通过 ERCP 方式先将灌注导管推进十二指肠并将十二指肠压力设定为零，再将灌注导管插进胆管或胰管，并缓慢抽出导管直至识别到高压区，然后测量基础压力 30 秒，当括约肌基础压力>40mmHg 时判定 SOD 存在，该方法可以预测乳头括约肌切开术（EST）是否有效缓解 SOD。但其引发医源性胰腺炎的风险高（30%），且不能反映动态的括约肌收缩功能，目前已不再将 SOM 作为诊断 SOD 的金标准。

（二）超声和 MRCP

超声可排除管道内结石、测量胆总管和胰管直径，但不能反映括约肌功能；MRCP 为观察胆管和胰管造影最佳的非侵入性检查，可鉴别结石、肿瘤或其他可致胆系梗阻且可模拟 SOD 的病变。MRCP 已很大程度上取代了 ERCP 对胆管系统的检测。

（三）肝胆闪烁扫描（hepato-biliary scintigraphy，HBS）

肝胆闪烁扫描是用静脉注射放射性核苷酸来获得整个肝胆系统排泄的时间-活性曲线，评估胆汁流入十二指肠的速度并检测是否存在阻塞及预测Ⅰ型和Ⅱ型奥迪括约肌切开术的治疗效果。HBS 结果的特异度为 90%，但敏感度不稳定，目前尚未广泛应用。

四、诊 断

（一）胆源性腹痛诊断标准

SOD 所致的胆源性腹痛需要依据罗马Ⅳ最新的诊断标准：患者必须有发作性上腹部和（或）右上 1/4 象限腹痛，同时具备以下所有条件。

1）疼痛逐渐加重至稳定水平，持续至少 30 分钟或更长。

2）发作间歇期不定（非每日发作）。

3）疼痛严重影响患者的日常活动或迫使患者急诊就诊。

4）疼痛与排便的相关性<20%。

5）体位改变或抑酸药对疼痛缓解不明显（<20%）。

此外，具备以下一项或多项特点可支持 SOD 诊断：伴有恶心呕吐；疼痛放射至背部和（或）右肩胛下区；半夜痛醒。

（二）胆管 SOD 诊断标准

根据罗马Ⅳ标准诊断胆管 SOD 必须包括以下三条。

1）符合胆源性腹痛的诊断标准。

2）转氨酶升高或胆管扩张，但二者不并存。

3）无胆管结石或其他结构性病变。

支持诊断的标准：正常的淀粉酶或脂肪酶；奥迪括约肌压力异常；肝胆闪烁扫描的肝胆系统排泄时间-活性曲线支持 SOD 诊断。

（三）胰管 SOD 诊断标准

根据罗马Ⅳ标准诊断胰管 SOD 需同时具备以下所有条件。

1）复发性胰腺炎（腹痛伴随 AMY 或 LPS 高出正常 3 倍以上，或影像学检查有急性胰腺炎）。

2）排除其他原因引起的胰腺炎。

3）内镜超声阴性。

4）奥迪括约肌测压异常。

五、西医治疗

（一）药物治疗

首选的治疗药物包括硝酸酯类药物（单硝酸异山梨酯、硝酸甘油）、钙通道阻滞剂（硝苯地平）、磷酸二酯酶 5 抑制剂（伐地那非）、曲美布汀、东莨菪碱、丁基溴、奥曲肽等，可降低括约肌的基础压力。

（二）内镜治疗

内镜治疗相对比外科手术治疗，具有安全、经济、创伤小等优点，是目前首选治疗方案，包括以下三种方案。

1. 乳头括约肌切开术（EST）

对胆管 SOD 的疗效因分型而异，对Ⅰ型和Ⅱ型 SOD 有效，但对Ⅲ型患者可能有害。Ⅰ型 SOD 患者若为器质性狭窄并存在明显梗阻时，建议直接行 EST 而无需测压。对Ⅱ型 SOD 患者是否行 EST 治疗目前尚存在争议。

2. 内镜下局部注射内毒毒素（BTX）

局部注射BTX能阻断神经肌肉接头乙酰胆碱的释放，松弛平滑肌，因此理论上能够降低乳头括约肌压力，但是临床疗效不确切，可用来筛选对EST治疗可能有效的SOD患者。

3. 内镜逆行胆胰管支架引流（ERBD和ERPD）

短期内症状可得到改善并能够预测EST的治疗效果，但是可能诱发胰腺炎。胰管支架引流主要用于ERCP术后胰腺炎。但有研究发现，在可疑SOD患者胰管内置放支架引流，ERCP术后胰腺炎的发病率仍然很高。

（三）外科手术

ERCP治疗失败的情况下可行括约肌成形术，大多数患者预后良好，但外科手术有创伤大、恢复慢且费用较高的缺点，值得注意的是，接受过胃肠手术的SOD患者行外科手术效果更好，而对年轻或者有慢性胰腺炎的患者疗效不佳。

六、中医中药治疗与康复

参见本章第一节。

第三节 胆道系统恶性肿瘤

胆道系统肿瘤（biliary tract carcinoma，BTC）主要包括胆囊癌（gallbladder cancers，GBC）和胆管癌（cholangiocarcinoma，CCA），约占所有消化系统肿瘤的3%，绝大多数为腺癌，侵袭性强，预后极差，5年存活率＜5%。BTC全球发病率呈现上升趋势，其中在亚洲国家最为常见。早在2000多年前的《灵枢·胀论》中就有“胆胀者，胁下胀痛”“肝胀者，胁下满而痛引少腹”的记载。中医学认为，胆附于肝，与肝相为表里。胆管癌与先天不足禀赋异常，七情内伤，脏腑亏损六淫外侵，气血凝结饮食劳伤，正虚邪留等密切相关。其中以脾胃失调造成的正气亏虚为疾病的基础，情志、先天禀赋、六淫之邪、饮食劳逸失调等因素长期作用引起了胆管癌的发生、发展。

一、胆 管 癌

（一）概述

胆管癌是发生在肝内胆管至胆总管胰腺段的恶性肿瘤，是最常见的胆管恶性肿瘤；肝内胆管细胞癌（ICC）在肝脏系统疾病中已详细阐述，本节所阐述的胆管癌以肝外胆管细胞癌为主，包括肝门部胆管癌（pCCA）和远端胆管癌（dCCA）。胆管癌是一种少见的恶性肿瘤（仅占2%），世界范围内发病率逐年下降，但在局部国家和地区发病率较高（智利、保加利亚、韩国、泰国北部），男性多于女性，比例为（2～3）∶1，在50～60岁高发。病因不清，目前认为主要与原发性硬化性胆管炎（PSC）、华支睾吸虫、先天胆总管囊肿、Caroli 病和胆总管结石有关，而胆囊切除术后 10 年以上者胆管癌的发病率显著下降，这也提示胆管癌与胆囊结石和浓缩的胆汁有关；胆管癌 *K-ras* 原癌基因 12 位密码子存在点突变，P53 蛋白有特异性合成。患者早期无明显临床症状，往往确诊时已经发生转移。有效的治疗方法是手术切除和（或）肝移植，对化疗不敏感，且复发率高；因此，需要根据肿瘤的大小、位置、血管和淋巴浸润及转移等情况综合制定个体化治疗方案。

（二）病理

根据解剖学定位将肝外胆管细胞癌分为三段：上 1/3 段位于肝总管和左右肝管之间，包括左右肝管汇合处，称为肝门部胆管癌，是肝外胆管癌最常见的部位（占 60%～70%）；中 1/3 段位于肝总管和十二指肠上缘之间；下 1/3 段位于十二指肠上缘至十二指肠壶腹之间，而传统上将胆总管十二指肠壁内段与胰头癌和壶腹癌总称为壶腹周围癌。胆管癌大体形态分为硬化型［又称缩窄型（>70%）］、结节型、乳头型（息肉型），肝门以下的胆总管癌通常以结节型为主，沿胆管壁浸润生长；病理类型以腺癌为主（90%），其他类型包括肠型透明细胞腺癌、黏液癌、鳞癌和未分化癌等。肝门部胆管癌可侵犯左右肝管及肝内一、二级分支，引起完全胆道梗阻，导致肝内胆管扩张和肝脏体积增大；而如果阻塞一侧胆管，可能暂时不引起黄疸，而导致一侧肝叶萎缩，另一侧肝叶增大。胆管癌转移多以局部和远处转移为主，包括腹膜、腹腔淋巴结、膈肌和肝脏、胆囊；而经血管转移和腹膜外转移少见。

（三）临床表现

早期可无症状，无痛性黄疸伴皮肤瘙痒是最常见的表现，黄疸呈进行性，少数患者可呈波动性，但是一般不会下降至正常；消瘦、食欲减退、上腹部疼痛也常见；如果继发胆管炎还可以表现发热和寒战。

（四）相关检查

1. 实验室检查

血清 CA199 在 CCA 的诊断、随访期间判断肿瘤是否根治切除和评估进展期的治疗效果中有一定的意义，特异度为 92.7%，敏感度为 50%。部分病例 CEA、CA125 亦可作为随访指标。

2. 影像学检查

腹部超声是筛查胆道梗阻的常用检查方法。增强 CT 可以发现肝内肿块型病灶以及胆管壁增厚和强化，但对肝外胆管癌的诊断具有局限性，因为许多肝外胆管癌并不表现为可见的病灶。MRI/MRCP 能够清晰、完整地显示胆管系统，了解胆管梗阻的部位及管周浸润情况，特别适用于评估管周浸润型胆管癌。PET-CT 可应用于远端胆管癌的诊断，特异度很高，对于 CT 或 MRI 结果模棱两可的情况用于评估患者有无转移；但目前不建议应用于肝门部胆管癌的诊断。

3. 内镜检查及病理

ERCP 下细胞刷检查是胆管癌首选的病理学诊断方法，然而活检和刷片的敏感度较低，当结果为阴性或者不能明确时，可以行超声内镜引导下组织穿刺活检（EUS-FNA）。超声内镜（EUS）可用于鉴别诊断远端胆管癌与胰头癌、壶腹癌；并且 EUS-FNA 对区域内的肿大淋巴结具有较高检出率和阳性率。但是穿刺活检可造成腹膜种植转移，对于拟行肝移植的患者不建议行经皮或腹腔镜活组织检查，以防止癌肿扩散。病理组织学和（或）细胞学检查是确诊胆管癌的唯一依据和金标准。获得病理组织学或细胞学标本的方法除内镜以外，还包括直视下手术活检、胆汁中脱落细胞学检查等。

（五）诊断分型

目前临床最为常用的肝门部胆管癌分型体系是 Bismuth-Corlette 分型，该分型简捷实用，被广泛应用于手术方案的选择与设计（表 6-3）。其他分期标准包括：Blumgart T 分期和 MSKCCT 分期，适用于肿瘤可切除性的评估；Mayo 分期，主要用于患者生存期预测；欧洲肝胆胰协会（EHPBA）和日本肝胆胰外科学会（JSHBPS）制定的各自分期标准等。组织病理分期主要是根据美国癌症联合委员会（AJCC）和国际抗癌联盟（UICC）联合制定的肿瘤 TNM 分期，现已推出第 8 版，肝门部胆管癌和远端胆管癌各有不同的 TNM 分期标准，在此不过多赘述（详见 AJCC/UICC 第 8 版）。

表 6-3 肝门部胆管癌 Bismuth-Corlette 分型

分型	定义及特点
Ⅰ型	肿瘤生长范围在肝总管，尚未侵犯至左右肝管汇合部
Ⅱ型	肿瘤已侵犯至左右肝管汇合部，尚未侵犯左、右一级肝管主干
Ⅲ型	肿瘤一侧侵犯至左或右一级胆管，并侵犯至对侧二级胆管
Ⅲa	肿瘤侵犯至右前叶、右后叶胆管，左肝内胆管侵犯局限在左肝管内
Ⅲb	肿瘤侵犯至左内叶、左外叶胆管，右肝内胆管侵犯局限在右肝管内
Ⅳ型	肿瘤已侵犯至双侧肝内二级胆管内

（六）西医治疗

胆管癌的治疗应遵循综合治疗的理念，常态化采取 MDT 的诊疗模式，根据患者的具体情况和组织学分期制定针对性的治疗方案，手术治疗结合辅助治疗可有效地改善胆管癌患者的预后。

1. 外科手术

无论是肝门部胆管癌还是远端胆管癌，根治性 R0 切除手术是获得治愈可能的唯一方法，并且淋巴结转移和清扫范围直接影响患者术后 5 年生存率。肝门部胆管癌根据 Bismuth-Corlette 分型、侵犯血管和淋巴结的转移情况制定手术切除范围、胆管和血管重建的方式等；术前需要根据患者的情况进行胆道引流和患侧肝叶门静脉栓塞。腹腔镜手术难度较大，主要应用于Ⅰ型和Ⅱ型肝门部胆管癌；Ⅳ型和腹主动脉旁淋巴结转移等情况认为无法根治性切除；当符合肿瘤直径≤3cm，无肝内或肝外转移，淋巴结阴性的标准时可选择肝移植术。远端胆管癌一般选择胰十二指肠切除术，标准 Whipple 术和保留胃幽门的胰十二指肠切除术的治疗效果和并发症发生率无明显差别；腹腔镜胰十二指肠切除术（LPD）在远端胆管癌中的应用逐渐增多，能够完成区域淋巴结清扫和消化道重建。

2. 胆道引流

对于肝门部胆管癌患者出现胆管炎，长期胆道梗阻，营养较差及血清总胆红素＞200μmol/L 以及需要做大范围肝切除而残余肝体积小于＜40%时主张胆道引流，而远端胆管癌术前减黄仍存在争议，目前建议当减黄的指标年龄×3＋总胆红素（μmol/L）＞380μmol/L 时，建议行术前引流。引流方式可以根据患者的具体情况（肿瘤位置、分型和其他合并症）选择 PTCD、ERCP 及 EUS-BD 等多种方式。

3. 辅助治疗

胆管癌根治性术后 1～2 年易出现局部复发和远处转移（发生率约为 60%），严重影响胆管癌患者的预后。辅助治疗可有效延长术后整体生存时间，降低胆管癌术后复发率，尤其对于淋巴转移患者可显著提高术后生存时间。R0 切除及区域淋巴结阴性者可行氟尿嘧啶为基础的化放疗，术后放疗可选择 3D 适形放疗或逆向调强放疗（IMRT）的外照射放射治疗（EBRT），靶区应覆盖区域淋巴结，推荐剂量为 45Gy，1.8Gy/F。R1 切除或区域淋巴结阳性者，应由多学科评估后确定治疗方案：基于氟尿嘧啶的化放疗；以吉西他滨或氟尿嘧啶为基础的化疗，或选择先行化疗后再进行化放疗。R2 切除或晚期无法切除者可选择化疗，首次化疗的一线方案为吉西他滨＋顺铂联合用药，也可选择吉西他滨联合替吉奥方案；氟尿嘧啶联合 EBRT 放疗；MSI、dMMR 检测和基因检测，以确定是否适合免疫治疗及靶向治疗。

（七）中医治疗与康复

1. 辨证要点

本病多因肝郁气滞，饮食不节，湿热壅阻，日久化火，蕴蒸于内，闭阻不通而成胆道癥块，其病变部位涉及肝、胆、脾、胃，主要病变在肝、胆。因此，治疗上重在疏肝利胆，清腑退黄，通利渗湿。临证时，在辨证施治的基础上还可选用本病常用的抗癌中药。

2. 证治分型

（1）湿热蕴蒸证

症状：右上腹胀痛或隐痛，可向腰背部放射，甚或右上腹可扪及包块，身目黄色鲜明，口渴或不渴，心中懊侬，纳减恶心，小溲短赤，大便秘结，舌苔黄腻，脉弦数。

治法：疏肝利胆，清热利湿退黄。

代表方：大柴胡汤合茵陈蒿汤加减。

（2）热毒炽盛证

症状：发病急骤，身如金黄，高热烦渴，腹胀满疼痛，神昏谵语，或衄血，便血，右上腹积块痛不可触，口苦口干，大便燥结，舌质红绛，苔黄而燥，脉弦数或细数。

治法：清热解毒，凉血护阴。

代表方：犀角散加减。

（3）寒湿郁滞证

症状：右胁腹隐痛或胀痛，右上腹包块明显，黄疸晦暗，纳少脘闷，或见大便不实，神疲畏寒，舌质淡苔腻，脉濡缓。

治法：温里助阳，利湿退黄。

代表方：茵陈四逆汤加减。

（4）脾阳虚衰证

症状：形体消瘦，右胁腹隐痛，可扪及包块，身目俱黄，黄色晦暗，肌肤不泽，神疲畏寒，肢软乏力，纳差少眠，大便溏薄，舌质淡苔腻，脉细或濡。

治法：健脾温中，补养气血。

方剂：小建中汤加减。

3. 康复治疗

同其他恶性肿瘤的康复治疗。

（八）预后

胆管癌的预后取决于部位、分期及治疗方案，相对于远端胆管癌，肝门部胆管癌切除机会小，预后相对差，Ⅰ型、Ⅱ型预后相对Ⅲ型、Ⅳ型预后好。不可切除的胆管癌 1 年生存期仅占 50%，2 年和 3 年分别为 20%和 10%；晚期胆管癌若不接受治疗，整体中位生存时间仅为 3～6 个月。

二、胆 囊 癌

（一）概述

胆囊癌是指发生于胆囊（包括胆囊底部、体部、颈部以及胆囊管）的恶性肿瘤，发病率低但预后很差，我国胆囊癌发病率占同期胆道疾病的 0.4%～3.8%，女性发病率高于男性（2～6 倍），5 年生存率仅为 5%。病因不清，目前认为与遗传、胆囊结石、慢性胆囊炎（瓷化胆囊）、胆囊息肉、胆胰管汇合异常、胆道感染和糖尿病、肥胖有关。病理类型以腺癌为主，乳头状腺癌最常见，其他包括腺鳞癌、鳞癌、未分化癌等。肿瘤最常发生于胆囊底部和颈部，早期易淋巴结转移，若肿瘤直接浸润到胆管或分支，会造成阻塞性黄疸，肝脏容易受到侵犯，也可以局部扩散到十二指肠、胃及结肠，从而形成窦道或者外部压迫。

（二）临床特点

早期无症状，部分患者以胆囊结石和慢性胆囊炎症状偶然发现；晚期表现为右上腹疼痛、恶心、呕吐、体重减轻；胆囊区可触及肿块，侵及胆管导致梗阻时，可发生黄疸。血清肿瘤标志物 CA199、CA125、CA242 和 CA153 可能会异常升高，但缺乏特异性；腹部超声早期仅表现为胆囊壁增厚，这与急性或慢性胆囊炎引起的胆囊壁增厚难以鉴别，在胆囊癌晚期，超声检查的敏感度是 85%；CT 增强扫描可显示胆囊区域的肿块，并能明确是否侵犯肝实质及周边器官，同时可了解是否侵犯周围血管及局部淋巴结或有无远处器官转移（如肝、肺及骨等），准确率为 83%～93%；MRCP 和 MRA 在术前评估胆管及血管侵犯方面有一定的帮助，准确率为 84.9%～90.4%。EUS 可精确显示胆囊腔内乳头状高回声或低回声团块及其浸润囊壁结构和深度，以及肝脏、胆管受侵犯的情况；PET-CT 检查对胆囊癌灵敏度高，可发现胆囊癌早期病变，并可检出直径≤1.0cm 的转移淋巴结和转移病灶，但不推荐作为常规检查方法，可作为补充诊断手段。

（三）诊断与分型

病理组织学和（或）细胞学检查是确诊胆囊癌的唯一依据和金标准，但是术前很难获得病理诊断，主要依靠实验室检查和影像学检查。AJCC/UICC 联合发布的 TNM 分期系统提供了胆囊癌临床病理学诊断的统一标准，对胆囊癌的局部浸润深度、邻近器官侵犯程度、门静脉和肝动脉受累情况、淋巴结转移及远处转移等临床病理学因素给予了全面评估，有助于评估胆囊癌的可切除性、选择治疗方法及判断预后（参见 AJCC/UICC TNM 分期第 8 版）。中华医学会外科学分会胆道外科学组提出的胆囊癌的临床分型中，建议 T2 期及以上胆囊癌根据肿瘤起源部位及侵犯方向分为四型。Ⅰ型：腹腔型，T2 期肿瘤位于腹腔游离侧，未浸透浆膜，T3 期及以上肿瘤穿透浆膜，可侵犯邻近器官或结构。Ⅱ型：肝脏型，T2 期肿瘤位于肝脏侧，T3 期穿透浆膜，侵犯肝脏，未侵犯邻近器官或结构。Ⅲ型：肝门型，T2 期包括颈部及胆囊管癌，T3 期及以上肿瘤穿透浆膜，可侵犯胆管和/或肝门血管结构。Ⅳ型：混合型，T2 期肿瘤为弥漫性浸润，未浸透浆膜，T3 期及以上肿瘤穿透浆膜，既可侵犯肝脏，同时又可侵犯一个或以上邻近器官或结构。

（四）西医治疗

1. 手术治疗

根治性切除手术是唯一可能治愈胆囊癌的方法。应根据患者的一般状况、肝脏和其他重要器官功能及肿瘤分期等情况进行综合评估。胆囊癌根治性切除的条件包括：R0 切除为目标胆囊及邻近器官癌灶切除和区域性淋巴结清扫；剩余肝脏功能可代偿，可保存或重建其脉管结构；患者可耐受手术创伤。原位癌或未侵犯到固有层（Tis 或 T1a），无需进一步手术治疗，若侵犯肌层（T1b），则需再次手术，手术方式包括胆囊窝的肝叶切除和淋巴结清扫，若残留胆囊管处的肿瘤侵犯，还需切除局部胆管，若侵犯肝右动脉或门静脉区，行右半肝切除术。晚期胆囊癌手术并不能改善患者预后，不推荐实施。外科和介入治疗（ERCP 或 PTCD）仅限于解除胆道梗阻和消化道梗阻，以改善患者生活质量和延长生存时间。

2. 辅助治疗和姑息性治疗

目前术前新辅助化疗和放疗仍为探索性研究，用于确定标准方案或明确获益的临床数据有限；不可切除的胆囊癌可以选择化放疗、免疫治疗和靶向治疗。

（1）化疗

目前吉西他滨联合顺铂方案是不可切除胆囊癌的标准一线化疗方案；吉西他滨联合替吉奥方案对晚期胆囊癌的总有效率为 30%，肿瘤控制率为 70%，疗效与吉西他滨联合顺铂方案相似，但可减轻患者恶心、呕吐及骨髓抑制等不良反应；对于有腹腔及腹壁转移者，行腹腔热灌注化疗对控制肿瘤广泛转移及癌性腹水有一定效果。

（2）放疗

包括术前、术中、术后和姑息性放疗，应根据患者的具体状态选择，目前仍未形成共识标准，适形放疗和质子放疗等新技术是提高局部控制率、改善疗效的主要发展方向。

（3）免疫治疗和靶向治疗

免疫检查点抑制剂卡瑞利珠单抗或纳武单抗治疗可能使患者获益，另有研究显示，联合化疗可明显延长中位生存时间，但目前均是临床研究阶段，尚需大量数据证实其有效性。

（五）中医辨证论治与康复治疗

胆囊癌的中医辨证论治与康复治疗同本节胆管癌。

（六）预后

因为大多数患者属于晚期，无法手术切除或已远处转移，所以总体而言，胆囊癌的预后很差。肿瘤的分期和手术完全切除是两个影响预后的重要因素，原位癌患者可长期存活；高分化乳头状腺癌的生存期较管状腺癌和未分化癌长；肿瘤未突破固有层或基层，术后 5 年的生存率大于 85%，突破浆膜层，术后 5 年生存率大约为 30%。

参考文献

李斌，邓侠兴，姜小清，等，2018. 远端胆管癌规范化诊治专家共识（2017）［J］. 中华肝胆外科杂志，24：1-8.

李军祥，陈誩，梁健，2018. 胆石症中西医结合诊疗共识意见（2017 年）［J］. 中国中西医结合消化杂志，26：132-138.

李鹏，王拥军，王文海，2018. 中国经内镜逆行胰胆管造影术指南(2018 版)［J］. 临床肝胆病杂志，34：2537-2554.

梁后杰，秦叔逵，沈锋，等，2019. CSCO 胆道系统肿瘤诊断治疗专家共识（2019 年版）［J］. 临床肿瘤学杂志，24：828-838.

王永炎，严世芸，2016. 实用中医内科学［M］. 2 版. 北京：人民卫生出版社：361.

张声生，赵文霞，2017. 胆囊炎中医诊疗专家共识意见（2017）［J］. 中国中西医结合消化杂志，25：241-246.

赵治龙，耿耘，2014. 中医治疗胆管癌的探讨［J］. 中华中医药学刊，32：262-263.

中华消化杂志编辑委员会，中华医学会消化病学分会肝胆疾病协作组，2019. 中国慢性胆囊炎、胆囊结石内科诊疗共识意见（2018 年）［J］. 中华消化杂志，（2）：73-79.

中华医学会外科学分会胆道外科学组，中国医师协会外科医师分会胆道外科专业委员会，2020. 胆囊癌诊断和治疗指南（2019 版）［J］. 中华外科杂志，（4）：243-251.

BUXBAUM J L，ABBAS F S M，SULTAN S，et al，2019. ASGE guideline on the role of endoscopy in the evaluation and management of choledocholithiasis［J］. Gastrointestinal Endoscopy，89：1075-1105.

JAMES S. D，ANNA S F L，ANDREW K B，等，2014. Sherlock 肝胆病学［M］. 12 版. 郑明华，译. 北京：人民卫生出版社，235-279.

MANES G，PASPATIS G，AABAKKEN L，et al，2019. Endoscopic management of common bile duct stones：European Society of Gastrointestinal Endoscopy （ESGE） guideline［J］. Endoscopy，51：472-491.

MORI Y，ITOI T，BARON T H，et al，2018. Tokyo Guidelines 2018：management strategies for gallbladder drainage in patients with acute cholecystitis （with videos）［J］. Journal of hepato-biliary-pancreatic sciences，25：87-95.

TAKADA T，2018. Tokyo Guidelines 2018：updated Tokyo Guidelines for the management of acute cholangitis/acute cholecystitis［J］. Journal of hepato-biliary-pancreatic sciences，25：1-2.

TAZUMA S，UNNO M，IGARASHI Y，et al，2017. Evidence-based clinical practice guidelines for cholelithiasis 2016［J］. Journal of gastroenterology，52：276-300.

YOKOE M，HATA J，TAKADA T，et al，2018. Tokyo Guidelines 2018：diagnostic criteria and severity grading of acute cholecystitis （with videos）［J］. Journal of hepato-biliary-pancreatic sciences，25：41-54.

（马　骁　张　弓　刘　定　赵　磊）

第七章 胰腺疾病

第一节 急性胰腺炎

一、概　述

急性胰腺炎（acute pancreatitis，AP）是胰腺内胰酶被激活而发生的胰腺自身消化的化学性炎症。其临床表现为腹痛、恶心及呕吐，伴有血淀粉酶/脂肪酶升高，或伴有胰腺炎症、水肿或坏死的影像学表现。AP 的年发病率为（13～45）/100 000，近年来呈逐渐上升趋势，与胆石症、饮酒、高脂饮食增加有关。CT、EUS 及 ERCP 等检查、治疗手段的广泛应用使 AP 的诊断率及预后明显提高。AP 的证候多归属于中医学“腹痛”“胃心痛”“脾心痛”“胁痛”“胰瘅”等范畴。本病病因多归为外感六淫、七情内伤、饮食失宜、素体肥胖或亏虚、胆石、诸虫、创伤等。本病病位在脾，与肝、胆、胃有密切联系，可涉及脑、肺、心、肾、肠。AP 的基本病机为腑气不通，不通则痛。外感六淫，或情志内伤，或饮食失宜，或胆石内积等阻滞肝、胆、脾、胃气机，使气滞、湿阻、热郁、瘀结、邪毒蕴于中焦，致脾胃升降失常、肝失疏泄、肠失传化而发为本病。

二、病因与发病机制

（一）常见病因

胆石症是我国 AP 的主要病因，结石嵌顿在壶腹部、胆管内炎症、胆石移行时损伤奥迪括约肌等导致胰管内高压。其次是乙醇，可通过 CCK 介导，促进胰液分泌，大量胰液遇到相对狭窄的胰管，将增加胰管内压力。此外，乙醇可使大量胰蛋白酶原在腺泡细胞内提前活化，或其在胰腺内氧化过程中产生大量活性氧，继而激活炎症介质，引发 AP。另外，高甘油三酯血症性 AP 日渐增多，且呈年轻化、重症化态势，需引起重视，有超越酒精性 AP 成为第二大病因的趋势。其机制可能与甘油三酯分解的游离脂肪酸对胰腺本身的毒性作用及其引起的胰腺微循环障碍有关。当血清甘油三酯浓度≥11.3mmol/L 时，极易发生 AP，当甘油三酯＜5.65mmol/L 时，发生 AP 的危险性减少。

（二）其他病因

胰管阻塞（胰腺分裂、胰管结石、蛔虫、狭窄和肿瘤等）、ERCP 创伤、药物（噻嗪类利尿药、硫唑嘌呤、糖皮质激素、磺胺类等）、感染（柯萨奇病毒、肺炎衣原体感染等）等均可导致胰腺组织损伤或胰管高压，引发 AP。另外，十二指肠球后穿透溃疡、邻近十二指肠乳头的憩室炎等炎症可直接波及胰腺。各种自身免疫性的血管炎、胰腺血管栓塞等血管疾病可影响胰腺血供。遗传性 AP 罕见，是一种有 80%外显率的常染色体显性遗传病，其发病被认为是由阳离子胰蛋白酶原基因突变所致。少数病因不明者，称为特发性 AP。

（三）发病机制

AP 的发病机制尚未完全清楚，目前以胰腺自身消化理论为基础的病理过程包括胰蛋白酶原激活不当（如胰蛋白酶原转化为胰蛋白酶）、消化酶分泌减少和失调、空泡积聚、炎症、腺泡细胞凋亡和坏死、死亡。在各种病因作用下，胰腺腺泡细胞内大量胰蛋白酶原被激活，继而有活性的胰蛋白酶激活其他蛋白酶原，包括胰弹力蛋白酶、磷脂酶 A、糜蛋白酶、激肽酶等；激活的胰酶可损伤胰腺细胞，引起细胞因子释放并激活补体系统，从而进一步引起细胞因子、氧自由基、一氧化氮等释放，导致胰腺水肿坏死。由于细胞因子等炎症介质的大量释放，形成瀑布样连续放大反应，所以在 AP 的早期即可出现全身炎症反应综合征和多器官功能衰竭。胰腺本身存在诸多的防御机制，如胰管内高压及胰管括约肌可防止胆汁及肠内容物反流；胰导管上皮细胞能分泌黏多糖，具有黏液屏障作用，导管上皮细胞还能分泌含有高浓度 HCO_3^- 的碱性液体，抑制胰蛋白酶的活性；正常情况下，胰腺内少量被激活的胰蛋白酶可被胰腺内相应机制灭活；胰腺还分泌非特异性的抗蛋白酶，如α_1-抗胰蛋白酶和α_2-巨球蛋白等。此外，胰腺对酶原与溶酶体的包装按分隔状态进行，以防止酶原被过早激活。因此，AP 的发病是一个在解剖因素和遗传易感性、防御屏障功能减退的情况下，外部损伤和胰管高压导致胰酶激活、炎症因子大量释放所引发的胰腺炎症及全身炎症反应的复杂过程。

三、临床表现

（一）症状

1. 腹痛和腹胀

腹痛是 AP 的主要症状，95%以上的患者均有不同程度的腹痛，位于上腹部，也可表现为中上腹、右上腹部或两侧腹部痛，多于饱餐后发作，呈持续性刀割样疼痛，可放散至左腰背部，一般持续 48 小时可逐渐缓解，偶尔可超过 1 周。腹痛的原因包括：炎症刺激和牵拉胰腺包膜上的神经末梢；炎性渗出刺激邻近腹膜，产生腹膜炎；炎症导致麻痹性肠梗阻；胆源性胰腺炎出现胆绞痛等。少数患者腹痛不明显，以腹胀为主。

2. 恶心、呕吐

约有 90%的患者出现恶心、呕吐，多与腹痛同时发生，呕吐后并不能使疼痛减轻。呕吐可能是由于剧烈腹痛或炎症波及胃后壁，也可能由肠麻痹或腹膜炎引起。

3. 发热

一般为轻、中度发热，很少超过38.5℃，早期发热并非由于感染，一般持续3～5天。如发热持续2～3周，要警惕感染性并发症，如急性坏死物聚集等。

4. 黄疸

起病初期无黄疸，黄疸可由胆总管结石和（或）胆道感染引起胆道梗阻或肿大的胰腺或胰腺假性囊肿压迫胆总管导致，也可由肝脏损害所致。

（二）体征

1）患者常表现为腹胀伴肠鸣音减弱。临床体征轻者有上腹部或全腹部的轻压痛；重者可出现肌紧张、压痛、反跳痛等腹膜刺激征。腹膜刺激征可局限于左上腹，也可累及整个腹腔。

2）10%～20%的患者可在上腹部扪及块状物。块状物常为急性胰腺假囊肿或胰腺脓肿，一般见于起病4周以后。

3）大多数患者有假性肠梗阻表现，腹部叩诊呈鼓音、肠鸣音减弱或消失。

4）少数重症患者可出现皮下青紫表现，出现在两肋部者，称为Grey-Tuner征；出现在脐部者，称为Cullen征。Grey-Tuner征是由于血性液体从肾旁间隙后面渗透至腰方肌后缘，然后再通过肋腹部筋膜渗至皮下间隙；Cullen征是由于后腹膜出血渗入镰状韧带，随后由覆盖于韧带复合体周的结缔组织渗至皮下间隙。

（三）并发症

1. 局部并发症

常见的并发症包括急性胰周液体积聚（APFC）、急性坏死物积聚（ANC）、胰腺假性囊肿（PPC）、包裹性坏死（WON）和感染性胰腺坏死（IPN）以及左侧门静脉高压症。APFC和ANC一般发生在疾病早期；WON和PPC一般发病4周以上出现；IPN通常继发于PPC或WON，内含脓液及坏死组织，CT上的典型表现为“气泡征”，也包括无“气泡征”的感染。左侧门静脉高压症主要因炎症或囊肿压迫侵犯脾静脉导致血栓形成，发生脾大，胃底静脉曲张，可引发上消化道大出血。

2. 全身并发症

（1）器官功能衰竭

器官功能衰竭主要是循环系统、肾脏及呼吸系统功能衰竭。循环系统表现为低血压及休克，患者烦躁不安，皮肤苍白、湿冷，呈花斑状，脉搏细弱，血压下降，少数患者可在发病后短期内死亡。也可出现心包积液、心律失常和心力衰竭。呼吸系统主要表现为急性呼吸窘迫综合征（ARDS），是最严重的并发症，表现气急、发绀等，常规氧疗无法缓解，PaO_2＜60mmHg，PaO_2/FiO_2≤300，常需要机械通气治疗。急性肾衰竭表现为少尿、蛋白尿和进行性血尿素氮、肌酐增高等。器官功能在48小时内恢复者为一过性器官衰竭，否则为持续性器官衰竭；≥2个器官衰竭并持续48小时以上者，则为持续性多器官衰竭。

（2）全身炎症反应综合征（SIRS）

SIRS 是最常见的全身并发症，符合以下表现中的 2 项及以上者可诊断：①心率＞90 次/分；②体温＜36℃或＞38℃；③WBC＜4×10^9/L 或＞12×10^9/L；④呼吸频率＞20 次/分或 PCO_2＜32mmHg。SIRS 持续存在将会增加 AP 发生器官功能衰竭的风险。

（3）消化道出血

上消化道出血多由应激导致胃黏膜糜烂所致，也称急性胃黏膜病变或应激性溃疡（详见相关章节）；也可以由继发左侧门静脉高压症导致胃底曲张静脉破裂出血；下消化道出血可由胰腺坏死穿透横结肠所致。

（4）胰性脑病

表现为精神异常（幻想、幻觉、躁狂状态）和定向力障碍等。

（5）败血症及真菌感染

早期以革兰氏阴性杆菌为主，后期常为混合菌，且败血症与胰腺脓肿同时存在；严重病例机体的抵抗力极低，加上大量使用抗生素，极易产生真菌感染。

（6）代谢异常

重症患者可有下列代谢异常：①低钙血症；②高脂血症；③糖代谢异常，约 50%的患者出现暂时性高血糖。

（7）慢性胰腺炎

少数演变为慢性胰腺炎。

（8）血液学异常

血液学异常包括贫血、DIC、门静脉和（或）脾静脉栓塞。重症 AP 时，患者纤维蛋白原和凝血因子Ⅷ升高，引起高凝状态，出现血栓形成和局部循环障碍，严重时可发生 DIC。

另外，近期提出的腹腔内高压（IAH）和腹腔间室综合征（ACS）也是严重全身并发症，容易导致器官功能衰竭，需密切监测。严重的肠道屏障功能障碍和高内毒素水平可引起 IAH 和 ACS，促炎反应引起了积液、腹腔积液及后腹膜水肿，也可因过度的补液治疗导致 IAH。膀胱压测定是判断腹腔内压力（IAP）的间接指标。IAP 持续或反复＞12mmHg 或 16cmH_2O 提示为 IAH，＞20mmHg（27cmH_2O）并伴有新发的器官功能不全或衰竭时，就可以诊断 ACS。

四、辅助检查

（一）实验室检查

1. 血清酶学

血清淀粉酶（amylase，AMY）和（或）脂肪酶（lipase，LPS）是最常用的指标，需升高 3 倍以上时才考虑 AP 的可能。与 AMY 相比，LPS 升高出现更早并且持续更久。血清 AMY 一般在发作后 6～12 小时升高，3～5 天恢复正常；血清 LPS 在发作后 4～8 小时升高，24 小时达峰值，8～14 天恢复正常。因此对于发病 12 小时后至 3 天内就诊的患者，AMY 的敏感性更高，而对于早期或者后期就诊的患者，LPS 的敏感性可能更高，但二者的活性高低与病情严重程度无相关性。

2. 血清标志物

血清 CRP 是反映 SIRS 或感染的重要指标，发病 72 小时后的 CRP≥150mg/L 提示病情较重。持续升高的 BUN＞7.5mmol/L、升高的 Hct＞44%、Cr 进行性上升也是病情重症化的指标。血钙降低通常提示胰腺坏死严重。降钙素原水平的升高也是作为有无继发局部或全身感染的参考指标。

（二）影像学检查

CT 平扫有助于 AP 起病初期明确诊断，增强 CT 可精确判断胰腺坏死和渗出的范围，并判断胰腺外并发症，发病 5～7 天进行。改良 CT 严重指数评分（MCTSI）有助于评估 AP 的严重程度（参考《中国急性胰腺炎诊治指南》2019 年）。MRI 检测胰腺水肿比增强 CT 敏感，也能判断局部并发症，MRCP 检查有助于判断胆总管有无结石存在。部分特发性胰腺炎者，EUS 有助于明确有无胰腺微小肿瘤、胆道微结石及慢性胰腺炎。

五、诊　　断

（一）诊断依据

一般应具备：急性、持续中上腹痛；血淀粉酶/脂肪酶升高＞3 倍；典型影像学改变；排除其他急腹症。部分患者可不具备第 2 条。完整的 AP 诊断应包括分型、病因和并发症诊断。

（二）分型

AP 根据症状和局部、全身并发症可分为轻症急性胰腺炎（mild acute pancreatitis，MAP）、中度重症急性胰腺炎（moderately severe acute pancreatitis，MSAP）和重症急性胰腺炎（severe acute pancreatitis，SAP）三型，同时根据急性生理学与慢性健康评估Ⅱ（APACHEⅡ）评分、Ranson 评分、BISAP 评分等动态评估 AP 的严重程度及其预后。MAP 具备 AP 的临床表现和生化改变，不伴有器官功能衰竭及局部或全身并发症，通常在 1～2 周就可恢复。Ranson 评分＜3 分，APACHE Ⅱ评分＜8 分，BISAP 评分＜3 分，MCTSI 评分＜4 分。MSAP 具备 AP 的临床表现和生化改变，伴有一过性的器官衰竭，或伴有局部或全身并发症，Ranson 评分≥3 分，APACHE Ⅱ评分≥8 分，BISAP 评分≥3 分，MCTSI 评分≥4 分。SAP 具备 AP 的临床表现和生化改变，必须伴有持续的器官功能衰竭。Ranson 标准是最常使用的评估标准（表 7-1）。BISAP 系统可用于住院 48 小时内的任何时间，对预评估的准确性与 Ranson 标准相似。APACHEⅡ系统较复杂，多用于重症监护室（ICU）的评估。器官功能衰竭的诊断标准依据改良的 Marshall 评分系统（表 7-2），任何器官评分≥2 分可定义为存在器官功能衰竭。

表 7-1　AP 严重程度评估系统

评估系统	标准	MAP 限定分数	MSAP 和 SAP 限定分数
Ranson	入院时： 年龄＞55 岁 WBC＞16×10^9/L Glu＞11.1mmol/L AST＞250U/L LDH＞350U/L 入院后 48 小时： Hct 下降＞10% 液体隔离＞6L 血 Ca^{2+}＜2.0mmol/L PaO_2＜60mmHg BUN 上升＞1.79mmol/L 碱缺失＞4mmol/L	总评分＜3	总评分≥3
BISAP	BUN＞8.93mmol/L 精神障碍 存在 SIRS 年龄大于 60 岁 胸腔积液	总评分＜3	总评分≥3
APACHE-II	多项临床及实验室指标	总评分＜8	总评分≥8

WBC：白细胞；Glu：血糖；AST：谷草转移酶；LDH：乳酸脱氢酶；Hct：血细胞比容；PaO_2：动脉血氧分压；BUN：血尿素氮；SIRS：全身炎症反应综合征。

表 7-2　改良 Marshall 评分系统

项目	评分				
	0	1	2	3	4
呼吸（PaO_2/FiO_2）	＞400	301～400	201～300	101～200	≤101
心血管（收缩压，mmHg）	＞90	＜90 补液后纠正	＜90 补液不能纠正	＜90 pH＜7.3	＜90 pH＜7.2
肾脏（血肌酐，μmol/L）	≤134	135～169	170～310	311～439	＞439

PaO_2：动脉血氧分压；FiO_2：吸入气氧浓度，非机械通气患者中，室内空气 FiO_2 为 21%，吸氧 2L/min FiO_2 为 25%，4L/min FiO_2 为 30%，6~8L/min FiO_2 为 40%，9~10L/min FiO_2 为 50%。既往有慢性肾衰竭患者的评分依据基线肾功能进一步恶化的程度而定。

六、治　　疗

MAP 的治疗以禁食、抑酸、抑制胰酶及补液治疗为主，补液只要补充每天的生理需要量即可，一般不需要进行肠内营养。对于 MSAP 及 SAP 在抑制胰腺外分泌和胰酶的抑制剂的同时，需要采取器官功能维护、早期肠内营养、合理使用抗菌药物、镇痛、处理局部及全身并发症等措施。

1. 液体复苏

目的是改善有效循环血容量和器官灌注不足，建议采用“目标导向治疗”策略，包括快速扩容和调整体内液体分布2个阶段，必要时使用血管活性药物（如去甲肾上腺素或多巴胺）维持血压。补液量包括基础需要量和流入组织间隙的液体量。输液种类包括胶体物质（天然胶体如新鲜血浆、人血白蛋白）、0.9%NaCl溶液（生理盐水）和平衡液（乳酸钠林格注射液）。扩容时应注意晶体与胶体的比例（推荐初始比例为晶体∶胶体=2∶1），并控制输液速度（在快速扩容阶段可达5～10ml/kg·h）。液体复苏时需设立复苏终点，每隔4～6小时评估液体需求，避免补液过度。复苏成功的指标包括尿量＞0.5～1ml/（kg·h）、平均动脉压＞65mmHg、心率＜120次/分、血尿素氮（BUN）＜7.14mmol/L（如果BUN＞7.14mmol/L，24小时内下降至少1.79mmol/L）、Hct在35%～44%。

2. 抑制胰腺外分泌和胰酶抑制剂

禁食及胃肠减压可减少胰腺分泌；H_2RA或PPI抑制胃酸分泌，从而间接抑制胰液分泌；生长抑素及类似物可以通过直接抑制胰腺外分泌而发挥作用，也可对抗SIRS，对于预防ERCP术后胰腺炎也有积极作用；蛋白酶抑制剂（乌司他丁、加贝酯）能够广泛抑制胰酶释放和活性，稳定溶酶体膜，改善胰腺微循环，减少并发症。

3. 抗生素

预防性应用抗菌药物一直存在着争议，胆源性AP可使用抗生素预防感染。在评估胰腺坏死范围的基础上，可酌情使用抗菌药物，可先经验性使用抗菌药物，再根据穿刺液结果选择针对性的抗菌药物。抗菌药物的应用应遵循“降阶梯”策略，选择抗菌谱为以针对革兰氏阴性菌和厌氧菌为主、脂溶性强、可有效通过血胰屏障的药物，如碳青霉烯类、喹诺酮类、第三代头孢菌素、甲硝唑等，疗程为7～14天，特殊情况下可延长应用。

4. 营养支持

初期需要禁食，避免刺激胰液分泌，使肠道休息。MAP患者在可耐受的情况下依病情尽早开放饮食。MSAP和SAP患者无法耐受经口饮食，需放置胃肠道营养管进行肠内营养。肠内营养的时机视病情的严重程度和胃肠道功能的恢复情况来定，只要患者胃肠动力能够耐受，建议尽早实行肠内营养（入院后24～72小时）。早期肠内营养有助于保护肠黏膜屏障、减少菌群移位、降低感染以及其他严重并发症的风险。

5. 镇痛

止痛是AP的重要辅助治疗措施，可根据病情慎重选择止痛药物，如盐酸布桂嗪（强痛定）、盐酸哌替啶（杜冷丁）等。不推荐应用吗啡类药物或抗胆碱药，如阿托品、山莨菪碱（654-2）等，因吗啡类会收缩奥迪括约肌，抗胆碱药则会诱发或加重肠麻痹。

6. 器官保护

发生ARDS要及时采用机械通气呼吸机支持治疗。肾衰竭需连续性肾脏替代治疗（CRRT），同时需注意血源性感染的风险。出现肝功能异常时可予以保肝药物，DIC时可使用肝素，上消化道出血可应用 PPI。还应特别注意维护肠道功能，因肠黏膜屏障的稳定对于减少全身并发症有重要作用。

7. 内镜治疗

不伴胆总管结石嵌顿或急性胆管炎的胆源性 AP，不建议急诊行 ERCP，伴有胆总管结石嵌顿且有急性胆管炎的 AP，入院 24 小时内施行 ERCP；明确胆总管结石嵌顿但无明确胆管炎的患者，入院 72 小时内施行 ERCP。同时合并胆囊结石者，应行胆囊切除术，避免 AP 再次发作及减少相关并发症。

8. 局部并发症处理

未感染的 APFC 和 ANC 无需干预，或待 PPC 形成后（>6 周），行引流术；如合并感染者，应尽早穿刺引流。有症状或合并感染、直径>6cm 的 PPC 及 WON 可行微创引流治疗。在引流之前需排除囊性肿瘤、假性动脉瘤、肠憩室及非炎症性的液体积聚等情况。引流方法包括 CT/US 引导下的经皮引流术、EUS 引导下的经胃/十二指肠引流术以及腹腔镜下清创术等。当引流量<10ml/24h，复查 CT 确定腔隙减少、消失、无胰瘘时可拔管。

9. 其他治疗

胰性脑病治疗的关键是及时有效控制病情，给予维生素 B_1 有助于改善胰性脑病症状；ACS 应进行液体管理、肠道功能维护和胰周液体引流。若外引流无效，还可使用 CRRT、微创减压及开腹减压术等。

七、中医辨证论治及康复治疗

（一）中医辨证要点

1. 辨寒热虚实

腹痛拘急冷痛，疼痛暴作，痛无间断，腹部胀满，肠鸣切痛，遇冷痛剧，得热则痛减者，为寒痛；腹痛灼热，时轻时重，腹胀便秘，得凉痛减者，为热痛；痛势绵绵，喜揉喜按，时缓时急，痛而无形，饥则痛增，得食痛减者，为虚痛；痛势急剧，痛时拒按，痛而有形，疼痛持续不减，得食则甚者，为实痛。

2. 辨在气在血

腹痛胀满，时轻时重，痛处不定，攻撑作痛，得嗳气矢气则胀痛减轻者，为气滞痛；腹部刺痛，痛无休止，痛处不移，痛处拒按，入夜尤甚者，为血瘀痛。

3. 辨急缓

突然发病，腹痛较剧，伴随症状明显，因外邪入侵，饮食所伤而致者，属急性腹痛；发病缓慢，病程迁延，腹痛绵绵，痛势不甚，多由内伤情志，脏腑虚弱，气血不足所致者，属慢性腹痛。

（二）中医证治分型

1. 肝郁气滞证

主症：①脘腹胀痛；②腹胀得矢气则舒。

次症：①善太息；②恶心或呕吐；③嗳气；④大便不畅。

舌脉：舌淡红，苔薄白或薄黄；脉弦紧或弦数。

治法：疏肝解郁，理气通腑。

主方：柴胡疏肝散。

常用药：陈皮（醋炒）、柴胡、川芎、香附、枳壳（麸炒）、芍药、炙甘草。

加减：因胆道蛔虫病引起者加乌梅、苦楝根皮；痛甚加青皮、佛手、延胡索；大便干结者加芦荟、芒硝。

2. 肝胆湿热证

主症：①脘腹胀痛；②大便黏滞不通。

次症：①胸闷不舒；②发热；③烦渴引饮；④小便短黄；⑤身目发黄。

舌脉：舌质红，苔黄腻或薄黄；脉弦数。

治法：清热化湿，利胆通腑。

主方：茵陈蒿汤合龙胆泻肝汤。

常用药：茵陈、大黄（后下）、栀子、龙胆（酒炒）、黄芩（酒炒）、山栀子（酒炒）、泽泻、木通、车前子、当归、生地黄、柴胡、甘草。

加减：黄疸热重者加蒲公英、败酱草、紫花地丁；大便黏滞不爽者加滑石、薏苡仁。

3. 腑实热结证

主症：①腹满硬痛拒按；②大便干结不通。

次症：①日晡潮热；②胸脘痞塞；③呕吐；④口臭；⑤小便短赤。

舌脉：舌质红，苔黄厚腻或燥；脉洪大或滑数。

治法：清热通腑，内泻热结。

主方：大柴胡汤合大承气汤。

常用药：柴胡、枳实、半夏、黄芩、生大黄（后下）、芒硝（冲）、白芍、栀子、连翘、桃仁、红花、厚朴、黄连。

加减：呕吐重者加紫苏梗、竹茹。

4. 瘀毒互结证

主症：①腹部刺痛拒按，痛处不移；②大便燥结不通。

次症：①躁扰不宁；②皮肤青紫有瘀斑；③发热；④小便短涩。

舌脉：舌质红或有瘀斑；脉弦数或涩。

治法：清热泻火，祛瘀通腑。

主方：泻心汤或大黄牡丹汤合膈下逐瘀汤。

常用药：大黄、黄连、黄芩、当归、川芎、桃仁、红花、赤芍、延胡索、生地黄、丹参、厚朴、炒五灵脂、牡丹皮、水牛角（先煎）、芒硝（冲）。

加减：便血或呕血者加三七粉、茜草根；瘀重者加三棱、莪术。

5. 内闭外脱证

主症：①意识模糊不清；②大便不通。

次症：①肢冷抽搦；②呼吸喘促；③大汗出；④小便量少甚或无尿。

舌脉：舌质干绛，苔灰黑而燥；脉微欲绝。

治法：通腑逐瘀，回阳救逆。

主方：小承气汤合四逆汤。

常用药：生大黄（后下）、厚朴、枳实、熟附子、干姜、甘草、葛根、赤芍、红花、生晒参（另炖）、赭石（先煎）、生牡蛎（先煎）。

加减：大便不通者加芒硝；汗多亡阳者加煅龙骨、煅牡蛎。注：禁饮食者，可置空肠营养管，推注食物及相关药物。

（三）康复治疗

1. 肝郁脾虚证

主症：①胁腹胀满；②便溏；

次症：①纳呆；②恶心；③善太息。

舌脉：舌苔薄白或白腻；脉弦缓。

治法：疏肝健脾，和胃化湿。

主方：柴芍六君子汤。

常用药：人参、炒白术、茯苓、陈皮、姜半夏、炙甘草、柴胡、炒白芍、钩藤。

加减：食积者加焦三仙、莱菔子；腹胀明显者加莱菔子、木香。

2. 气阴两虚证

主症：①少气懒言；②胃脘嘈杂。

次症：①神疲；②口燥咽干；③饥不欲食；④大便干结。

舌脉：舌淡红少苔或无苔；脉细弱。

治法：益气生津，养阴和胃。

主方：生脉散或益胃汤。

常用药：人参、五味子、沙参、麦冬、冰糖、细生地、玉竹。

加减：口渴明显者加玄参、天花粉。

八、预后与预防

轻型胰腺炎预后良好，胰腺内、外分泌功能均可完全恢复正常。重症患者病死率约为15%，患者容易发生胰腺假性囊肿、脓肿和脾静脉栓塞等并发症，遗留不同程度的胰腺功能不全。未去除病因的部分患者可经常复发AP，反复炎症可演变为慢性胰腺炎。积极治疗胆胰疾病，适度饮酒及进食，部分患者需严格戒酒。

第二节　慢性胰腺炎

一、概　　述

慢性胰腺炎（chronic pancreatitis，CP）是一种由遗传、环境等因素引起的胰腺组织进行性慢性炎症性疾病，病理特征为胰腺腺泡萎缩、破坏和间质纤维化。临床以反复发作的上腹疼痛和（或）胰腺内、外分泌功能不全为主要症状，可伴有胰管结石、胰腺实质钙化、胰管狭窄、胰管不规则扩张、胰腺假性囊肿形成等。全球发病率为每年 4.4/100 000～11.9/100 000，亚洲人群居高，印度最多见，我国患病率约为 13/100 000，呈增长趋势，以男性为主，约为女性的 2 倍。CP 的病因包括吸烟、饮酒、遗传、高脂血症、高钙血症、胰腺先天性解剖异常、胰腺外伤或手术、自身免疫性疾病等，其中大量饮酒和遗传为主要致病因素，西方国家以饮酒为主，而我国遗传因素占主导地位，常见易感基因包括 *PRSS1*、*SPINK1*、*CTRC* 和 *CFTR* 等。另外，复发性胰腺炎（RAP）是 CP 的高危因素，约 1/3 的 RAP 最终演变为 CP。CP 属中医“胃脘痛”“腹痛”“胁痛”“结胸”等病证范畴。《素问・痹论》记载：“饮食自倍，肠胃乃伤。”指出饮食导致胃脘痛。中医学认为，本病的病因主要是肝脾气机郁滞，导致热、湿、瘀蕴结中焦。在饮食、虫扰、情志等诱因的作用下，最初出现肝、胆、脾、胃功能失调，肝失条达，疏泄不利，脾失健运，升降失和，而致气机不畅，继而气滞血瘀，生湿蕴热，邪热壅塞，表现为以肝郁气滞、脾胃湿热蕴结为主的证候，出现疼痛、泄泻等症，如正不胜邪，可发生厥脱重证。

二、临 床 表 现

CP 的组织及功能变化大多不可逆转，但临床表现却不是进行性恶化。症状呈慢性过程，间歇加重。

（一）腹痛

腹痛是最常见的临床症状，位于上腹部，向腰背部放射。腹痛可分为间歇性腹痛和持续性腹痛，前者表现间断发作的疼痛，发作间歇期无不适症状，可持续数月至数年；后者表现为长期连续的疼痛和（或）频繁的疼痛加重。我国 CP 患者以间歇性腹痛为主（80%以上），约 10%的患者无腹痛症状。

（二）胰腺内外分泌功能不全

胰腺外分泌功能不全早期可无任何临床症状，后期可出现腹胀、恶心等消化不良症状，以及体重减轻、营养不良等；只有外分泌功能下降至 10%时才会出现脂肪泻。胰腺内分泌功能不全可表现为糖耐量异常或糖尿病，我国 CP 患者糖尿病发生率为 28.3%。

（三）体征

上腹部压痛，急性发作时有腹膜刺激征。消化吸收功能障碍可导致消瘦、营养不良，青少年患者可影响发育。当并发巨大胰腺假性囊肿时，腹部可触及包块。当胰头显著纤维化或假性囊肿压迫胆总管下段时，可出现皮肤巩膜黄疸。

三、并　发　症

CP 可并发假性囊肿、胆总管狭窄、十二指肠梗阻、胰瘘、胰源性门静脉高压、胰源性胸腔积液及腹水、假性动脉瘤等并发症，有进展为胰腺癌的风险。

四、辅 助 检 查

（一）实验室检查

1. 胰腺外分泌功能测定

包括直接试验和间接试验。直接试验最敏感、最特异，但成本高，属侵入性检查，临床应用受限。间接试验包括粪便检测、呼气试验、尿液试验和血液检测，其敏感性和特异性相对不足，常用的检测方法有粪便弹性蛋白酶-1 检测、^{13}C 混合甘油三酯呼气试验。

2. 胰腺内分泌功能测定

CP 时胰腺内分泌功能异常包括糖耐量异常及血胰岛素、C 肽和血浆胰多肽减少。继发于 CP 的糖尿病归类为Ⅲc 型，诊断标准为糖化血红蛋白≥6.5%，空腹血糖≥7mmol/L。但只有晚期（胰腺功能损失 90%以上）方出现变化，敏感度低。

3. 其他

实验室检查急性发作期时血清 AMY、LPS 可升高；胰源性胸腔积液及腹水中 AMY 明显升高。血清 CA199 明显升高，应警惕并发胰腺癌。其他指标如 IgG4、血钙、血脂、甲状旁腺素、病毒等检查有助于明确 CP 病因。脂溶性维生素、血清白蛋白、前白蛋白、镁、视黄醇结合蛋白等指标有助于判断机体的营养状况。

（二）影像学检查

1. 腹部 X 线平片

腹部 X 线检查简单、无创、价格便宜。部分患者可见胰腺区域的钙化灶、阳性结石影。

2. 腹部超声

可见胰腺区伴声影的高回声病灶、胰管形态变化等。因其敏感性不高，仅作为初筛检查。此外，对于假性囊肿并发症具有一定的诊断意义。

3. CT/MRI

CT 典型表现为胰腺钙化、胰管扩张、胰腺萎缩，其诊断的敏感性及特异性分别为 80%、90%以上。CT 是显示胰腺钙化的最优方法。MRI 对 CP 的诊断价值与 CT 相似，对胰腺实质改变检测敏感，但对钙化和结石的显示不如 CT。MRCP 主要用于检查胆、胰管的病变，如主胰管扩张、胰腺先天变异、胆管扩张或狭窄等。

（三）内镜检查

EUS 主要表现为胰腺实质异常及胰管异常，如胰管结石或胰腺钙化、胰管狭窄、胰管扩张等。EUS 敏感性高，对早期诊断具有优势。EUS-FNA 主要用于肿块型 CP 与胰腺癌的鉴别。ERCP 是诊断 CP 的重要依据，但因其为有创性检查，目前仅在诊断困难或需要治疗操作时选用。依据剑桥分型，CP 可分为：轻度 CP，分支胰管病变（超过 3 个），主胰管正常；中度 CP，主胰管病变，伴或不伴分支胰管病变；重度 CP，主胰管阻塞、严重不规则扩张、结石，有假性囊肿形成。另外，术中组织及细胞学检查有助于鉴别胆管狭窄的良恶性。

（四）病理学

CP 的基本组织学改变为胰腺腺泡组织的减少和纤维化。根据组织病理改变可分为钙化性 CP、阻塞性 CP 和炎症性 CP。钙化性 CP 最多见，表现为散发性间质纤维化及胰管内蛋白栓子、结石形成及胰管损伤。阻塞性 CP 因主胰管局部阻塞、胰管狭窄致近端扩张和腺泡细胞萎缩，由纤维组织取代。炎症性 CP 表现为胰腺组织纤维化和萎缩及单核细胞浸润。

五、诊断和鉴别诊断

（一）诊断

早期 CP 很难确诊，主要诊断依据：影像学典型表现；病理学典型改变。次要诊断依据：反复发作上腹痛；血 AMY 异常；胰腺外分泌功能不全表现；胰腺内分泌功能不全表现；基因检测发现明确致病突变；大量饮酒史。主要诊断依据满足 1 项即可确诊； 影像学或组织学呈现不典型表现，同时次要诊断依据至少满足 2 项亦可确诊。根据临床表现、形态学改变和胰腺内外分泌功能受损程度，CP 分为五期（表 7-3）。

表 7-3 CP 的临床分期

临床分期	临床特征
0 期（亚临床期）	无症状
1 期（无胰腺功能不全）	腹痛或急性胰腺炎
2 期（部分胰腺功能不全）	胰腺内分泌或外分泌功能不全
3 期（完全胰腺功能不全）	同时出现胰腺内、外分泌功能不全
4 期（无痛终末期）	同时出现胰腺内、外分泌功能不全，且无疼痛症状

（二）鉴别诊断

1. 胰腺癌

胰腺癌常合并 CP，而 CP 也可演化为胰腺癌，因此两者鉴别困难。需要结合肿瘤标志物、胰液检测以及 EUS-FNA 发现癌细胞等方法鉴别，PET-CT 也有助于确诊。

2. 消化性溃疡

十二指肠球后壁穿透性溃疡可与胰腺炎腹痛类似，胃镜有助于鉴别。

3. 小肠性吸收功能不良

临床可有脂肪泻、贫血与营养不良，可伴有腹部不适或疼痛、腹胀、胃酸减少或缺乏、舌炎、骨质疏松、维生素缺乏及低钙血症、低钾血症等。D-木糖试验有助于了解有无吸收不良，CP 患者主要呈消化不良，故 D-木糖试验结果正常。

4. 原发性胰腺萎缩

多见于老年患者，常表现为脂肪泻、体重减轻、食欲缺乏与全身水肿，影像学检查无胰腺钙化、胰管异常等，部分患者 CT 仅显示胰腺萎缩。

六、西医治疗

治疗原则为去除病因、控制症状、改善胰腺功能、治疗并发症和提高生活质量等。

（一）一般治疗

CP 患者需禁酒、戒烟，避免过量高脂、高蛋白饮食，适当运动。

（二）药物治疗

1. 急性发作期的治疗

治疗原则同急性胰腺炎。

2. 胰腺外分泌功能不全的治疗

主要应用外源性胰酶制剂替代治疗并辅助饮食疗法，有助于改善消化吸收不良、脂肪泻。比较理想的胰酶制剂应是肠溶型、含高活性脂肪酶、超微微粒型，建议餐中服用。

3. 止痛

（1）胰酶制剂等非镇痛药物

胰酶可抑制 CCK 的释放和胰酶分泌而缓解疼痛。H_2RA 或 PPI 可减少胰液分泌，降低胰管内压，减轻疼痛，可增加胰酶制剂的疗效。CCK 受体拮抗剂（丙谷胺 600mg/d）也有一定的疗效。如经治疗疼痛无改善甚或加重者，可试用生长抑素衍生物（奥曲肽）治疗。

（2）镇痛药物

治疗遵循 WHO 三阶梯治疗由弱到强原则，尽量口服给药。第一阶梯首选对乙酰氨基酚，其消化道不良反应较 NSAID 的发生率低；第二阶梯可选用弱阿片类镇痛药（如曲马多）；第三阶梯治疗选用阿片类止痛药，但应注意肠麻醉综合征。

（3）腹腔神经丛麻醉或内脏神经切除

上述方法不能缓解的非梗阻性疼痛者，可使用 CT 或 EUS 介导的腹腔神经丛阻滞治疗。

（4）ERCP

因胰管狭窄、胰管结石等引起的梗阻性疼痛，可行 ERCP 治疗。

（5）手术治疗

内科及介入治疗无效时可考虑手术治疗。

（三）内镜治疗

内镜治疗主要用于胰管梗阻、胰管结石、胰管狭窄、胆总管狭窄、胰腺假性囊肿的治疗。主要通过治疗性 ERCP 进行十二指肠乳头括约肌切开、鼻胆管和鼻胰管引流、胰管胆管支架置入和扩张、内镜下网篮取石及气囊扩张取石、碎石、囊肿引流等。内镜治疗是解决 CP 梗阻性疼痛的首选方法。内镜治疗后，临床上宜评估 6～8 周，如果疗效不满意，可考虑手术治疗。对于体积较小的主胰管结石，ERCP 可成功完成引流；对内镜取出困难的、大于 5mm 的胰管结石，可行体外冲击波碎石术（ESWL），碎石成功后可再行 ERCP 取石，ESWL+ERCP 的主胰管结石完全清除率达 70%以上，主胰管引流率达 90%。ESWL 术后并发症主要包括胰腺炎、出血、穿孔、感染等，发生率约为 6%，大多数经内科非手术治疗可痊愈。ERCP 胰管支架置入是主胰管狭窄最主要的治疗方法，首选单根胰管塑料支架，通常留置 6～12 个月，可定期更换。胆总管狭窄合并胆管炎、阻塞性黄疸或持续 1 个月以上者，可行胆道支架置入治疗，多根塑料支架或自膨式覆膜金属支架疗效相仿。

（四）外科治疗

手术的目的为解除胰管梗阻、缓解疼痛及保证胰液和胆汁流出的通畅。遵循个体化治疗原则，根据病因、胰管、胰腺及胰周脏器病变特点、手术者经验、并发症等因素进行术式选择。主要包括胰腺切除术、胰管引流术及联合术式三类。手术指征：非手术治疗或者内镜微创治疗不能缓解的顽固性疼痛；并发胆道梗阻、十二指肠梗阻、胰腺假性囊肿、胰源性门静脉高压伴出血、胰瘘、胰源性腹水、假性动脉瘤等，不适于内科及介入治疗或治疗无效者；怀疑恶变者；多次内镜微创治疗失败者。

七、中医辨证论治与康复治疗

（一）急性发作期

1. 肝郁气滞证

主症：①中上腹痛；②痛窜两胁、矢气则舒，忧思恼怒则剧。

次症：①抑郁易怒，善太息；②恶心呕吐；③嗳气呃逆；④大便不畅。

舌脉：舌淡红，苔薄白或薄黄；脉弦紧或弦数，左关脉明显。

治法：疏肝理气，行气通腑。

主方：柴胡疏肝散合清胰汤加减。

常用药：柴胡、川芎、枳壳、陈皮、甘草、香附、生大黄（后下）、郁金、木香、延胡索等。

2. 肝胆湿热证

主症：①上腹部及胁肋胀痛；②口苦呕恶。

次症：①小便黄赤；②大便不爽；③身热阴痒；④身目发黄。

舌脉：舌红苔黄腻；脉弦数或弦滑数，左关脉为主。

治法：清热利湿，通腑止痛。

主方：龙胆泻肝汤合茵陈蒿汤加减。便秘者用大柴胡汤合茵陈蒿汤。

常用药：茵陈、栀子、生大黄（后下）、龙胆、黄芩、泽泻、车前子、当归、生地黄、柴胡、枳实、黄连等。

3. 气滞血瘀证

主症：①腹部刺痛，痛连两胁；②痛处固定拒按。

次症：①疼痛夜甚；②腹部或有积块，质软不坚；③大便秘结；④抑郁易怒。

舌脉：舌质紫暗；脉弦细涩。

治法：行气活血，理气止痛。

主方：膈下逐瘀汤。

常用药：五灵脂、当归、川芎、桃仁、牡丹皮、赤芍、乌药、延胡索、甘草、香附、红花、枳壳、柴胡、郁金等。

4. 热结里实证

主症：①腹痛拒按；②壮热便结。

次症：①烦渴引饮；②小便短赤涩痛；③日晡潮热；④口干口臭。

舌脉：舌红苔黄燥或黄腻；脉滑数或沉紧、沉数有力。

治法：泻热通腑，消食导滞。

主方：大承气汤合保和丸。

常用药：生大黄（后下）、厚朴、枳实、芒硝（溶服）、栀子、连翘、黄芩、山楂、神曲、木香、丹参等。

（二）恢复期

1. 脾胃虚弱证

主症：①纳呆便溏；②胃脘胀满。

次症：①倦怠乏力；②面色萎黄；③少气懒言；④时而腹痛。

舌脉：舌质淡苔薄白，或舌边有齿痕；脉细弱或缓。

治法：健脾益气。

主方：参苓白术散；形寒肢冷者可合理中丸、小建中汤。

常用药：党参、白术、扁豆、莲子、甘草、山药、砂仁、薏苡仁、桔梗、大枣、陈皮等。

2. 气阴两虚

主症：①少气懒言；②自汗盗汗。

次症：①大便时泻时秘；②口渴引饮；③五心烦热；④乏力少神。

舌脉：舌质淡或红而少苔，脉细或细数。

治法：补气健脾，益气养阴。

主方：生脉散、合七味白术散。

常用药：人参、麦冬、五味子、茯苓、炒白术、甘草、藿香叶、木香、葛根、天花粉、黄芪等。

3. 癥积瘀结证

主症：①腹部积块；②胀满刺痛。

次症：①神倦乏力；②形体消瘦；③面色晦暗；④纳谷不佳。

舌脉：舌质紫暗或有瘀斑，舌下脉络曲张色青紫或紫暗，脉细涩。

治法：化癥消积。

主方：桂枝茯苓丸合膈下逐瘀汤。

常用药：桂枝、茯苓、桃仁、赤芍、牡丹皮、延胡索、蒲黄、五灵脂、乌药、香附、红花、枳壳、大黄、柴胡、郁金等。

4. 阴阳两虚证

主症：①形体羸弱；②形寒怕热。

次症：①溏泻无度，或见五更泻泄；②潮热盗汗或自汗；③少气懒言，腰膝酸软；④男子遗精阳痿，女子经闭。

舌脉：舌质淡或青黑，苔剥脱或无苔，脉沉细弱或虚大无力。

治法：滋阴补阳。

主方：肾气丸或二仙汤加味。

常用药：熟地黄、山药、山茱萸、茯苓、牡丹皮、泽泻、附片、肉桂、知母、当归、巴戟天、黄柏、仙茅、淫羊藿加减。

（三）康复治疗

1. 预防调摄

可饮食调理。热痛者忌食肥甘厚味、醇酒辛辣；食积者注意节制饮食，气滞者应保持心情舒畅。

2. 中医特色治疗

（1）针灸镇痛

根据辨证论治结果进行穴位加减，采用不同补泻手法，结合电针。每次取 6～12 个穴位，留针 30 分钟，每日 1～2 次，治疗 1～3 周。可以穴位注射，慢性疼痛患者可以揿针治疗。

（2）中药膏剂外敷

选择六合丹或自制活血止痛膏剂，根据疼痛的部位、积液、囊肿或包裹性坏死在腹腔的位置、腹腔间室综合征的分型，外敷在相应部位。每次 6～8 小时，每日 1 次。

（3）中药保留灌肠治疗

可以根据辨证论治结果选择相应处方，水煎取汁每次 100～150ml，进行保留灌肠治疗，每日 1～6 次或据病情增减次数。

（4）其他方法

可以选择腹部推拿疗法、穴位贴敷疗法、穴位注射疗法、按压、灸法、穴位埋线等方法，治疗长期疼痛的患者。

第三节 胰 腺 癌

一、概 述

胰腺癌（pancreatic carcinoma）主要指胰外分泌腺的恶性肿瘤，是最常见的胰腺恶性肿瘤，近年世界范围内发病率和死亡率均呈上升趋势。中国国家癌症中心最新统计数据显示，本病居中国城市男性恶性肿瘤发病率的第 8 位。男性发病率高于女性（1.3∶1）。45 岁以前发病罕见，70 岁以上人群中急剧增加。传统中医学对“胰腺癌”的证候描述归为“癥瘕”“积聚”“黄疸”“腹痛”“伏梁”等。胰腺癌多是由外感（寒湿、湿热）、饮食（脾虚、湿、痰）、情志（肝郁、气滞、热郁、血瘀）、内伤（先后天失养，多见于气虚阴虚）所致，其根本在于“脾虚”。正所谓“正气存内，邪不可干”，“邪之所凑，其气必虚”。脾胃为“后天之本”“气血生化之源”，五脏六腑、四肢百骸皆赖以所养，它是阴阳升降的枢纽。脾胃一旦受损，升降失和，纳运失职，就会导致湿浊内生，邪毒阻滞，与气血互结，积而成癌。

二、病因与机制

发病原因尚未完全阐明，一般认为本病是基因和环境多种因素共同作用的结果。遗传因素是胰腺癌发生、发展的最大危险因素，8%～10%的胰腺癌具有一级亲属患病家族史。患有 Peutz-Jegjers 综合征、遗传性胰腺炎、家族性恶性黑色素瘤的患者，胰腺癌的风险显著增加。其他环境危险因素包括吸烟、肥胖、酗酒等，接触萘酚胺及苯类化合物等化学制剂者，胰腺癌的发病率明显增加。糖尿病是胰腺癌的危险因素之一，特别是老年、低身体质量指数、无糖尿病家族史的患者，新发糖尿病时应注意随访并警惕胰腺癌的可能。

三、病理与分期

（一）分型

胰腺癌可以发生在胰腺的任何部位，但以胰头最多见，占 60%～70%；胰体尾癌占 20%～25%；全胰癌占 5%～10%。胰腺癌主要起源于三种上皮细胞，即腺泡细胞、导管细胞和内分泌细胞，非上皮源性的胰腺癌罕见。85%～90%起源于腺管上皮细胞。根据 WHO 组织学分型，本病分为导管腺癌、腺鳞癌和鳞癌、胶样癌、肝样腺癌、髓样癌、浸润性微乳头状癌、印戒细胞癌、未分化癌等。

（二）转移方式

胰腺癌生长较快，且胰腺血管、淋巴管丰富，腺泡又无包膜，易发生早期转移；转移的方式有直接蔓延、淋巴转移、血行转移和沿神经鞘转移四种。胰体尾癌转移更广泛，癌可直接蔓延至胆总管末端、胃、十二指肠、左肾、脾及邻近大血管；经淋巴管转移至邻近器官、肠系膜及主动脉周围等处的淋巴结；血循环转移至肝、肺、骨、脑和肾上腺等器官；也常沿神经鞘浸润或压迫腹腔神经丛，引起顽固剧烈的腹痛和腰背痛。

（三）分期

胰腺癌分期采用 TNM 分期系统（UICC/AJCC 第 8 版）：T0 无原发肿瘤证据；Tis 为原位癌；T1 肿瘤最大径≤2cm（T1a≤0.5cm，0.5cm＜T1b＜1cm，1cm≤T1c≤2cm）；T2 2cm＜肿瘤最大径≤4cm；T3 肿瘤最大径＞4cm；T4 肿瘤不论大小，侵及腹腔干、肠系膜上动脉和（或）肝总动脉。N0 为无区域淋巴结转移，N1 为 1～3 个区域淋巴结转移；N2 为≥4 个区域淋巴结转移。M0 为无远处转移；M1 有远处转移。根据肿瘤大小、淋巴结及远处转移的病理分期：0 期：$TisN_0M_0$；ⅠA 期：$T_1N_0M_0$；ⅠB 期：$T_2N_0M_0$；ⅡA 期：$T_3N_0M_0$；ⅡB 期：$T_{1\sim3}N_1M_0$；Ⅲ期：$T_{1\sim3}N_2M_0$ 或 $T_4N_xM_0$；Ⅳ期：$T_xN_xM_1$。

四、临床表现

胰腺癌起病隐匿，早期症状不典型，常表现为上腹部不适、腰背部痛、消化不良或腹泻等，易与其他消化系统疾病相混淆。患者食欲减退，体重下降，出现症状时大多已属中、晚期。胰腺癌的临床表现取决于癌肿的部位、病程早晚、胰腺破坏的程度、有无转移以及邻近器官累及的情况。其临床特点是整个病程短、病情发展快和迅速恶化。

（一）症状

1. 腹痛

约半数以上患者出现腹痛，多数由轻逐渐加重。腰背痛常见，进展期更加剧烈，或限于两季肋部呈束带状，提示癌肿沿神经鞘向腹膜后神经丛转移。典型胰腺癌的腹痛常在仰卧时加重，坐起或向前弯腰、屈膝可减轻疼痛，有时患者夜间辗转不眠，可能是由癌肿浸润压迫腹腔神经丛所致。

2. 体重减轻

胰腺癌造成的体重减轻突出，伴有衰弱、乏力等症状。主要原因是食欲缺乏，或因进食后上腹部不适或诱发腹痛而不愿进食。此外，胰腺外分泌功能不良或胰液经胰腺导管流出受阻，影响消化和吸收功能。

3. 黄疸

黄疸是胰头癌的突出症状，由胰头癌压迫或浸润胆总管引起，呈进行性加深，伴有皮肤瘙痒，尿色如浓茶，粪便呈陶土色。

4. 其他

包括持续性或间歇性低热、症状性糖尿病、游走性或多发性血栓性静脉炎、精神症状等。

（二）体征

常见体征包括皮肤、巩膜黄染，腹部触及包块，上腹部压痛等。胰头癌患者可触及肿大的胆囊，称为 Courvoisier 征，对胰头癌有一定的诊断意义。部分胰体尾癌压迫脾动脉或腹主动脉时，可在左上腹或脐周闻及血管杂音。晚期因腹腔积液而出现叩诊移动性浊音。少数患者可有锁骨上淋巴结肿大。

五、辅助检查

（一）实验室检查

1. 肿瘤学标志物

CA199 是目前最常用的胰腺癌诊断标志物，灵敏度和特异度分别为 78.2%和 82.8%；排除胆道梗阻或胆道系统感染等因素应高度怀疑胰腺癌。约 10%的胰腺癌患者呈 Lewis 抗原阴性，CA199 不升高，需结合其他肿瘤标志物（CA242、CA50、CEA）协助诊断。

2. 胰腺癌基因标志物

因肿瘤的发生均先有基因异常，故联合检测 *K-ras* 基因、*p53* 基因、*p16* 抑癌基因以及端粒酶活性有助于胰腺癌的早期诊断，有利于指导胰腺癌的基因治疗。

（二）影像学检查

影像学主要用于胰腺癌的初步诊断、术前分期和评估随访。协助诊断胰腺癌的医学影像学技术和手段较多，选择时应遵循“完整（显示整个胰腺）、精细（层厚 2～3mm 的薄层扫描）、动态（动态增强、定期随访）、立体（多轴面重建，全面了解毗邻关系）”的基本原则。增强三维动态 CT 薄层扫描是目前诊断胰腺癌最常用的方法，能清晰显示肿瘤的大小、位置、密度及血供情况，并依此判断肿瘤与血管（必要时采用计算机断层血管成像）、邻近器官的毗邻关系，评估肿瘤的可切除性及新辅助治疗的效果。MRI 可清晰地显示胰腺周围淋巴结和肝内有无转移病灶。MRCP 与 MRI 薄层动态增强联合应用，有助于明确胰腺为囊性还是实性病变（尤其是囊腺瘤、导管内乳头状瘤等的鉴别诊断），并进一步明确胰管、胆管的扩张及受累情况，诊断价值更高。PET-CT 可显示肿瘤的代谢活性和代谢负荷，发现胰腺外周转移、在评价全身肿瘤负荷方面具有明显优势。一系列新型正电子放射性药物可提高肿瘤诊断的特异性，可更早期、更准确地体现肿瘤对治疗的反应性。

（三）内镜检查

EUS 能避免胃肠道气体和腹壁脂肪的干扰，对胰腺癌的诊断有较大的价值，可准确描述是否有区域淋巴结转移及血管累及。EUS-FNA 是目前胰腺癌定位和定性诊断最准确的方法。近年来，基于 EUS 的肿瘤弹性应变率检测，可辅助判断胰腺癌间质的含量，指导临床药物的选择。

六、诊断与鉴别诊断

根据临床表现及明确的胰腺癌影像学证据做出临床诊断，而组织病理学和（或）细胞学证据是确诊胰腺癌的唯一依据。本病的早期诊断困难，因此重视胰腺癌高危人群的随访，有针对性地进行筛查和监测，有望提高早期胰腺癌的诊断率。胰腺癌需要与自身免疫性胰腺炎、慢性胰腺炎、壶腹癌、胆总管癌等相鉴别。

七、西 医 治 疗

胰腺癌的治疗包括手术治疗、放疗及化疗、内镜治疗、介入治疗、生物治疗和支持治疗等。

（一）外科手术

手术治疗至今仍是唯一能治愈胰腺癌的方法，只要条件许可应力争根治性切除。可切除胰腺癌定义：通过影像学检查，判断肿瘤可根治切除的标准是无远处转移，肿瘤未浸润动脉（腹腔干、肠系膜上动脉或肝总动脉），且肿瘤未浸润肠系膜上静脉和门静脉，或紧贴肠系膜上静脉和门静脉≤180°且轮廓正常。手术方式包括胰十二指肠切除术（Whipple 手术）、胰体尾和脾切除术以及全胰切除术。对于临界可切除的胰腺癌推荐新辅助放化疗可提高手术切除率。临界可切除胰腺癌定义：肿瘤无远处转移；肠系膜上静脉-门静脉系统肿瘤侵犯有节段性狭窄、扭曲或闭塞，但切除后可安全重建；胃、十二指肠动脉侵犯达肝动脉水平，但未累及腹腔干；肿瘤侵犯肠系膜上动脉未超过周径的 180°。

（二）放疗及化疗

1. 辅助放化疗

与单纯手术相比，术后辅助化疗具有明确的疗效，可以防止或延缓肿瘤复发，提高术后长期生存率，因此，积极推荐术后实施辅助化疗，且辅助治疗应在术后 12 周内开始。辅助放疗的治疗体积应基于手术前 CT 扫描结果或手术置入的银夹来确定。标准放疗体积（CTV）应包括原发肿瘤床和区域高危淋巴结区。对残端阳性部位建议适度提高剂量。化疗药物包括吉西他滨、替吉奥、氟尿嘧啶、卡培他滨等（具体方案参见《中国临床肿瘤学会（CSCO）中国胰腺癌诊疗指南 2020》）。通过新辅助治疗仍不能手术切除或不能耐受手术的患者，即采用晚期胰腺癌的一线化疗方案。

2. 转移性胰腺癌的治疗

以化疗为基础的综合治疗有利于减轻症状、延长生存期和提高生活质量。一线化疗方案应根据患者的体能状态进行选择，对于体能状态良好的患者，可考虑联合方案，体能状态较差的患者选择单药化疗或支持治疗；对于一线化疗后体能状态仍能耐受化疗的患者，推荐二线化疗。对于远处转移（转移灶数目及器官有限）的胰腺癌患者，可通过照射原发灶或转移灶，实施缓解梗阻、压迫或疼痛以及提高肿瘤局部控制为目的的放射治疗。

（三）内镜治疗

内镜治疗包括 ERCP、EUS 等相关技术治疗胰腺癌所致的胆道梗阻和消化道梗阻。ERCP 治疗方案包括：内镜下鼻胆管引流术（ENBD）、内镜逆行胰胆管支架引流术（ERPD、ERBD）等；对于 ERCP 插管失败的病例可行 EUS 引导下胆道引流术（EUS-BD）。另外，EUS 引导下腹腔神经丛阻滞术（EUS-CPN）可通过向腹腔动脉干根部两侧腹腔神经节注射化学药物起到阻滞神经或使神经坏死，缓解胰腺癌晚期癌痛的作用，该方法是安全、高效、经济的镇痛方案。常用的药物有无水乙醇和（或）布比卡因（或利多卡因），酌情加用糖皮质激素。对于晚期胰腺癌所致的消化道梗阻可通过内镜在 X 线监视下行十二指肠自膨式金属支架置入术。

（四）介入治疗

不可逆电穿孔（纳米刀）治疗是一种全新的肿瘤消融技术，它通过释放高压脉冲在肿瘤细胞上形成纳米级永久性穿孔，破坏细胞内平衡，使细胞快速凋亡。特点：消融具有选择性，只破坏肿瘤细胞，不伤及血管壁、神经、胆管、肠管、输尿管，消融区界限清楚；消融不产生热量，不受邻近的大血管血流所影响；导致细胞凋亡；激发抗肿瘤免疫反应；治疗时间极短；消融过程可在 US、CT 或 MRI 上清楚显示，主要适用于局部晚期胰腺癌。电场疗法是一种通过便携式、无创的医疗器械实施的疗法，其原理是通过低强度、中频（200kHz）交流电场，作用于增殖癌细胞的微管蛋白，干扰肿瘤细胞有丝分裂，使受影响的癌细胞凋亡并抑制肿瘤生长，已经成为继手术、放疗、药物治疗之后的全新肿瘤治疗手段。其他方法包括瘤内注射治疗、动脉插管化疗、腔内近程放疗等。

（五）生物治疗

常用的抗肿瘤生物制剂有胸腺肽与转移因子、干扰素、白细胞介素-2、肿瘤坏死因子、LAK 细胞、TIL 细胞等，但未见单独应用有效的报告。

（六）支持治疗

支持治疗对晚期胰腺癌及术后患者均十分重要，可选用静脉高能营养和氨基酸液输注以改善营养状况，给予多种维生素及胰酶片、多酶片等口服。中链脂肪酸可减轻脂肪泻。

八、中医辨证论治和康复治疗

（一）中医辨证要点

1. 腹痛的辨别

疼痛多位于上腹部偏左或左侧胁肋部。上腹闷胀、痞满、隐隐作痛或胀痛，时轻时重者，多属于气滞；腹痛明显，持续难以缓解，按之痛甚者，多属于气滞血瘀；如伴有黄疸、发热、舌黄腻者，为湿热瘀毒。

2. 黄疸辨别

黄疸色深、大便灰白、上腹可扪及肿块者，为湿热瘀毒。

3. 消瘦的辨别

出现消瘦、乏力、体重明显减轻者，属正气已虚；若见形销骨立，为气血大伤，正气衰败之象。

（二）中医证治分型

1. 肝脾不调证

主症：①上腹痞满；②易怒。

次症：①上腹隐痛；②纳食减少；③大便异常；④体乏无力。

舌脉：舌淡红，苔薄白或薄黄；脉弦。

治法：疏肝理气，健脾助运。

主方：四逆散合逍遥散加减。

常用药：柴胡、枳实、生白芍、生甘草、当归、郁金、香附、茯苓、白术、党参。

加减：食积腹胀者，加神曲、山楂、莱菔子、鸡内金；纳呆脘痞明显者，加砂仁、蔻仁、大腹皮；脾虚湿甚者，加薏苡仁、人参、黄芪。

2. 气滞血瘀证

主症：①腹痛夜重；②结节状肿块。

次症：①仰卧痛重；②痛及腰背；③纳少乏力；④肝胆肿大。

舌脉：舌质紫暗或有瘀斑；脉弦涩。

治法：理气活血，软坚散结。

主方：膈下逐瘀汤。

常用药：桃仁、红花、当归、川芎、五灵脂、赤芍、香附、枳壳、延胡索、鳖甲。

加减：疼痛明显者，加蒲黄、川楝子、制香附、制没药；肿块明显者，加三棱、莪术、穿山甲。

3. 湿热瘀毒证

主症：①黄疸日深；②腹痛肿块。

次症：①皮肤瘙痒；②大便灰白；③小便黄赤；④发热烦渴。

舌脉：舌苔黄腻；脉弦滑。

治法：茵陈蒿汤合五味消毒饮加减。

主方：大柴胡汤合大承气汤。

常用药：茵陈蒿、栀子、大黄、蒲公英、紫花地丁、紫背天葵、金银花、野菊花、丹参、白花蛇舌草。

加减：黄疸明显者，加虎杖、郁金；肿块明显者，加三棱、莪术；腹胀明显者，加枳实、厚朴、大腹皮。

4. 热毒伤阴证

主症：①神疲羸瘦；②五心烦热。

次症：①肿块增大；②腹大胀满；③口干舌燥；④大便干燥。

舌脉：舌质红少津；脉细数。

治法：清热解毒，养阴散结。

主方：犀角地黄汤合增液汤加减。

常用药：水牛角、生地黄、赤芍、牡丹皮、麦冬、玄参、鳖甲、三棱、莪术。

加减：毒盛者，可加白花蛇舌草、土茯苓、半枝莲；伴有气虚者可加黄芪、太子参；阴虚重者，加西洋参、天花粉、石斛、玉竹；神志不清者，可用安宫牛黄丸、紫雪丹以清心开窍；呕血便血者，用药同湿热瘀毒证。晚期出现阴损及阳、阴阳俱损者，可予参附汤合生脉散。

（三）康复治疗

1. 药物康复

早期发现并行手术治疗或化疗后，可用扶正驱邪的方药予以治疗。扶正类如气虚者可用人参、黄芪、白术、薏苡仁、茯苓、黄精等药；阴虚者可用西洋参、天冬、麦冬、生地黄、玄参、枸杞子等药；阳虚者可用仙茅、淫羊藿、肉苁蓉、补骨脂等药。驱邪类如清热解毒可用黄连、白花蛇舌草、栀子、黄芩、蒲公英等；活血化瘀类如丹参、莪术、地鳖虫、穿山甲等；根据辨证加以选用，可长期服用，以期延长生命。

2. 食疗康复

云芝 30g，煎服代茶，2～3 周为 1 个疗程。生薏苡仁 30g，加粳米 70g，煮粥服用，每日 1 次。至灵胶囊，每次 3 粒，每日 3 次吞服。五米粥（薏苡仁、高粱米、芡实米、莲子米、赤小豆各 15g）煮成粥，早、晚各 1 碗，有健脾益气、和胃强身之功。此外，常吃有抗癌作用的蔬菜和水果，如胡萝卜、大白菜、菠菜、芹菜、番茄、香菇、木耳、大蒜、洋葱等。

3. 心理康复

给患者一个安定的社会环境、温暖和睦的家庭生活，患者自己要保持愉快的乐观心境，坚定的信念，树立战胜疾病的决心，这些都有助于癌症患者的康复。

参 考 文 献

杜奕奇，陈其奎，李宏宇，等，2019. 中国急性胰腺炎诊治指南（2019 年，沈阳）［J］. 临床肝胆病杂志，35：2706-2711.

葛均波，徐永健，王辰，2018. 内科学［M］. 9 版. 北京：人民卫生出版社：429-444.

李乾构，周学文，单兆伟，2001. 实用中医消化病学［M］. 北京：人民卫生出版社：856-864.

林果为，王吉耀，葛俊波，2017. 实用内科学［M］. 15 版. 北京：人民卫生出版社：1644-1659.

林三仁，2009. 消化内科学高级教程［M］. 北京：人民军医出版社：236-247.

刘凤斌，胡玲，陈苏宁，等，2019. 消化系统常见病慢性胰腺炎中医诊疗指南（基层医生版）［J］. 中华中医药杂志，34：5785-5789.

刘凤斌，胡玲，陈苏宁，等，2020. 消化系统常见病急性胰腺炎中医诊疗指南（基层医生版）［J］. 中华中医药杂志，35：1906-1913.
唐文富，2020. 慢性胰腺炎中西医结合诊疗共识意见（2020）［J］. 中国中西医结合消化杂志，28：731-739.
王永炎，严世芸，2016. 实用中医内科学［M］. 2 版. 北京：人民卫生出版社：286.
于皆平，沈志祥，罗和生，2017. 实用消化病学［M］. 3 版. 北京：科学出版社：922-981.
张声生，李慧臻，2017. 急性胰腺炎中医诊疗专家共识意见（2017）［J］. 临床肝胆病杂志，33：2052-2057.
中国抗癌协会胰腺癌专业委员会，2020. 中国胰腺癌综合诊治指南（2020 版）［J］. 中华外科杂志，59：81-100.
中国临床肿瘤学会指南工作委员会，2020. 中国临床肿瘤学会（CSCO）胰腺癌诊疗指南 2020［M］. 北京：人民卫生出版社：1-100.
中华中医药学会，2007. 中医胰腺癌诊疗指南（草案）［C］//中华中医药学会，2007 国际中医药肿瘤大会会刊. 重庆：中华中医药学会：4.
邹文斌，吴浩，胡良皞，等，2018. 慢性胰腺炎诊治指南（2018 年，广州）［J］. 中华消化杂志，38：739-746.

（赵　磊　张　弓　刘　定　刘沙沙）

第八章

消化内镜手术围手术期处理

现代医学已经发展到微创治疗时代，消化内镜手术是临床应用最广泛的微创技术之一。随着内镜仪器设备和操作技术的进步，越来越多的传统外科手术被取而代之。目前，已经发展成熟并应用于临床的消化内镜技术有超声内镜技术（EUS）、内镜黏膜下剥离术（ESD）、内镜下黏膜切除术（EMR）、经口内镜下肌切开术（POEM）以及逆行胰胆管造影术（ERCP）等。这些微创手术不仅对医生操作技术要求较高，而且操作风险相对较高。规范、安全有效地开展此项治疗技术，系统翔实地明确围手术期的各项要求，无疑对医患都十分必要。

第一节　早期胃癌ESD围手术期处理

胃癌是人类健康的杀手，进展期胃癌的 5 年生存率仍低于 30%，而早期胃癌经内镜治疗后 5 年的生存率可超过 90%，两者预后差别明显。由此可见，胃癌的早期发现、早期治疗是改善预后的关键因素。因此，内镜黏膜下剥离术（endoscopic submucosal dissection，ESD）应运而生，使得内镜不仅能早期诊断，并且能够同时治疗早期胃癌。目前 ESD 已被广泛接受，成为早期胃癌的标准治疗方案之一。ESD 围手术期包括术前准备、术中操作、术后恢复的全过程。

一、ESD适应证及禁忌证

胃 ESD 治疗的适应证和禁忌证详见第一章第三节。

二、知 情 同 意

ESD 手术之前一定要与患者及其家属详尽地沟通，交代操作过程、预期疗效、可能存在的风险和术中术后并发症，以及术后可能追加外科手术等治疗方案。如果患者术前使用抗凝和抗血小板药物，要告知患者及其家属可能增加术后出血的风险并至少提前 5 天停用此类药物。ESD 治疗需要镇静和麻醉，关于麻醉过程中可能出现的风险由麻醉医生向患者及其家属交代，患者及其家属了解并同意以上情况后，签署知情同意书。

三、术前评估

应用白光内镜配合靛胭脂染色或图像增强技术通过观察微上皮结构和微血管形态，判定病变边界及浸润深度；目前应用的图像增强内镜检查技术主要包括：放大内镜检查（magnifying endoscopy，ME）、内镜窄带成像技术（narrow-band imaging，NBI）、智能电子分光技术（flexible spectral imaging color enhancement，FICE）、联动成像技术（linked color imaging，LCI）/蓝激光成像（blue laser imaging，BLI）和高清智能电子染色内镜（I-scan）等。必要时可通过超声内镜辅助判定浸润深度及区域淋巴结的转移情况。另外，还可通过组织病理学判定，明确肿瘤病理分型及分化程度。

四、患者准备

患者术前行血常规、凝血功能检测、生化检测、心电图、胸片、肺功能检测，高龄患者或有心脏病史者还需要进行超声心动图检查。如患者术前使用抗凝和抗血小板药物，要求阿司匹林和氯吡格雷至少停用 5 天；若使用华法林，需在内镜检查前至少提前 5 天停用，必要时可用低分子量肝素替代。术前禁食水至少 6 小时，术前 30 分钟联合使用祛泡剂（二甲硅油）和黏液祛除剂（链霉蛋白酶）清洗。

五、麻醉方式

ESD 操作技术要求高、难度大、操作时间长，因此多数需要静脉全身麻醉，必要时还需要气管插管及呼吸机辅助通气。静脉全身麻醉主要应用丙泊酚及芬太尼，对呼吸有不同程度的影响，因此术中需要监测呼吸频率和血氧饱和度等指标。气管插管保证了气道安全，避免了反流、误吸等情况的发生，并且能够避免腹式呼吸运动对操作的影响。

六、术中操作

1）确定病变范围和深度。

2）病灶边缘标记：距病灶边缘 3～5mm 处进行电凝标记。

3）黏膜下注射：将病灶抬起，与肌层分离，有利于 ESD 完整地切除病灶。

4）切开：沿标记点或标记点外侧缘切开病变周围部分黏膜，再深入切开黏膜下层，切开周围全部黏膜。

5）黏膜下剥离：反复黏膜下注射维持病灶充分抬举，将病变与黏膜下层完全剥离，一次完整切除病灶。

6）创面处理：使用电凝钳进行预防性止血处理，对于局部剥离较深或肌层有裂隙者使用金属夹夹闭预防迟发性穿孔。

七、术 后 处 理

（一）一般处理

严密观察病情变化，监测血压、脉搏、呼吸等生命体征，检测体温。术后第 1 天禁食，术后第 2 天进流质饮食或软食，随后逐渐恢复正常饮食。如有穿孔、出血等并发症出现时，可适当延长禁食水时间。

（二）术后用药

1. 抑酸药

胃 ESD 术后应常规应用抑酸药，以提高胃内 pH，促进医源性溃疡愈合，减少迟发性出血的发生。静脉应用 2～3 天，改为口服标准剂量 PPI，一般疗程为 4～8 周。

2. 胃黏膜保护剂

胃黏膜保护剂与 PPI 联合应用，有一定协同作用，显著高于单用 PPI，可促进黏膜愈合。

3. 其他

不推荐围术期常规预防性使用抗生素及止血药物。

八、并 发 症

（一）出血

出血是早期胃癌内镜下切除的主要并发症之一，可分为术中急性出血和迟发性出血，其整体发生率为 0.5%～13.8%。在 ESD 操作中，预防出血比止血更重要，剥离过程中对发现的裸露的血管进行预防性止血。对较小的黏膜下层血管，可直接用切开刀止血；对于较粗的血管，用电凝钳电凝止血；明显的活动性出血和动脉出血，也可以用金属夹夹闭。如内镜下止血困难或失败，需及时转向外科行手术或介入栓塞治疗。我国《早期胃癌内镜下规范化切除的专家共识意见》（2018 年，北京）将术中出血采用内镜术中出血分级（endoscopic resection bleeding，ERB）三级五分法表示（表 8-1）。

表 8-1　消化内镜手术出血 ERB 分级

分级	定义	表现
ERB-0 级	无出血	术中血管预处理及时，手术操作全过程中未见明显出血
ERB-c 级	能控制的出血	内镜下能控制的出血
ERB-c1 级	易控制的出血	内镜下出血容易控制，术中患者生命体征平稳，术中及术后无需输血治疗
ERB-c2 级	可控制的出血	术中出血情况介于 c1 和 c3 之间

续表

分级	定义	表现
ERB-c3 级	难控制的出血	内镜下出血能控制，但困难，术中或术后需输血治疗
ERB-unc 级	无法控制的出血	术中出血内镜下无法控制，需转外科行外科手术或血管栓塞治疗

引自《早期胃癌内镜下规范化切除的专家共识意见》（2018，北京）。

（二）穿孔

穿孔的发生率为 0.5%～4.1%；病灶超过 20mm、病变位于胃腔上 1/3 和术中过度电凝止血是发生穿孔的危险因素。术中穿孔时，可通过内镜下钛夹夹闭，如创面较大，可采用靶状金属夹闭合系统（over-the-scope-clip system，OTSC）或尼龙绳荷包缝合技术修补，其他内镜缝合器械如 OverStitch 系统和 T-tag 系统等均能有效闭合创面，但未在国内上市。穿孔较小，术中闭合确切的患者可以通过禁食水、胃肠减压等措施得到有效愈合。对于创面较大内镜无法闭合者，需要请外科医生会诊协助治疗。

（三）其他并发症

狭窄是胃 ESD 术后的一种严重迟发性并发症，主要发生于贲门与幽门区，常见于术后黏膜缺损程度≥3/4 周的患者，可导致吞咽困难和恶心等临床症状。内镜球囊扩张术是目前首选的方法，其他方法包括扩张术联合激素局部注射、内镜狭窄切开术、金属支架置入术等。其他少见并发症，如肺部感染，气体栓塞、胃旁脓肿、胃腔血肿等，也值得警惕。

九、术后标本的处理

术后标本的处理包括冲洗、延展和固定。应用生理盐水将标本表面的血液及黏液冲洗干净，充分暴露病变。沿着标本最外侧将蜷曲的标本展平后用不锈钢细针固定于塑料泡沫或橡胶板上。标本放在平板上展平后，立即浸泡于 10%的甲醛溶液中固定。

十、术后评估

（一）切除标准

1. 完全切除（R0 切除）

水平和垂直切缘均为阴性的整块切除。

2. 治愈性切除

病灶整块切除，大小≤2cm，垂直切缘与水平切缘阴性，无合并溃疡且无脉管浸润的分化型黏膜内癌。

3. 相对治愈性切除

病灶整块切除、垂直切缘与水平切缘阴性、无脉管浸润的且满足以下条件的早期胃癌：①直径＞2cm，无溃疡的分化型黏膜内癌；②直径≤3cm，可伴溃疡的分化型黏膜内癌；③直径≤2cm，无溃疡的未分化型黏膜内癌；④直径≤3cm，分化型浅层黏膜下癌。

4. 非治愈性切除

非治愈性切除指除治愈性切除和相对治愈性切除以外的早期胃癌的内镜下切除。

（二）复发与残留

局部复发：指术后 6 个月以上原切除部位以及周围 1cm 内发现肿瘤病灶。

残留：指术后 6 个月内原切除部位以及周围 1cm 内病理发现肿瘤病灶。

（三）处理措施

1. 治愈性切除的随访与监测

治愈性切除和相对治愈性切除患者，建议分别于术后第 3、6、12 个月进行内镜随访，此后每年复查一次胃镜，并进行肿瘤标志物和 CT 等相关影像学检查。

2. 非治愈性切除的治疗策略

非治愈性切除，由于大多情况下存在较高的复发或淋巴结转移风险，建议追加外科手术治疗。

3. 复发及处理

对于随访复发者，由于其淋巴结转移风险与单癌灶无明显差异，可经内镜评估后再次行 ESD 或外科手术治疗。而对于原位复发的患者，原切除创面瘢痕形成，粘连明显，黏膜下注射效果不佳，再次 ESD 相对困难，具有一定的出血和固有肌层损伤风险，建议由 ESD 经验丰富的内镜医生操作，必要时行外科治疗。

第二节　治疗性 ERCP 围手术期处理

内镜逆行胰胆管造影（ERCP）已经发展为集诊断、治疗于一体的完善内镜技术，在胆胰疾病临床诊断治疗中发挥着极其重要的作用。目前我国 ERCP 的插管成功率可达 95%以上，已经达到国际先进水平。在清除肝外胆管结石、缓解阻塞性黄疸等方面，ERCP 已成为重要的临床治疗手段，其疗效、安全性得到广泛认可。ERCP 操作技巧性最强，风险性相对较高，也是患者最获益的操作技术，因此围手术期的规范处理十分重要。

一、ERCP 适应证及禁忌证

ERCP 的适应证及禁忌证详见第一章第三节。

二、术前准备

（一）术前讨论

需要明确患者的诊断和存在的问题，术前必须详细知晓全部影像资料信息（US、CT、MRCP、EUS等），严格掌握ERCP的适应证与禁忌证，同时权衡ERCP的风险和获益，使患者获得最大获益。

（二）知情同意

ERCP操作是相对高风险操作，需要术前由手术操作者亲自和患者及其家属进行充分的沟通和交流，告知本次治疗的目的、拟解决的问题、术中术后可能出现的并发症，以及插管不成功可能选择的替代方案等。患者及其家属明确后签署书面知情同意书。

（三）患者准备

患者术前行血常规、凝血功能检测、生化检测、心电图、胸片、肺功能检测，老年或有心脏病史者还需要行超声心动图检查。在行EST前应考虑调整有关药物，如服用阿司匹林、非甾体抗炎药、活血功能的中药、抗抑郁药物等，应停药5～7天；服用其他抗血小板凝聚药物应停药7～10天；服用华法林者，可改用低分子量肝素或普通肝素；内镜治疗后再酌情恢复。术前禁食水至少6小时。

（四）预防用药

不建议常规术前使用抗菌药物，但是有以下情况之一者应考虑预防性应用抗生素：①已发生胆道感染的脓毒血症；②肝门部胆管狭窄；③胰腺假性囊肿的介入治疗；④器官移植/免疫抑制患者；⑤原发性硬化性胆管炎；⑥有中、高度风险的心脏疾病（心脏瓣膜疾病）。以上均建议使用广谱抗菌药物，抗菌谱需涵盖革兰氏阴性菌、肠球菌及厌氧菌。有研究表明直肠应用吲哚美辛能够明显降低术后胰腺炎的发生率。

三、麻醉方式

根据实际情况选择合适的镇静和麻醉方式，实施深度镇静或静脉麻醉时须有麻醉专业资质的医生在场，并负责操作过程中的麻醉管理与监护。常规监测心电图、呼吸、血压、血氧。气管插管保证了气道安全，避免了反流、误吸等情况的发生。

四、术中操作

（一）ERCP 的选择性插管

ERCP操作最基本也是最关键的就是选择性插管技术。由于解剖结构变异、个体化差异等因素的影响，常规插管技术很难保证100%的插管成功率。遇到插管30分钟仍未成功，需要停止操作或请经验丰富的高年资医生帮助。欧洲消化内镜协会（ESGE）将困难胆管路定义为插管5分钟或反复尝试5次未成功者，或者进入1次胰管，建议考虑预切开技术（包括预切开术、开窗术和经胰管预切开术等）插管，降低ERCP术后胰腺炎的风险。

（二）ERCP术中出现的意料不到的情况

如胃内大量残留食物、幽门管狭窄、十二指肠不全梗阻、十二指肠憩室、十二指肠乳头位置变异、特殊类型的胆胰管合流异常、胆总管狭窄、胆囊管低位开口、结石过大、原有溃疡出血等。可能需要随时修正治疗方案，按ERCP指南操作，核心目的就是让患者在操作中获得最大获益。

（三）ERCP的术中射线防护

ERCP需要在X射线透视下完成，所有接触X射线的人员，都应进行防护，措施包括：使用下管球X线机，铅帘保护，穿戴铅衣、铅围脖和（或）铅眼镜；操作时离球管和患者尽量远；间断透视，尽量减少照相；增加球管电压，不苛求高质量图像；缩窄窗宽，减少不必要的增强模式。

五、术后观察

术后需观察患者主观症状、脉搏、血压、血氧饱和度、血常规、血清淀粉酶、肝功能等指标。必要时追加超声、CT等影像学检查，发现问题及时处理。若留置鼻胆管，应于体外妥善固定导管，以防意外脱出。动态观察引流量，若引流量减少或无胆汁引出，应疑为导管堵塞或脱出及扭曲打折，经X线透视证实，予冲洗通畅或重新置管。置管期间注意维持水、电解质和酸碱的平衡。若为取石术后置引流管，临床症状改善，各种指标恢复正常或造影未见明显结石影可拔除引流管。

六、并发症的处理

并发症主要包括术后早期的胰腺炎、穿孔、出血、重度感染等，以及术后远期的支架再堵、移位、继发穿孔、感染等。无论近期还是远期并发症的发生，需要进行有效的全程管理，只有这样才能使接受ERCP治疗的患者最大程度地获益。

（一）术后胰腺炎

术后胰腺炎（PEP）指在ERCP术后发生血清AMY和LPS高于3倍正常值上限以及发生腹痛等一系列临床症状。发生率约为9.7%，对于高危人群（SOD、女性、既往急性胰腺炎病史、年轻患者、肝外胆管无扩张者、血清胆红素水平正常者等）其发生率甚至可达14.7%。操作相关危险因素包括：乳头预切开术、胰管内注入造影剂、5次或更多次插管操作、胰管乳头括约肌切开术、乳头球囊扩张、胆管残留结石、乳头切除术等。识别PEP危险因素、早诊断和早治疗是降低PEP发生率和病死率的重要手段。如发生PEP，应判断严重程度，同时按照急性胰腺炎的处理措施处理，包括禁食水、扩容灌注治疗、应用生长抑素及抗生素等；高淀粉酶血症和轻症胰腺炎者均能够短期恢复，对于重症胰腺炎者需考虑血浆净化治疗、外科治疗等多学科共同制定治疗方案，降低死亡率。

（二）出血

出血是内镜下括约肌切开术最常见且最严重的并发症之一，其发生率为0.3%～2%。出血包括早期出血及迟发性出血，早期出血指在操作过程中及操作结束时出血，迟发性出血是指操作后数小时甚至数周发生的出血。危险因素包括：凝血功能障碍、活动期胆管炎、ERCP术后3天内抗凝治疗、操作者完成病例少于每周1例、操作过程中发生任何可观察到的出血。减少出血的措施包括尽量避免不必要的乳头括约肌切开术，对于具有高危出血风险的患者，以内镜下乳头括约肌大球囊扩张代替乳头括约肌切开术可有效避免出血的发生。操作中发现的出血可使用电凝止血、氩离子凝固术、局部球囊压迫或金属夹夹闭等；对于胆总管中部及远端的出血或难治性乳头括约肌切开术后出血，可采用全覆膜自膨式金属支架。内镜止血治疗失败者，可考虑血管造影及栓塞与外科手术治疗。

（三）穿孔

发生率为0.08%～0.6%，常见于以下情况：由镜身引起的管腔穿孔；括约肌切开超过了胆管或胰管壁内部分，引起腹膜后瘘；导丝胆管外穿刺或支架移位。一旦发生穿孔应迅速处理，否则将会引起脓毒症和多器官衰竭。引起穿孔的高危因素包括可疑SOD、女性、老龄患者、局部解剖结构改变（例如内脏转位或毕Ⅱ式胃大部切除术）、困难插管、造影剂黏膜内注射、操作时间过长、括约肌切开及乳头预切开、胆道狭窄的扩张、内镜下大球囊扩张、操作医生经验不足等。需要注意的是，腹腔积气的出现说明存在十二指肠肠壁破损，然而腹膜后游离气体往往说明存在壶腹周围的穿孔。腹腔气体的多少只与操作中的充气有关，并不能说明穿孔面积的大小，也与患者的预后无关。对于迟发型穿孔（ERCP术后6小时以上）且无明显腹部体征及炎症反应的患者，可予内科非手术治疗；对于十二指肠壁穿孔，可直接行内镜下闭合（同ESD穿孔处理）；壶腹周围部穿孔发生时应使用全覆膜自膨式金属支架有效封闭穿孔部位；导丝引起的穿孔较小，一般可自行修复，无须外科手术干预，可放置鼻胆引流管对胆汁进行引流，对于出现腹膜后游离气体但无症状者可予观察。其他措施包括禁食水、扩容灌注、应用抗生素等，效果不佳者尽量48～72小时早期外科干预，避免延误病情。

（四）感染

感染包括胆管炎和胆囊炎以及十二指肠镜相关的感染等。预防措施包括：肝门部狭窄避免过多的造影剂注射，或使用气体造影替代；多根支架置入保证胆管充分引流；金属支架尽量避免覆盖胆囊管而引起胆囊炎，十二指肠镜充分消毒等措施。一旦发生感染，处理措施主要为胆管引流和抗生素治疗。

第三节 EUS-FNA 围手术期处理

内镜超声引导下的细针吸取细胞学检查（endoscopic ultrasonography guided fine needle aspiration，EUS-FNA）是对病变穿刺取得细胞和组织病理学，确定病变的性质、组织学来源和病理学特征的检查技术。EUS-FNA 可以明确恶性疾病的淋巴结和其他器官的转移病灶，从而提供个体化、精准治疗方案。

一、适应证及禁忌证

EUS-FNA 的适应证及禁忌证详见第一章第三节。

二、术前准备及麻醉方式

EUS-FNA 的术前准备及麻醉方式同本章第二节。

三、操 作 方 法

1）术前准备好穿刺针与负压注射器后，将穿刺针插入并安置于内镜腔道内，调节穿刺针外鞘长度，使之处于合适的长度，锁住安全锁。取出穿刺针，插入超声内镜对患者行检查，显示病变，并选择合适的穿刺位置，应用彩色多普勒功能扫查穿刺区域内的血管，以避免误伤血管。

2）将穿刺针缩回外鞘固定，一并插入超声内镜工作管道。

3）确定穿刺位置，解除手柄上的锁，推进穿刺针约 1cm 直至在声像图上见到抵住消化道壁的针尖。

4）在超声引导下将穿刺针刺入目标，拔出针芯。

5）连接已准备好的负压注射器，打开负压阀。监视下，保持针尖在病灶中来回提插。每针结束后，缓慢释放负压，拔出穿刺针。原则上应重复 2～3 次操作。如有快速现场病理评估的帮助，可判断取材是否充足。

四、术 后 观 察

观察患者主观症状、脉搏、血压、血氧饱和度、血常规，必要时追加超声、CT 等影像学检查，发现问题及时处理。密切观察患者是否有并发症发生（出血、穿孔、胰腺炎和感染等）。囊性病变穿刺前可酌情预防性应用抗生素。

五、并发症的处理

EUS-FNA 是一种相对安全的检查，并发症的发生率较低，主要是感染、出血、穿孔、胰腺炎、胆囊或胆管穿刺造成的胆汁性腹膜炎、针道的种植转移等。这些并发症在囊性病变中发生的概率要略高一些，且大部分可经非手术治疗后好转。针对感染，可考虑术前预防性应用抗生素，尽量多的抽取囊液可减低感染的风险。

六、标本的处理

（一）组织学评估的标本处理

制备组织学检查标本的方法包括：使用空气或针芯将吸取物缓缓推到玻片上或将吸取物推入生理盐水中后，取出组织条浸入甲醛溶液中。甲醛溶液体积应为组织块总体积的 5～10 倍，固定时间为室温下 3～24 小时，最长不超过 48 小时，送检至病理科进行分析。如组织块过小，应先放置于小块滤纸中，并滴伊红对组织进行染色，组织着色后放入固定液保存。

（二）细胞学评估的标本处理

1. 涂片

可以使用传统的直接涂片方法，或使用液基细胞学方法。

2. 染色

涂片后立即将玻片样本放置于 95%乙醇中固定，浸泡 30 分钟后染色。

3. 细胞蜡块

细胞蜡块指标本离心后通过甲醛溶液固定，石蜡包埋，切片后进行常规染色或一些辅助检测，包括免疫组织化学和基因检测。用于细胞蜡块的组织可以是常规涂片以外的剩余组织或专门留取的组织。细胞蜡块技术应该是涂片或液基细胞学的补充方法，而不能替代后两种方法。

第四节　贲门失弛缓症 POEM 治疗围手术期处理

2008 年日本学者提出经口内镜下肌切开术（peroral endoscopic myotomy，POEM），为贲门失弛缓症患者提供了全新的治疗方法。POEM 是一种通过食管黏膜下隧道进行肌切开的内镜微创技术，目前已成为治疗贲门失弛缓症的首选方法。

一、适应证及禁忌证

PEOM 的适应证及禁忌证详见第一章第三节。

二、术前准备

（一）术前评估

术前对患者进行全面的评估是POEM术成功的重要前提，包括临床症状评估、胃镜检查、食管测压、上消化道造影和EUS。临床症状评估建议采用Eckardt评分客观评估症状的程度；胃镜检查应对胃食管连接处（EGJ）进行重点观察，以排除假性贲门失弛缓症。高分辨率测压（HRM）是目前诊断贲门失弛缓症的首选方法。上消化道造影典型表现包括不同程度的食管扩张、食管蠕动减弱、食管末端狭窄呈“鸟嘴状”以及狭窄部黏膜光滑。EUS提示固有肌层明显增厚。

（二）知情同意

需要术前由手术操作者亲自和患者及其家属进行充分地沟通和交流，术中、术后可能出现出血、穿孔、纵隔感染、气胸、胸腔积液、皮下气肿等并发症。患者及其家属明确后签署书面知情同意书。

（三）患者准备及麻醉方式

PEOM的患者准备及麻醉方式同本章第二节。

三、术中操作

（一）术前准备

手术中全程使用CO_2灌注，体位选择仰卧位或左侧半卧位。

（二）操作要点

1. 建立隧道

隧道开口是内镜进入隧道的门户，根据操作者习惯和解剖需要可选择不同的隧道开口：①纵开口，长度为0.8～1.2cm；②横开口，横向长度约为1.2cm；③倒“T”形开口，横宽约为0.5cm，纵长约为1.0cm。隧道建立分为标准隧道和短隧道：①标准隧道长度为10～12cm，从EGJ口侧端8～10cm处开始建立隧道至肛侧端2～3cm；②短隧道：EGJ口侧端5cm处建立隧道至肛侧2cm，隧道长度约为7cm。建立隧道应避免偏离方向、隧道越来越窄以及预防出血等事项，通过血管形态、走行及腔隙形态判断隧道终点。

2. 肌切开

1）肌切开的长度：POEM一大优势在于可自由选择肌切开的长度及位置。推荐肌切开术从食管肌异常收缩的口侧端，直至EGJ下方2～3cm，通常肌切开长度为8～10cm。

2）肌切开的位置：肌切开术的推荐位置是食管前壁或后壁。

3）肌切开的深度：根据病情的严重程度和食管管腔扩张的程度选择全层肌切开或是环形肌切开。

四、并发症的处理

气体相关并发症包括皮下气肿、纵隔积气、气胸及气腹等；轻度皮下气肿可自行吸收，严重的气胸需要胸外科行胸腔闭式引流术；严重气腹可通过术中注射器穿刺排气；感染充分引流和应用抗生素治疗；胃食管反流病使用 PPI 制剂联合胃肠动力药物治疗。

五、疗效评估与随访

POEM 术的初次疗效评估通常在术后 2～4 周进行，包括主观症状评估和客观检查。主观症状评估一般采用 Eckardt 评分系统，术后评分≤3 分者认为手术有效。客观检查包括胃镜检查，以了解食管创面愈合及通过贲门口的阻力情况。必要时复查食管测压及钡剂检查。以后每年一次复查，评估症状和进行胃镜检查，胃镜检查重点观察食管胃结合部，注意有无反流性食管炎的发生。症状评估包括 Eckardt 评分，加上询问是否存在泛酸、烧心等反流症状。对于年龄较大、病程 10 年以上、近期体重明显减轻的患者，应警惕恶性肿瘤的发生。

第五节　消化道黏膜下肿瘤内镜切除围手术期处理

随着内镜检查的普及和内镜超声检查术的发展与成熟，消化道黏膜下肿瘤（submucosal tumors，SMTs）的检出率大幅提高。内镜下切除 SMTs 具有创伤小、并发症少、恢复快、费用低等优点。因此安全、高效、规范地进行内镜下微创治疗是非常重要的。SMTs 为起源于消化道黏膜层以下各层（主要包括黏膜肌层、黏膜下层、固有肌层）的隆起性病变的统称。食管 SMTs 中以平滑肌瘤最为常见，约占所有食管良性肿瘤的 2/3，好发于食管中下段；胃是消化道 SMTs 最好发部位，以胃肠间质瘤、平滑肌瘤、异位胰腺较为多见；结肠中脂肪瘤最为常见；直肠中神经内分泌肿瘤（neuroendocrine tumors，NETs）为多见。通常小于 2cm 的消化道 SMTs 没有明显的临床症状，多在常规内镜检查时偶然发现，但是随着病变的不断增大，可出现出血、梗阻以及转移等症状。

一、常见 SMTs 的普通内镜及超声内镜检查

（一）胃肠道间质瘤

胃肠道间质瘤是胃肠道最常见的间叶细胞源性肿瘤，起源于间质细胞，可发生于消化道任一部位。其中胃最为常见，其次为小肠，结直肠、食管发生率低。内镜下间质瘤典型表现为球状或梭形隆起，少数表现为半环形隆起，大多数瘤体表面黏膜光滑，部分瘤体可出现顶端出血、糜烂、

表面不平整或凹陷性溃疡。EUS 所见：通常起源于固有肌层，少部分起源于黏膜肌层，小的肿瘤通常呈均一的低回声结构、边界清晰，而大的肿瘤可表现为边界不规则、内部回声均匀或不均匀（肿瘤内部可能有高回声光团、无回声坏死区或其他改变）。有研究显示，如 EUS 出现肿块边界不清晰、囊样改变、溃疡形成、出现焦点回声或内部异质化等表现，则考虑恶变可能。

（二）胃肠神经内分泌肿瘤

直肠 NETs 通常无临床症状，少数 NETs 因分泌激素而引起相关的临床症状。内镜下表现常为半球状或丘状广基隆起，呈淡黄色或灰白色，界限清楚，活检钳触之质地偏硬，表面黏膜光滑并可见毛细血管。EUS 多表现为深及黏膜肌层或黏膜下层，呈低回声或中低回声，内部回声均匀，边界清楚。

（三）平滑肌瘤

平滑肌瘤（liomyoma）是起源于消化道黏膜肌层或固有肌层的良性肿瘤，大部分位于食管，约占食管良性肿瘤的 2/3。平滑肌瘤在胃内也较为常见，内镜下可表现为长梭形或半球形隆起，EUS 表现为均匀、与周围固有肌层回声相等的低回声或中低回声团块，边界清晰。

（四）脂肪瘤

脂肪瘤（lipoma）也是消化道常见的 SMTs，常见于结肠和胃窦部。绝大多数脂肪瘤位于黏膜下层，典型的内镜表现为丘状隆起，边界清晰、光滑，通常有微黄色外观，活检钳触之质软。EUS 表现为起源于黏膜下的均匀、边界清晰的高回声病灶，多数情况可见病灶后方声影衰减。

（五）颗粒细胞瘤

颗粒细胞瘤（granular cell tumor）是起源于施万细胞的罕见神经鞘瘤，常见于食管。内镜下可见局部黏膜光滑隆起性病变，呈淡黄色或灰黄色。EUS 表现为黏膜下层偏高回声灶。虽然一般认为颗粒细胞瘤为良性病变，但有报道其有发生恶性转变的可能。

（六）异位胰腺

异位胰腺（pancreatic rest）又称为迷走胰腺或副胰腺，是在胚胎发育过程中形成的先天性畸形，与正常胰腺之间无任何解剖、血管联系。内镜下典型表现为表面光滑的黏膜下隆起，中央可有脐样凹陷。EUS 表现多样，但通常表现为不均匀偏高回声团块，多数情况可见病灶后方声影衰减，大多位于黏膜下层，部分位于固有肌层或黏膜肌层。大部分异位胰腺无症状，少数可表现为轻度腹痛、呕吐、体重减轻、吞咽困难、梗阻和胃肠道出血。

（七）布氏腺瘤

布氏腺瘤（Brunner gland hyperplasia）是一种少见的十二指肠良性肿瘤，布氏腺是分布于十二指肠黏膜下层的分支管状腺泡碱性分泌腺，也可异位分布于幽门和空肠。布氏腺瘤在内镜下形态多样，大多表现为黏膜下隆起，黏膜表面完整、色泽正常。布氏腺瘤与源于上皮的息肉和癌在外观上有明显不同，但与其他黏膜下病变很难鉴别。因此需要行 EUS 进行鉴别诊断，但应该指出的是，脂肪瘤的超声影像学特征与该病较为相似。

（八）其他罕见 SMTs

其他罕见 SMTs 包括重复囊肿、血管球瘤、脉管瘤、消化道转移癌等。

二、SMTs 内镜治疗的适应证

对于转移风险低且可能完整切除的消化道所有的 SMTs 都可考虑内镜切除。内镜下切除的适应证如下。

1）对于术前检查怀疑或活检病理证实存在恶性潜能的肿瘤，在内镜切除技术允许的前提下，考虑内镜切除。

2）对于有症状（如出血、梗阻）的 SMTs，考虑内镜切除。

3）对于术前检查怀疑或病理证实良性，但患者不能规律随访或随访期内瘤体短时间增大及内镜治疗意愿强烈的患者可选择行内镜下切除。

三、SMTs 内镜治疗的禁忌证

内镜下切除的禁忌证为明确发生淋巴结或远处转移的病变。但对于部分 SMTs 为获取病理需大块活检，可视为相对禁忌证；一般情况差、无法耐受内镜手术也是 SMTs 内镜治疗的禁忌证。

四、术 前 准 备

（一）普通内镜及超声内镜评估

普通内镜检查可以观察病变隆起部位黏膜的色泽、形态、糜烂、出血情况。EUS 可以判断病变的性质及来源，并与腔外压迫性病变进行鉴别。但 EUS 也有局限性，需要和其他影像检查如 CT、MRI 相结合，才能正确评估肿瘤与周围血管、脏器的毗邻关系。

（二）患者术前准备

所有患者术前需完善血常规、凝血功能、心电图检查，必要时完善动态心电图、超声心动图、肺功能检查，排除凝血功能障碍、严重心肺功能障碍等禁忌证，口服抗凝药患者应停药至少 7 天。所有患者术前均需签署知情同意书，告知可能获得的益处和存在的风险以及术后需追加外科手术等其他治疗的可能。

五、麻 醉 方 式

上消化道 SMTs 内镜治疗患者均需气管插管和全身麻醉；下消化道 SMTs 患者应行静脉麻醉。SMTs 的内镜治疗过程中可能出现穿孔，气体进入纵隔和胸、腹腔，较多时可影响呼吸和循环情况，因 CO_2 比混合空气弥散吸收速度快，术中采用 CO_2 供气，可有效减少患者术中和术后纵隔、皮下气肿的发生，并减轻可能出现的气胸、气腹等症状。

六、内镜下治疗

（一）治疗原则

没有淋巴结转移或淋巴结转移风险极低、使用内镜技术可以完整切除、残留和复发风险低的病变均适合进行内镜下切除。内镜下切除过程应遵循无瘤治疗原则，需完整切除肿瘤，且切除时应保证瘤体包膜完整。

（二）内镜下切除术方式

1. 内镜圈套切除术

内镜圈套切除术一般适用于较为表浅、术前 EUS 和 CT 检查确定突向腔内，且通过圈套器可以一次性完整切除的肿物。

2. 内镜黏膜下挖除术

内镜黏膜下挖除术一般适用于直径≥2cm，术前 EUS 和 CT 检查确定肿瘤突向腔内的 SMTs；或直径＜2cm，但起源较深，内镜圈套切除困难的肿瘤。

3. 内镜经黏膜下隧道肿瘤切除术

内镜经黏膜下隧道肿瘤切除术（submucosal tunnel endoscopic resection，STER）一般适用于起源于固有肌层、直径＜5cm 的食管及胃 SMTs。

4. 内镜下全层切除术

内镜下全层切除术（endoscopic full-thickness resection，EFTR）一般适用于起源于固有肌层、CT 检查发现肿瘤突向浆膜下或部分腔外生长或术中发现瘤体与浆膜层紧密粘连而无法分离的胃、十二指肠、结直肠 SMTs 及直径＞5cm 不能行 STER 治疗的食管 SMTs。金属夹缝合术是 EFTR 术中修补最为基础的缝合技术。

5. 内镜和腹腔镜联合技术

当肿瘤较大时，单靠内镜难以切除，并且穿孔、出血发生的可能性较高。此外，如腹腔镜手术时肿瘤较小，难以寻找，病变部位难于准确定位，以及患者除患有消化道疾病还合并有其他部位疾病需要联合手术者，都给内镜治疗带来了困难，此时可内镜和腹腔镜联合进行切除。

七、术后处理

（一）复苏与观察

采用深度镇静或麻醉的患者应按规定予以复苏，建议设立专门的复苏区由麻醉医生照看，密切监测记录生命体征，待意识清醒后转至病房。

（二）术后用药

黏膜下肿瘤切除术后应常规使用抗生素，目的在于预防手术创面周围的纵隔、后腹膜或游离腹腔的感染及术后可能发生的全身性感染，特别是操作范围较大、操作时间长或并发消化道穿孔和大量出血者。术后用药时间一般不超过 72 小时，如伴有全身感染、穿孔或免疫力低下者可酌情延长用药时间。

术后出血风险较大的患者可酌情应用止血药物。上消化道患者常规给予质子泵抑制剂，恢复进食后持续口服质子泵抑制剂和黏膜保护剂至术后 6～8 周以促进创面修复。根据术后病理诊断决定是否进行其他药物治疗。

八、并发症的处理

内镜治疗 SMTs 的主要并发症多为出血、穿孔、气体相关并发症和消化道瘘等，一般并不严重，多可经非手术治疗或内镜治疗后痊愈。少数患者经非手术或内镜治疗无效，应立即完善术前准备，尽快行腹腔镜或开放手术探查。

（一）出血

出血的处理方案见本章第一节。

（二）穿孔

穿孔的处理方案见本章第一节。

（三）气体相关并发症

气体相关并发症包括皮下气肿、纵隔气肿、气胸、气腹等。术中皮下气肿（表现为面部、颈部、胸壁、阴囊等气肿）和纵隔气肿（胃镜可发现会厌部肿胀）常无需特殊处理，气肿一般会自行消退。术中发生严重气胸即手术过程中气道压力＞20mmHg，血氧饱和度（SPO_2）＜90%，行急诊床旁胸片证实者，予胸腔闭式引流后，常可继续手术。术中明显气腹者，通过气腹针于右下腹麦氏点穿刺放气并留置穿刺针至术毕，确认无明显气体排出时再拔除。

（四）消化道瘘

常见食管纵隔瘘和食管胸腔瘘等，一旦瘘出现，可采用食管覆膜支架堵塞瘘口，同时行胸腔闭式引流等，保持通畅引流，并给予充分的营养支持。也有报道通过胸腔引流联合大量口服生理盐水灌洗的方法治疗食管胸腔瘘获得了较好疗效。

（五）其他并发症

消化道 SMTs 经内镜下切除后，消化道狭窄及肿瘤残留、复发较为少见。一旦发生消化道狭窄，可通过球囊扩张、可回收支架置入等方法予以治疗。

九、术后标本处理

术后对整块切除的标本进行冲洗和展平，观察、测量并记录新鲜标本的大小、形状、SMTs的肉眼所见（大小、形状、颜色、硬度、包膜完整程度等），再将标本浸泡于甲醛中，进行下一步的病理学检查。

参考文献

柴宁莉，熊英，翟亚奇，2017. 消化内镜隧道技术专家共识（2017，北京）［J］. 中华胃肠内镜电子杂志，4：145-158.

廖专，孙涛，吴浩，等，2014. 中国早期胃癌筛查及内镜诊治共识意见（2014 年，长沙）［J］. 中华消化内镜杂志，31：361-377.

令狐恩强，李惠凯，冯秀雪，2012. 横开口法经口内镜下肌切开术治疗贲门失弛缓症疗效及安全性评价［J］. 中华消化内镜杂志，（9）：483-486.

刘牧云，李兆申，2015. 美国消化内镜中心安全指南介绍［J］. 中华消化内镜杂志，32：701-705.

齐志鹏，李全林，钟芸诗，等，2018. 复旦大学附属中山医院经口内镜下肌切开术（POEM）治疗贲门失弛缓症诊疗规范（v1. 018）［J］. 中国临床医学，25：318-321.

日本消化内镜学会，2014. 消化内镜指南［M］. 3 版. 汪旭，译. 沈阳：辽宁科学技术出版社，248-271.

周平红，李全林，姚礼庆，2012. 经口内镜下肌切开术治疗贲门失弛缓症专家共识［J］. 中华胃肠外科杂志，（11）：1197-1200.

GIEFER M J，KOZAREK R A，2015. Technical outcomes and complications of pediatric ERCP［J］. Surgical endoscopy，29：3543-3550.

Japanese Gastric Cancer Association，2017. Japanese gastric cancer treatment guidelines［J］. Gastric cancer，20：1-19.

（王　宛　马　骁　赵　磊　刘沙沙）